看護に活かす 検査値の読み方・考え方

専門医からのアドバイス

第3版

編集

村田　満　慶應義塾大学医学部 臨床検査医学 教授

上原由紀　聖路加国際病院 臨床検査科 部長／感染症科

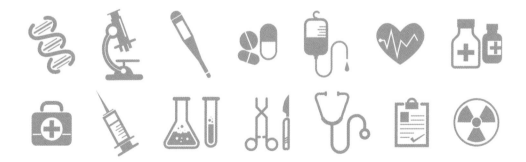

総合医学社

第3版の序

　新型コロナウイルスの出現に伴い「PCR」という言葉が広く知られるようになった結果，現代医療における臨床検査の重要性は一般市民にも急速に認識されるようになりました．一方で，十分な精度管理や標準化がなされた検査が適切に選択・実施され，患者さんに益をもたらしているのか，という問題も大きくなっています．医療者はプロフェッショナルとして，患者さん一人ひとりの診療に際して，丁寧に臨床検査を用いなくてはなりません．

　本書は初版，第2版にひき続き，手軽に持ち運ぶことができ日常診療に利用されることが多い項目を過不足なく取り上げる，というスタンスで執筆されています．臨床検査の項目は，当然ながら新型コロナウイルスの検査だけではありません．多数の検査項目があり，あらゆる病態に対して行われます．本書では，各項目の記載法はできるだけ統一して特徴を把握しやすくすること，そして一冊の本にまとまっている利点として，多数の検査項目を用いる場合にも，行き来して関連性を把握しやすくすること，を目指しました．

　執筆陣には，臨床検査における重鎮から新進気鋭の若手まで，多くの先生方をお迎えしました．内容は，すべての臨床検査に通じる重要な総論的内容から，各検査項目の詳細や臨床現場での利用法までが網羅されています．

　チーム医療が重要性を増す今日，本書が看護師さんをはじめコメディカルの皆さんに広く活用され，病態の把握や治療効果の判断に際してチームの共通の拠り所となることを願っています．

　この度の改訂にあたりまして，貴重なアドバイスをいただきました，本書の前編集者である西崎クリニックの西崎統理事長に感謝申し上げます．

令和3年5月

編集者を代表して

上原由紀

編集者

村田　　満　慶應義塾大学医学部 臨床検査医学 教授

上原　由紀　聖路加国際病院 臨床検査科 部長 / 感染症科

執筆者（掲載順）

高木　　康　昭和大学 名誉教授

安原　　努　昭和大学保健医療学部 准教授

矢内　　充　赤心堂総合健診クリニック 所長

木村　哲也　聖路加国際病院 神経内科 部長

近藤　円香　聖路加国際病院 神経内科

岡田　　定　西崎クリニック 院長

井上　孝文　いのうえ内科クリニック 院長

和田　秀穂　川崎医科大学 血液内科学 教授

窓岩　清治　東京都済生会中央病院 臨床検査医学科

石橋　大海　国際医療福祉大学 福岡保健医療学部 名誉教授

鈴木　隆夫　王子クリニック 腎臓内科 部長

西崎　　統　西崎クリニック 理事長

涌井　昌俊　慶應義塾大学医学部 臨床検査医学 准教授

伊藤　愼芳　四谷メディカルキューブ 内科診療部長

和田　典男　市立札幌病院 糖尿病・内分泌内科 部長

下澤　達雄　国際医療福祉大学医学部 臨床検査医学 主任教授

吉岡　成人　NTT 東日本札幌病院 院長

岡野　匡雄　日本大学医学部 病理学分野 大学院講師 / みかわしまタワークリニック 顧問

朝川　秀樹　朝川内科クリニック 院長

江原　佳史　昭和大学横浜市北部病院 臨床病理診断科 講師

上原　由紀　聖路加国際病院 臨床検査科 部長 / 感染症科

藤田　善幸　城西病院 院長

松尾　貴公　聖路加国際病院 感染症科

大路　　剛　神戸大学医学部附属病院 感染症内科

皿谷　　健　杏林大学医学部 呼吸器内科学教室 准教授

関谷　紀貴　がん・感染症センター都立駒込病院 感染制御科 / 臨床検査科

今福　裕司　佐久市立国保浅間総合病院 健康管理科 部長

美田　誠二　川崎市立看護短期大学 名誉教授

忍　　哲也　埼玉協同病院 内科部長 / 副院長

目　次

コラム

臨床検査　総論

1 臨床検査の考え方

臨床検査の有用性（特異度，感度，予測値，ROC曲線）

●患者に対して，医療面接，身体診察によって診断し，治療するのが診療の一般的な流れです．そして，しばしば臨床検査・画像診断が行われ，診断・治療に有効な情報が提供され，正確な診断と最良の治療が選択される補助となります．このように臨床検査は，

- ・健康状態かを知る（スクリーニング）
- ・異常の原因を調べる（病気の診断）
- ・治療方針の選択，治療状態の確認（治療効果判定，経過観察）

など種々の目的で行われ，診療に活用されています．特に客観的なデジタル情報として提供されますので，種々の疾患の診断基準にも多く採用され，根拠に基づく医療（evidence based medicine：EBM）をはじめ，現在の医療には必要不可欠なものとなっています．

●臨床検査の有用性，診断能力を論じる指標としては，感度，特異度および予測値があります．

感　　度　　：「病気である」場合に，臨床検査が「異常」となる比率
特異度　　　：「病気でない」場合に，臨床検査が「異常でない」となる比率
尤度比　　　：「病気である」群で臨床検査が「異常」となる確率と「病気でない」群で臨床検査が「異常でない」となる確率の比率
・陽性尤度比：感度/（1−特異度）
・陰性尤度比：（1−感度）/特異度
予測値　　　：臨床検査から「病気」もしくは「病気でない」ことを予測できる指標
・陽性予測値：臨床検査が「異常」である場合に，「病気」である確率
・陰性予測値：臨床検査が「異常でない」場合に，「病気でない」確率
ROC曲線　　：「異常」か「異常でない」かのカットオフ値を変更することで，「感度」と「特異度」は変動します．このときの「感度」を縦軸に，（1−「特異度」）を横軸にプロットした曲線をROC曲線といいます．異なる臨床検査の優劣の判定と診断能力の優れたカットオフ値の設定に有用です（図1，図2）．

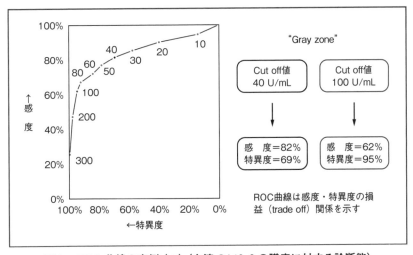

図1　ROC曲線の実例（1）（血清CA19-9の膵癌に対する診断能）

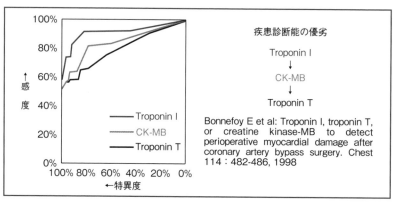

図2　ROC 曲線の実例（2）（急性心筋梗塞に対する診断能の比較）

基準範囲・基準値

- ●健常人から厳格に選定された個体（基準個体：例えば，BMI が 22〜25 のタバコを吸わない 40 歳代の男性）などの測定値（基準値）から平均値 ± 2 標準偏差（約 95%）を基準範囲とします．
- ●基準範囲は "ものさし" の意味を含んでいます．
- ●個人の基準値と基準範囲：個人の基準値は基準範囲の変動より小さいですが，基準範囲を外れる場合もあります．これら基準範囲は基準個体の 95% 範囲から算出されるためです．
- ●生理的変動：臨床検査値は個体間で大きく異なる項目があり，また生理的に個体内でも変動する項目があります（**表1**）．

表1　臨床検査の生理的変動

項　目	変動因子	検査項目
個体間変動	性　別	男性＞女性：赤血球数，Hb，Ht，尿素窒素，クレアチニン，尿酸，血清鉄，CK，中性脂肪 女性＞男性：HDL コレステロール，赤血球沈降速度
	年　齢	幼児＞成人：AST，ALT，LD，CK，コリンエステラーゼ，無機リン，末梢血リンパ裕比率 小児＞成人：ALP（骨型） 小児＜成人：総蛋白，アルブミン，免疫グロブリン，アミラーゼ，総コレステロール，総カルシウム 閉経後高値（女性）：総コレステロール，中性脂肪
	生活環境	高脂肪食（高値）：総コレステロール，LDL コレステロール，中性脂肪 飲酒（高値）：γ-GT，中性脂肪，AST（＞ALT），尿酸 喫煙（高値）：白血球数，CRP，フィブリノゲン，CEA 喫煙（低値）：HDL コレステロール 高地移住（高値）：Hb
	血液型	B＜O 型（高値）：ALP（小腸型 ALP） Lea 陰性（低値）：CA19-9
個体内変動	日内変動	朝＞夕方，夜：ACTH，コルチゾール，血清鉄，TSH 昼＞夜：総蛋白，尿酸，カリウム 夜＞昼：尿素窒素，アミラーゼ
	日差変動	中性脂肪，血清鉄，ビリルビン
	食　事	食後＞空腹時：中性脂肪，血糖，インスリン，ALP（小腸型 ALP） 空腹時＞食後：遊離脂肪酸，無機リン
	運　動	運動後＞運動前：CK，AST，LD，ミオグロビン，遊離脂肪酸，血糖，白血球数，乳酸
	体　位	立位＞臥位：総蛋白，アルブミン，総コレステロール，赤血球数，レニン，アルドステロン 臥位＞立位：心房性ナトリウム尿ペプチド（BNP）
	妊　娠	上昇：ALP（胎盤型），凝固因子，銅，赤血球沈降速度，フィブリノゲン 低下：総蛋白，アルブミン，赤血球数，Hb，血清鉄，フェリチン

病態識別値，意思決定値，パニック値

■病態識別値

「病気であるか否か」を決定するための検査値であり，検査の感度や特異度，疫学的調査，あるいは専門医集団の勧告により決定されます．

■意思決定値

医師が独自に決定している判断基準値で，日常の診療に用いています．病態識別値とは必ずしも一致しません．

■パニック値（緊急異常値）（表2）

治療・処置を開始しなければならない検査値であり，基準値とかけ離れています．緊急異常値として担当医師に報告し，適切な対応が必要です．パニック値が設定されているのは生体の緊急性を反映する検査であり，ナトリウム，カリウム，カルシウム，血糖，クレアチニン，白血球数，血小板数などであり，施設により若干異なります．

表2　パニック値の例

項　目	下　限	上　限	項　目	下　限	上　限
ナトリウム（mEq/L）	120	160	ヘモグロビン（g/dL）	5.0	
カリウム（mEq/L）	2.5	6.5	血小板数（×10^4/μL）	4.0	
カルシウム（mg/dL）	6.0	14.0	血液培養	菌体陽性（初回）	
総ビリルビン（mg/dL）		200（新生児）	髄液グラム染色	菌体陽性	
血糖（mg/dL）	50	500	抗酸菌染色	塗抹鏡検陽性	
CRP（mg/dL）		100（小児）			

測定系概論

■ POCT（point of care testing）

- ●診察室，ベッドサイド，手術室，ICU などケアの現場で行う検査です．
- ●迅速かつ適切な診療・看護，疾病予防，健康管理など，医療の質，QOL および 満足度の向上に資するための検査です．
- ●糖尿病での治療モニター（血糖，HbA1c），急性心筋梗塞の診断・治療モニター（トロポニン，ミオグロビン，CK-MB，脂肪酸結合蛋白），妊娠の診断（hCG），感染症（インフルエンザ，ロタウイルス，肺炎球菌など）の診断など多くの疾患・病態が対象となります．

■イムノクロマトグラフィ

- ●抗体を感作した金コロイド粒子と抗原を反応させ，生成した抗原・抗体複合体を移動させ，あらかじめ固定化した抗体で捕捉する2抗体サンドイッチ法による抗原検出法です．
- ●インフルエンザでの簡易測定ばかりでなく，感染症や心筋マーカー，腫瘍マーカー，糖尿病マーカー，便潜血反応など多岐にわたる検査項目で開発されています．
- ●新型コロナウイルス（SARS-CoV-2）の抗原検査，抗体検査も使用されています．

昭和大学 名誉教授　高木 康

2 検体採取前の注意点

検体採取のタイミング

●検体の採取は種々のタイミングで行われますが，生体の生理的因子が測定値に大きく影響する検査項目があります.

■血　液（表1）

①日内変動の影響

●多くの検査項目は少なからず日内変動があります.

●ホルモン：ACTH やコルチゾールは早朝高値で，深夜低値. 一方，TSH は深夜に高値で，午前中は低値.

●血清鉄：午前中は高値で夕方には低値となり，この差は $20\sim50\mu g/dL$. 夕方の採血液での血清鉄値から鉄欠乏状態（貧血）と誤診する危険もあります.

②月経周期の影響

●女性では，エストロゲンやプロゲステロンなどの性ホルモンの影響を受けて大きく変動します.

●アルドステロンとレニン：排卵前に上昇.

●総コレステロール：排卵期に優位に低下.

③食事の影響

●食事の内容にもよりますが，糖，脂質成分は食事により大きく変動します.

●血糖値：摂食により上昇し，健常人では $20\sim60\,mg/dL$ 程度（$160\,mg/dL$ ぐらいまで）上昇します.

●中性脂肪：食後6時間程度まではカイロミクロンとして上昇します. 上昇程度や持続時間は食事内容，個人のリパーゼ活性によって異なります. 高脂肪食では $3\sim5$ 倍に上昇して，食前値までに復するのに 14 時間以上を必要とする場合もあります.

④筋肉運動の影響

●運動によって起こる生体のホルモンバランスによる影響と筋肉自身の反応による影響とがあります.

●循環血液の濃縮により，エピネフリン，ノルエピネフリン，グルカゴン，コルチゾール，ACTH などが上昇し，インスリン濃度が低下します.

●ホルモン変動により白血球数が上昇し，血清グルコース濃度が上昇します.

●筋肉の直接的な傷害により，クレアチンキナーゼ（CK），AST，LD，ミオグロビンが上昇します.

●これらの変動は，筋肉量やトレーニングの程度により異なり，筋肉運動前に復するのは数日（2～

表1　検体採取のタイミングによる変動

日内変動	朝＞夕・夜	血清鉄，尿酸，尿素，ACTH，コルチゾール
	朝＜夕・夜	白血球数，TSH
月経周期	上昇	アルドステロン，レニン（排卵前）
	低下	総コレステロール（排卵期）
食　事	上昇	血糖，中性脂肪，白血球数
	低下	遊離脂肪酸
筋肉運動	生体反応	血糖，白血球数，総蛋白，乳酸
	筋肉損傷	CK，AST，LD，ミオグロビン

4日）を必要とします．

⑤治療行為による影響

●治療の効果あるいは副作用により生体内微量成分は大きく変動し，これらの変動により医師は治療の有効性や副作用を推測します．

●輸液や輸血とカテーテルからの検体採取は，検査値に大きな影響を与えます．

●血液製剤は保存による赤血球溶血のためカリウム（赤血球濃厚液で約2 mEq/L）が多く含まれるため，輸血により高カリウム血症となり，抗凝固薬のクエン酸ナトリウムのために低カルシウム血症となります．

●カテーテルからの検体採取は避けるべきですが，やむを得ず行う場合には，カテーテルの口を消毒し，最初の5 mL程度を破棄した後に採取します．

＊生理的な変動については「総論1　臨床検査の考え方」をご参照ください．

■尿

●筋肉運動の影響：クレアチンやクレアチニン尿中排泄量が増加します．

■感染症診断での病期と検体

●感染症では，病期により病原体の検出率や検査材料が異なります．

●急性感染症では，病原菌は急性期の検体中に存在します．

●腸チフスでは，病初期には血液，その後は尿・便からの検出率が高くなります．

●敗血症では，24時間以内に数回採血しての検査が必要です．

●抗菌薬治療を行う場合には，治療前に検体採取を行うのが原則ですが，困難な場合には24時間休薬して検査します．

採取前の注意点

■血液採取前に考慮すること（表2）

①採血時の体位

●採血時の姿勢・体位により，検査値が変動する項目があります．

●仰臥位と立位を比較すると，立位では重力の影響で下肢の毛細血管圧が上昇し，その結果水分が血管内から間質・組織に移動し，血漿量は10％程度減少します．

●細胞や蛋白質など分子量の大きな物質は，血管から間質へ移動しないため，血管内濃度は10％程度高値となります．イオンなどの低分子のものは水分と同時に間質へ移動するため，血管内濃度は変動しません．血中で蛋白質と結合している物質は影響を受けるのに対して，遊離した状態で存在する様式の物質は影響を受けません，すなわち，ほとんどの細胞成分と高分子蛋白では立位（坐位）のほうが仰臥位と比較して5～15％高値となります．そして，このような変化は浮腫が起こりやすい心不全や肝硬変ではさらに増強されます．

②駆血帯の影響

●静脈採血時に使用する駆血帯を絞めると静脈が怒張しますが，同時に血管内から間質へ水分や低分子物質が移動します．

●高分子物質は移動しないため，これら高分子物質や細胞成分は血中濃度が高値となります．

●5～6分程度の駆血では多くの低分子物質は3％以内で変動はほとんど影響はありませんが，高分子物質では5％以上変動する項目もあります．

●静脈うっ血では乳酸は変化しませんが，ピルビン酸は20％程度低下します．

表2　検体採取条件による変動

要　因	因　子		項　目
体位・姿勢	坐位・立位＞臥位		総蛋白，アルブミン，脂質，酵素（高分子），免疫グロブリン，赤血球
駆血帯	5分以上の駆血	低下：ピルビン酸	
		上昇：総蛋白，アルブミン，酵素（高分子），脂質	
クレンチング	上昇		カリウム，乳酸
採血液	血清＞血漿		カリウム
	毛細管血＞静脈血		血糖，白血球，赤血球，Hb
抗凝固剤 （EDTA塩）	血清＞血漿		ALP，アミラーゼ，LAP
	偽低値		血小板

③クレンチングの影響

●クレンチングとは，静脈採血に際して駆血帯の使用によっても十分な血管の怒張がみられない場合に静脈の怒張を促進させるために手掌の開閉を繰り返す動作です．

●クレンチング動作は血清カリウム濃度を上昇させます．

④採取血液の種類

●毛細管血と静脈血・動脈血：毛細管血中の濃度は，多くの項目で静脈血と動脈血の中間です．

●自己血糖測定（SMBG）で血糖をモニタリングしている患者で使用されている血液は毛細管血であり，診療所・病院では多くは静脈血です．このため，診療所・病院での血糖値は SMBG より 10～20 mg/dL 程度低値です．

●血清と血漿の差は，単にフィブリノゲンが含まれているか否かではありません．血液が凝固する際に赤血球や血小板中の成分が血清中に逸脱・出現するために，カリウムは血清のほうが 0.2～0.4 mEq/L 程度高値です．

⑤抗凝固剤の影響

● EDTA 塩では多くの検査項目が変動します．

● ALP は活性中心の Zn^{2+} が EDTA キレートにより除外されるため，活性がほとんど"ゼロ"となります．

● LAP は Mn^{2+} を，アミラーゼは Ca^{2+} を賦活剤とするため，EDTA 塩血漿では活性が低下します．

● EDTA 塩に特有な血小板抗体を有するヒトでは，採血後に採血管内で血小板が凝集するため，偽低値となります．クエン酸ナトリウムやヘパリン塩を抗凝固剤として血小板測定を行う必要があります．

■尿検体の種類と特徴（表3，4）

●採尿のタイミングにより早朝尿，随時尿，蓄尿などに分類されます．

表3　採取タイミングによる分類

早朝尿	就寝中は水分の摂取がないため，尿は濃縮され，呼吸数も少なくなり二酸化炭素が蓄積するため尿 pH は酸性に傾き，尿中成分の変動も小さい 早朝尿は尿定性検査，定量検査に広く用いられ，細菌学的検査，尿沈渣，尿細胞診などにも適している
随時尿	任意の時間に排泄された尿であり，外来や人間ドック，健診では随時尿のことが多い 随時尿は早朝尿と比較して，活動時の生体の状態を反映 また，飲水などにより希釈されるため，化学成分，沈渣成分が少なくなることもある
蓄尿	蓄尿は1日（24時間）に腎臓で生成された尿全量を採取したものである．尿成分の中で日内変動の大きい生化学成分やホルモンなど正確な1日排泄量を定量するために用いられる

＊採尿方法と手順の詳細については「総論 3　正しい検体の採取法と手順」をご参照ください.

表 4　採尿方法による分類

初　　尿	採尿の初めの部分で，男性のクラミジア尿道炎の検査に用いられる
中間尿	排尿の初めの部分と終わりの部分を捨てた中間の尿であり，外陰部や腟に由来する細胞成分や細菌の混入を防ぐ方法で，特に女性の尿沈渣や細菌学的検査に用いられる

検体保存の注意点

●検体検査は検体採取後ただちに行うのが原則ですが，やむを得ず検体を保存した場合に大きく変動する検査項目があることを知っておく必要があります（**表 5**）.

■血液検体の保存

①全　血

●血糖は著明に低下し，採血後室温放置 6 時間で 20〜30 mg/dL，12 時間では 30〜40 mg/dL 低下します.

●カリウムは冷蔵保存で著明に上昇し，3 時間で 0.4〜0.6 mEq/L ほど高値となります.

●アンモニアは，赤血球からの遊離や蛋白質の分解により，全血で放置すると 30 分で 10〜20 μg/dL 上昇します. このため，全血採取後はただちに試験管を氷水中に浸して検査室まで搬送します. 保存が必要な場合は，血漿を冷蔵保存します.

②血　清

●血清に分離し，冷蔵に保存することで多くの成分の変動を防ぐことができます.

●特定健診では「◎採血後の採血管は，室温または 4〜10℃下に静置後，12 時間以内に遠心分離を行って，血清分離をすること，◎血清は 4〜10℃下に保存し，72 時間以内に測定すること」とされています.

③血　漿

●凝固検査ではクエン酸ナトリウム血漿を用いますが，血液凝固因子のうち，第Ⅶ，Ⅺ，Ⅻ因子は冷却すると活性化されるため，プロトロンビン時間は短縮します. また，第Ⅴ，Ⅷ因子は不安定な凝固因子であり，特に第Ⅷ因子を強く反映する APTT では 6 時間以上の保存では延長するため，採血後ただちに 4℃で血漿分離し，凍結保存する必要があります.

表 5　検体の保存による変動

全　　血	室温	低下	血糖，血小板，白血球
		上昇	アンモニア，カリウム，LD
	冷蔵	上昇	カリウム
全血・血漿	室温	延長	APTT
	冷蔵	短縮	PT
血　　清	室温	低下	遊離コレステロール，中性脂肪
		上昇	遊離脂肪酸，エステル型コレステロール
	冷蔵	低下	LD

■尿検体の保存（表 6）

●尿を放置すると，色調・混濁，有機成分の分解・変性，細菌の増殖などにより，大きく変動する項

目があります.

①化学成分

●細菌尿では，細菌による尿素分解により，pH はアルカリに傾き，糖は消費されて低下します.

●ケトン体は揮発性が高く，長時間の保存で偽低値となります.

●特定健診では，「◎採尿後4時間以内に試験紙法で検査を行うことが望ましい．◎実施が困難な場合には，尿検体を専用の容器に移して，密栓し，室温保存の場合は 24 時間以内，4 〜10℃下保存の場合は 48 時間以内に検査すること」とされています.

②尿沈渣

●新鮮尿で検査することが基本です．尿を室温で 24 時間保存したときの沈渣の変化を図1に示しました．やむを得ず保存する場合にはホルマリンを添加します.

③細菌検査

●尿細菌検査の場合には室温に保存すると雑菌の増殖により起因菌がわからなくなることがあるため，採尿後ただちに検査するのが原則です.

●やむを得ない場合には冷蔵保存（4〜10℃）します．ただし，淋菌は低温に弱いため，冷蔵保存すると死滅するため，淋菌感染症を疑う尿では孵卵器（37℃）で保存します.

表6　尿検体保存による影響

室　温	上昇	pH（アルカリ化）
	減少	ケトン体，ビリルビン，ウロビリノゲン，糖（細菌尿）
冷　蔵	偽陰性	淋菌（培養）

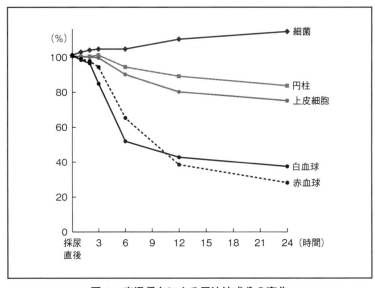

図1　室温保存による尿沈渣成分の変化
（伊藤機一：1　一般検査─尿，便，髄液，唾液，余剰サンプルの誤差要因と対策─.
臨床病理臨時増刊，特集第 103 号：81-89，1996 より引用）

■**脳脊髄液検体の保存**

●最も大切なことは，採取後できるだけ早く検査室に搬送して，検査を迅速に行うことです.

●蛋白量が少なく低浸透圧のため，細胞検査は1時間以内に行う必要があります.

●髄液は蛋白量が少なく低浸透圧のため，細胞を傷つけるので長く保存してはいけません．この場合

も冷蔵庫（4〜10℃）ではなく氷水中で3時間程度までが限度となります．

●微生物検査を行う場合は，一般細菌，結核菌，真菌は冷蔵庫に保存し，ウイルス検査は冷凍保存が適しています．また，髄膜炎菌は低温で死滅するため髄膜炎菌感染が疑われる場合には，髄液採取後37℃で保存します．

●細胞診用の髄液は遠心分離（180×g. 20分間）し，細胞分画を保存します．この処理により室温では4〜6日，アセトン固定すると−70℃保存で12ヵ月は安定です．

昭和大学 名誉教授　高木　康

3 正しい検体の採取法と手順

採血について

- 臨床検査項目の多くは血液を対象としています．このため，採血は最も重要でかつ頻回に行う検体採取の方法です．

■血　管

- 血管には動脈，毛細血管，静脈がありますが，動脈は周辺に神経が走行しており，採血のリスクが大きく，看護師などのコメディカルスタッフは静脈，毛細血管が血液採取の対象となります．
- 動脈からの血液採取は，動脈血ガス分析など限られた検査を対象として行われます．
- 毛細血管からの採取は侵襲も小さく，自己血糖測定（SMBG），診療所の簡易測定に利用されています．
- 静脈からの採血は最も一般的な血液採取血管で，採取部位としては肘窩の橈側皮静脈，正中皮静脈，および尺側皮静脈が使用されます．

■採血法

- 採血法には，シリンジ採血と真空採血が用いられ，真空採血には採血針を用いる方法と翼状針を用いる方法があります．これらの採血法の主な特徴を**表1**に示します．
- 採血針による真空採血では，真空採血管内部の針に血液が付着しないように，採血する腕をできるだけ立てて（アームダウン）採血し，ホルダーは採血ごとに交換する必要があります．

表1　採血法

項目/採血法	シリンジ採血	真空採血管	
		＋採血針	＋翼状針
採血本数	制限なし	原則6本まで	原則6本まで
血管刺入の確認	注射針への血液流入	採血管挿入時に確認	翼状針への血液流入
採血操作	吸引時の針の固定に注意が必要	採血管交換時に衝撃が直接針に伝わらないように針の固定が必要	翼状針の固定が必要
処理速度	真空採血管に比べて時間がかかる	最も短時間で行える	翼状針の固定に時間がかかる
針刺しのリスク	採血管の分注時にリスクが大きい	シリンジ採血より少ない	採血針よりリスクは大きい
血液逆流による感染のリスク	なし	ホルダーを単回使用しないと患者間の交差感染のリスクがある	デッドスペースがあるため採血針よりリスクは少ない
アームダウン	不要	望ましい	採血管を適切な位置に保持すれば不要
患者の痛みなどの不快感	データなし	翼状針を用いた場合より多い	採血針を用いた場合より少ない
デッドスペース	少ない	少ない	大きいため採血量が不足する場合もある

［日本臨床検査標準協議会：標準採血ガイドライン（GP4-A2）．2011 を参照して作成］

■採血手順

●真空採血管を用いる真空採血の手順は，①駆血帯をし，②採血針付ホルダーを血管に刺入します．③真空採血管をホルダーに刺し採血します．④最後の真空採血管をホルダーから確実に抜き取ります．そして，⑤駆血帯を外し，採血針付ホルダーを抜きます．

●真空採血管での採血が不可能な場合は，シリンジ採血や翼状針を用いた真空採血を行います．

●採血の詳細な手順は他の参考書を参照してください．

●駆血帯の強さは２本の指（人差し指と中指）が軽く入る強さです．

●駆血帯をあまりに強く締めると動脈まで駆血され，末梢の低酸素による検査項目の変動や手のしびれ，痛みなどが出現します．

■採血管の順序

●真空採血での採血管の順序は大切です．針穿刺による組織片の混入が凝固系に影響を及ぼす可能性があるため，まず①生化学・免疫検査用の採血管，その他の採血管の抗凝固薬の影響を避けるため，次に②血液凝固検査用（3.2％クエン酸ナトリウム入り），③血球算定用（EDTA塩入り），④血糖用（フッ化ナトリウム入り），⑤その他，の順序が一般的です．

●シリンジ採血もほぼ同じですが，血液量の正確性が必要な，①血液凝固用，②赤沈用をはじめに分注し，③血球算定用，④血糖用，⑤生化学・免疫検査用の順に分注するのが一般的です．

■採血時の注意

●検査を行うための静脈採血での注意点としては，駆血時間，溶血とクレンチングがあります．

●駆血時間は１分以内とし，これ以上の駆血では低分子物質（電解質など）は血管壁を通過するために低濃度なり，高分子物質（アルブミンや血球など）は逆に高値となります．

●溶血の原因として，①真空採血管で血液量が不足していることで，採血管の陰圧のための溶血，②シリンジ採血で細い注射針で急速に分注する際の機械的圧力のための溶血，③採血後の採血管を泡立つほど激しく転倒混和のための溶血，などがあります．

●クレンチングは，採血時，血管が出にくいときに何度も手を握ったり開いたりを繰り返す行為であり，これによりカリウムは0.5〜1.0 mEq/L程度高くなるとされています．

採 尿

●尿検査は体内の代謝を推察するのに優れた検査です．血液検査と異なり尿の採取にはほとんど侵襲を伴わないのも利点として挙げられます．また，尿は腎臓でつくられているため腎臓の機能に大きく依存しています．このため腎機能障害があると異常値を呈します．

■尿検体の種類と適応（表２）

①随時尿検体

●健康診断や外来診療でその都度採尿して検査を実施する尿検体は随時尿と呼ばれ，スクリーニグの意味においては有効な検査で，手軽にできる検査のため臨床現場では実施回数が多い検査です．

●随時尿では，そのときの摂取水分量や体内の水分量に依存して尿量が変動するため，検査時の飲水は尿の希釈を認めます．

②早朝尿検体

●随時尿は食事の影響や運動の影響でも尿組成に影響が出てしまうこともあります．したがって最も良好な検査には睡眠安静時に生成された尿で飲食前の空腹時早朝尿が望ましいとされています．

③蓄尿検体

●院内感染の観点から最近は敬遠されているのが蓄尿検査です．尿量や尿の成分は１日の中で変動があるため，随時尿では正確な体内動態がわかりません，そこで１日の尿を蓄尿することで１日の中

でどれだけの成分が排泄され，尿が1日でどれだけつくられているのかがより正確に計測することができます．

表2　尿の検体の種類

	随時尿検体	早朝尿検体	蓄尿検体
	活動時の生体状態を反映	夜間，睡眠後の尿で安静空腹時の生体状態を反映	24時間の生体状態を反映
利点	いつでも測定できる	安静時に排泄された尿で濃縮も強く，尿成分も安定している	正確な尿への排泄量を計測できる
欠点	生体活動の影響を受ける．飲水の影響で尿が希釈傾向	採取できるタイミングが決まっている	時間の経過による細胞成分の変性や，細菌の繁殖に注意が必要

■採尿方法（表3）

表3　採尿法の種類

	中間尿	分杯尿	蓄尿	導尿
採取方法	最初の尿を破棄し中間の尿を採取する	尿を前半と後半に分けて採尿する	開始時間の前に排尿し，開始時間から蓄尿を行う，24時間後に最終排尿をとる	尿道からカテーテルを挿入し膀胱から直接採尿する
特徴	最もよく行われる採尿法である 排尿初期に混入しやすい上皮や常在菌を破棄する	肉眼的血尿を呈するときに，出血部位の推定に使われる	1日の正確な尿組成を計測するのに有効	直接膀胱内の尿を採取できるので，尿路感染原因菌の同定に有効 排尿困難者からの採尿にも有効
注意点	女性は排尿前に脱脂綿で清拭してから行う	2回に分けて採尿するため，手技がやや複雑	多剤耐性菌や院内感染の温床になることがある	他の方法に比べ侵襲性が高い

①中間尿
●中間尿では排尿時の最初の尿を破棄し，中間の尿を採尿コップに採取します．
●排尿初期の尿には上皮などの細胞成分や常在菌の混入が多くなるため破棄し，それらの影響を排除した中間尿を使用します．
●女性の場合は排尿前に脱脂綿などで清拭してから採尿すると，より正確に検査を実施できます．
●正確に尿沈渣の検査を実施するためにも10 mLの採取を基本としています．
②分杯尿
●分杯尿は肉眼的血尿を呈している場合に出血部位を推定するときに使用されます．尿を前半と後半の2回に分けて採尿する方法で，前半と後半の色調変化を調べます．前半部分に出血を認める場合は尿道前部からの出血が，後半部分からの出血では尿道後部から膀胱頸部の出血，全体的に出血している場合はそれより上流の尿管や腎臓からの出血が考えられます．
③蓄尿
●蓄尿は1日の正確な尿組成を調べるのに有効な検査です．通常は24時間の蓄尿が行われますが，半日や6時間で蓄尿する方法もあります．
●蓄尿瓶に排尿のたびに尿を溜めて行います．早朝から開始する場合の注意点として初日の早朝尿は検査前日に腎臓でつくられた尿であるため，1回目のこの尿は破棄し2回目から蓄尿していき，次の日の早朝尿を溜めて終了になります．

●尿成分が沈殿しているため蓄尿瓶をよく攪拌し，そこから必要量を採取し提出します．

●蓄尿検体では細菌が繁殖しやすく，その影響により尿組成が変化します．このため冷暗所で保存する必要があり，保存剤を添加して尿を溜める必要があります．この場合には，検査項目に合った保存剤（表4）を使用する必要があります．

表4　蓄尿時に使用する保存剤

保存剤	検査項目
トルエン，キシレン	尿化学検査（糖，蛋白*）
塩酸（酸性蓄尿）	カテコラミン，VMA
中性ホルマリン	尿沈渣，細胞診

＊6時間までの蓄尿であれば，保存剤がなくても検査に
　大きな影響がないため冷暗所の保存だけで可能です．

④導　尿

●導尿検査は尿道からカテーテルを挿入し直接膀胱から尿を採取する方法です．清潔な中間尿の採取が困難な場合や，正確な尿路感染症の原因菌の検出に行われます．

●尿道周辺をよく清拭した後，カテーテル先端にキシロカイン®ゼリーを塗布してゆっくりと尿道から挿入して採尿をします．尿道損傷には注意が必要です．他の採取法に比べると侵襲があるので，必要に応じて実施する必要があります．

＊

●尿検体は生ものでもあり時間の経過とともに細胞成分の分解，細菌の繁殖など尿の組成が変化します．このため採尿後すぐに検査を実施することが重要です．

穿刺液

●人間の身体の中には複数の体腔と呼ばれる空間が存在しており，また内腔が擦れないように少量の体液（表5）が内部に存在しています．健常人では，胸水，腹水，心嚢水は少量しか存在しないため穿刺は非常に困難ですが，病的に増加してくると穿刺も容易になってきます．血液は全身を巡っているため全身の状態を反映する検査に対して，穿刺液で採取された体液は全身の影響も関与しますが，局所の影響を強く受け，その組成を変化させるため，より詳細に病状を把握することが可能です．

■採取時のポイント

●体腔内は血管と異なり内部の体液の還流は乏しく感染症に注意が必要なため，無菌的に操作を実施する必要があり，ポビドンヨードなどの消毒液で消毒します．

●関節液，髄液は健常時でもある程度液量があるため，液量の増加，性状の変化を検査します．

■髄液穿刺の手技

●髄液は脳室内の脈絡叢で500 mLほど1日に産生され，脳，脊髄の表面を循環し，くも膜顆粒から静脈へと流れています．

●穿刺部位として脳脊髄神経に最も影響が少ない第3〜4腰椎間腔が用いられます．患者に横臥位の体位で寝てもらい穿刺部位を決定して，穿刺点の周囲をポビドンヨードで十分に消毒を行います．

①ポイント

●消毒液が下に垂れてくるため，下部から消毒を始めると穿刺点を十分に消毒できないことがあるので注意します．

表5 体液の種類

	胸　水	腹　水	心嚢水	関節液	髄　液
穿刺部位	横臥位や仰臥位でも実施されるが，通常は坐位にて軽度前屈姿勢で穿刺する	仰臥位で超音波のガイド下に穿刺（確認できない場合は，安全な臍と上前腸骨棘を結ぶ線の外側1/3を穿刺部位にします）	30°の半坐位で剣状突起左縁と左助骨弓が交差する点の少し下を穿刺点（超音波のガイドライン下で行うと安全）とする	部位により穿刺部位は異なるが，屈曲部には神経や血管が配置されていることが多く，伸展部の側面から穿刺することが多い	脳脊髄神経に最も影響が少ない第3～4腰椎間腔に穿刺する腰椎穿刺が一般的
疾　患	心不全，胸膜炎，がん性胸膜炎	肝硬変，腹膜炎	心タンポナーデ，心膜炎，うっ血性心不全	関節炎，関節出血	髄膜炎，脳炎
注意点	・肺を傷つけないように胸部X線，超音波で胸水量を把握 ・咳や体動で肺を傷つけないように処置中は協力が必要	・腸管を傷つけないように腹部CT，超音波で腹水量を把握 ・腸管を傷つけた場合は腹膜炎に注意する ・大量に採取する場合は循環動態に注意する	・穿刺後心嚢内に血腫が溜る心タンポナーデの合併症に注意	・日常生活で荷重や可動域が大きいため出血傾向がある場合には穿刺は推奨されない ・骨や関節では感染により慢性に推移することが多く，感染症や発疹がある部位からの穿刺は危険	・馬尾症候群に注意 ・穿刺後は髄液量が減少しているので，しばらくは立位や坐位で頭痛やめまいをきたしやすい
健常人の容量	10～20 mL	30～50 mL	10～50 mL	少量	100～140 mL

●穿刺部位は左右の腸骨稜の最高点を結んだ線（Jacoby line）が第4腰椎にあたり，これを目安に穿刺部位を決めます．脊髄は第1～2腰椎のあたりまでしかきていないので，これより下位であれば比較的安全に穿刺が可能です．しかし，ここには馬尾神経が走行し，この損傷や圧迫による馬尾症候群には注意が必要です．

●清潔な穴あきの布をかけ穿刺点に垂直に針を挿入します．髄液の漏出を認めたら必要量の髄液を自然滴下下で採取を行います．

●採取後は穿刺針を抜去し圧迫止血を行い，さらに厚めのガーゼと弾性テープで圧迫止血を行います．

●採取後は髄液の減少をきたしているので立位や坐位では頭痛やめまいを起こすことがあるため，しばらく仰臥位で安静にします．

②馬尾症候群

●腰痛や臀部から大腿部にかけての感覚の低下，その他に尿閉，尿失禁，便失禁，足首の反射の喪失などの症状もあり，男性では勃起障害も起きます．

喀　痰

●ガス交換を行う肺胞は気道を介して外界とつながっており，そのためいろいろな異物が気道内に入ってきます．通常，気道では粘液を分泌しており，ここで異物をからめ捕り肺胞への侵入を防いでいます．この気道の粘液とからめ捕った異物が線毛の働きにより口側に運ばれ外に喀出されたものが喀痰です．

●喀痰検査は喀出されたものの組成やそこに含まれる病原菌の検出を行う検査で，呼吸器系の検査では侵襲が少なく，検査頻度の多い検査です．しかし，いかに良好な喀痰を採取できるかで検査の精

度が決まってきます.

■採取時のポイント

●口腔内の唾液や雑菌を少なくし気道からの採取を行うことです.口腔内の常在菌や食物残渣があると検査の精度が落ちてしまうため,数回のうがいや歯ブラシで洗浄を行い,口腔内の雑菌を減少させることが必要です.

●ポビドンヨードや歯磨き粉を使用した洗浄では,喀痰中の菌が減少してしまうこともあるので,水道水などで行います.

●口腔洗浄後,喀痰の排出を行いますが,良質な喀痰を喀出してもらうためにも,なるべく深部から出せるよう,深呼吸し強い咳をして喀出する必要があります(表6).

表6 ドレナージによる喀痰排出

体位によるドレナージ	超音波ドレナージ
・喀痰が溜まっていそうな部位を上に向ける体位で喀出を促す ・タッピングやバイブレーションを加え,外部からの振動で咳嗽反射を誘発させる ・振動は末梢から中枢,外側から内側に向けて衝撃を与える	・加湿を加えることによって喀痰を軟化させて喀出を促進させる ・3％に調整した高張食塩水で行うことにより気道が刺激され咳嗽を誘発しやすい(高張食塩水を利用する場合は,気道収縮が刺激され喘息発作が誘発されることもあるので注意が必要)

●喀痰が増加しているような疾患では喀出は容易ですが,喀痰が切れにくい場合などは唾液が中心となり良好な検体とはなりません.喀出困難例では以下のような方法で促進させます.

●意識のない患者や呼吸器を使用している場合は,挿管チューブから直接吸引することで口腔の影響を通り越して採取が可能です.

■喀痰の性状

●採取された喀痰の性状は肉眼的に分類され Miller & Jones の分類(表7)で5段階に分類されます.この肉眼的に実施できる喀痰の分類は,なるべく深部から良好な喀痰を採取し,正確な検査を行うことが有益な検査を実施するためにも必要であり,P1～P3の喀痰を採取するために利用されています.

表7 Miller & Jones の分類

P1	膿性部分が全体の 1/3 以下	膿性痰の量の大小はあるが,検体としては有効
P2	膿性部分が全体の 2/3 以下	
P3	膿性部分が全体の 2/3 以上	
M1	唾液のみや完全な粘性痰	検体としては不十分で,再提出が推奨される
M2	粘性痰に少量の膿性痰を含む	検体としては不十分

昭和大学保健医療学部 准教授　安原　努

4 妊婦と小児の基準値

妊婦の基準値

● 妊婦は胎児の発育のために必要な環境の維持や出産の準備のため体内の環境が大きく変化し，成人の基準値とは異なる値を示します．

■血　算

● 妊娠時には循環血液量が非妊娠時に比べ 40〜50 ％ほど増加します．

● 赤血球は 20 ％ほど，血漿は 40 ％ほど増加し，生理的水血症状態となっています．

● このため赤血球，ヘモグロビン，ヘマトクリットが非妊娠時に比べ低下しています．

● 鉄の需要が増加するため血清鉄，フェリチンなどが低下します．

● 白血球は妊娠初期から軽度漸増していることが多いです．

● 血小板は体積の増加が報告されていますが，その数は妊娠期間中に大きな変化は認めません．

■凝　固

● 妊娠期間中に凝固系は亢進して，XIII因子を除いて 1.5〜2 倍に増加，また線溶系は抑制されているため止血しやすい状態になっています．これは出産に伴う大量出血には非常に有利に働く一方，血栓症をきたしやすく，止血機序の亢進による播種性血管内凝固症候群（DIC）などが発症しやすい問題点があります．

■生化学（表1）

表1　減少・増加傾向とあまり変化しないもの（生化学）

減少傾向のもの	増加傾向のもの	あまり変化しないもの
BUN, Cr, Alb, TP	GLU, TG, コレステロール, リン脂質	電解質（Na, K, Cl）

①減少傾向

● 循環血液量の増加や末梢血管抵抗の低下に伴い，腎臓への血液量が増加し腎血漿流量（RPF）が増加します．このため糸球体への血流量が増加するため糸球体濾過量（GFR）も 50 ％ほど増加しており，濾過量が増加したため BUN，Cr は減少傾向になります．尿酸は再吸収の低下もかかわっています．

● アルブミンや総蛋白は水血症の影響で希釈され低下しています．

②増加傾向

● 血糖の増加は胎児へのグルコースの供給を増やすためには非常に有利に働きます．妊娠期間中は基礎代謝が増加するため，糖の需要が増加しインスリン分泌も増加を認めますが，胎盤でのインスリンの分解や TNF-α などのインスリン抵抗物質が増加するため，高血糖傾向を示します．

● 脂質はコレステロールで 50 ％，リン脂質で 70 ％，中性脂肪で 150〜300 ％の増加を認めます．この生理的な高脂血症の状態は分娩後 2 ヵ月ほどで非妊娠時の基準値に戻ります．

③変化なし

● 電解質は妊娠期間中も比較的恒常性が保たれ大きな変化は認めませんが，血清カリウムは軽度増加していることが多いです．特に高齢になるほどその増加傾向になるとの報告もあります．

■ホルモン

●ヒト絨毛性ゴナドトロピン（hCG）は甲状腺の刺激作用があるため妊娠期間中は甲状腺機能亢進と甲状腺の腫大を認めます．このため甲状腺ホルモンの T_3，T_4 が増加し基礎代謝も 10〜30％ほど増加しています．しかし，プロゲステロン，エストロゲンの影響で甲状腺ホルモン結合蛋白（TBG）も増加するため遊離甲状腺ホルモンは増加せず妊娠後期では非妊娠時と大きな変化はなくなります．

*

●妊婦は妊娠期間中 10 kg 近くの体重増加もあり，出産への準備と胎児の発育のために体内の環境が大きく変わります．基準値も変化しますが，妊娠糖尿病や高血圧など妊娠を契機に発症する疾患もあり，正常と疾患の境界線はあいまいで判断に難渋します．このため経過をみながら検査結果を慎重にみていく必要があります．

小児の基準値

●人は母親の胎内にいる胎児期から出生し，次第に大きくなり一人前の成人として成長をします．その間に体内では大きな変化が起きています．このため成人と異なり検査の基準値も大きく変化するものがあります．基準値を①変化のないもの，②増加するもの，③低下するもの，④特殊な変化をするものに分けて解説します（表2）．

表2　小児期に変化する検査

	変化のないもの	増加するもの	低下するもの	特殊な変化をするもの
項　目	Na, K, Cl, Mg, HDL-Cho, BUN, UA, NH₃（少し低値），Ca（少し高値）	Alb, Cho, Cp, TP, Cr, AMY	HbF, AFP, NSE, γ-GT, LAP, P	Bil, ALP
特　徴	成人と同じく恒常性が保たれている項目 生物として生存するために変化しては困る項目	成長に伴って必要量が増加するものや，産生臓器の成長に伴い増加するもの	乳児期や胎児期に特有の蛋白は成長に伴いその役割を終えて漸減するもの	胎児から乳児，学童と大きく体内動態の変化に伴い変化するもの

■変化のないもの

●代謝産物である尿素窒素（BUN），尿酸，アンモニアは出生時には低値ですが，大きな変化はない項目です．

●血清カルシウムは新生児期には 1.1 倍程度高い時期もありますが，成人の基準値と大きな変化は少ない項目です．

■増加するもの

●多くの蛋白は肝臓で産生されており，肝臓の成長と必要量の増加に伴い，その産生量を増やしてきます．その総量である総蛋白も増加してきます．

●筋肉は成長に伴い筋肉量が増加し，そこから分泌されているクレアチニン（Cr）は増加してきます．

●乳児期は唾液も多く唾液腺の成長が活発なため，唾液腺由来の血清アミラーゼ（S-AMY）は 5 歳ごろから成人値に近づきます．膵由来の膵型アミラーゼ（P-AMY）は 15 歳ごろから成人値に近づきます．

■低下するもの

●ヘモグロビンF（HbF），αフェトプロテイン（AFP）などは出生後に急速に減少し，成人ではほと

んど検出されなくなります．通常成人で検出された場合は，異常な細胞や退行現象として出てくることがあり，腫瘍マーカーとして使われています．

●小児期には成長が盛んで成人になると減少してくる臓器として脳があり，神経特異性エラノーゼ（NSE）など神経細胞に関連した蛋白は成人に比べると小児期に高く，成長に伴い漸減してきます．

●その他に小児期に高いγ-GT，ロイシルアミノペプチダーゼ（LAP）などは1歳から，リン（P）は思春期ごろから成人の基準値になります．

■特殊な変化をするもの

●胎児期には低酸素下でも効率よく酸素の運搬ができる胎児性のヘモグロビンが産生されていますが，出生に伴い酸素濃度の高い環境に変化すると成人のヘモグロビンに入れ替わります．この生理的な溶血に伴い新生児では血清カリウム，アスパラギン酸アミノトランスフェラーゼ（AST），乳酸脱水素酵素（LD）が増加しています．また，この溶血の影響でハプトグロビンも低値を示し，3ヵ月ごろから次第に増加してきます．

●ヘモグロビンの代謝産物であるビリルビンも増加してきます．肝臓の処理が追いつかず間接ビリルビンの増加も認めます．

●血清アルカリホスファターゼ（ALP）も小児期には非常に増加している項目です．小児期は骨が著しく成長するため骨代謝に伴うALPが大量に血清中に検出され，成人の基準値の数倍まで増加していることもあります．ピークは2峰性で出生後4ヵ月の乳児期に3〜4倍に，思春期に4〜6倍にまで増加します．

昭和大学保健医療学部 准教授　安原　努

一般検査

尿の定性検査

Urinalysis（chemical screening of urine）

基準値	下記参照

尿の定性検査とは？

● 尿定性検査は，試薬が含まれた濾紙をプラスチックの台紙にはりつけた試験紙を尿に浸し，発色反応で生じた色調の変化を判定します，Dip and Read 法が一般的ですが，最近は人の手によらない自動分析も広く普及しています．分析装置を用いなくても，手軽に実施でき，1 本の試験紙で 10 項目（比重，pH，蛋白，潜血，ビリルビン，ウロビリノゲン，糖，ケトン体，白血球，亜硝酸塩）程度の検査が可能です．尿定性検査は患者の負担をかけずにごく短時間でできる簡便な検査であり，腎尿路系疾患の診断ばかりでなく，患者の全身状態の把握のためにも役立ちますが，その反面，偽陽性・偽陰性反応も多く，誤った解釈により臨床判断に影響を与えることがあり得ます．

● 尿定性検査の偽陽性・偽陰性については，患者自身の病態や生理的な状態に伴う偽反応のほか，不適切な検体の採取や保存方法によって生じるものもあるため，実施にあたっては**表1**のような注意が必要であり，誤った取り扱いでさまざまな偽反応が生じます（**表2**）[1, 2]．

● 結果の解釈にあたっては，あくまでも定性検査であって，1 ＋，2 ＋などの段階があっても，必ずしもその量は直線的に増加するわけではないことに注意すべきです．また，メーカーによって，反応原理，検出感度，表示濃度が異なる場合があります．このような不便さの解消のため，日本臨床検査標準協議会（JCCLS）では，表示値に提案を行い，現在では，尿蛋白は 30 mg/dL，尿ブドウ糖は 100 mg/dL，尿潜血はヘモグロビン濃度 0.06 mg/dL を「1 ＋」とするように統一されました[3] が，他の項目の定量値を推定する場合は，使用説明書での確認を要します．

表1　尿検体の適切な取り扱い方と検査法

①採取時の注意
　（ア）中間尿を採取する．
　（イ）女性の場合は，腟・外陰部由来の混入物を避けるため，局所の清拭を行う．
②保存時の注意
　（ア）検体はできる限り新鮮なうちに分析する（保険適用上も排尿後 4 時間以内の分析，とされているが，採取後すぐに分析したほうがよい）．
　（イ）冷暗所に保存する．
③試験紙の取り扱い上の注意
　（ア）試験紙は湿気で劣化するので，試験紙を容器から取り出したあと，ただちにしっかりとキャップを閉める．
　（イ）一度開封したものは有効期限内でも劣化しやすいので，なるべく早く使い切る．
④検査実施上の注意
　（ア）尿の試験紙への浸し方を適切に行い（1，2秒浸す），余分な尿は拭き取る．
　（イ）測定時間を守る．
　（ウ）色調表との比較をきちんと行う．

表2　不適切な検体の扱いによる尿検査結果への修飾

項　目	要因と結果への影響
比重	なし
pH	長時間の放置で細菌の増殖により上昇
蛋白	pH の上昇に伴う陽性化
潜血	採尿時の大量の精液混入により陽性化
ビリルビン	光により分解され，陰性化
ウロビリノゲン	長時間の放置により酸化され減少，陰性化．光により分解
グルコース	長時間の放置により分解，細菌の増殖により減少，陰性化
ケトン体	長時間の放置により揮発し，減少，陰性化
白血球	（女性の場合）外陰部からのコンタミネーションにより陽性化
亜硝酸塩	長時間の放置により還元が促進され，減少，陰性化

異常値を示す場合

●正しい検体の取り扱いを受けた尿定性検査の結果を解釈するには，尿がどのようにして産生されるかを考えながら判断していきます．すなわち，血液の血漿成分が腎臓の糸球体基底膜で濾過され，近位および遠位尿細管で排泄・再吸収を受けて成分を調節されて，腎盂-尿管-膀胱-尿道から排泄されるという過程の中で何らかの異常が生じた結果が尿定性検査に反映されています．

●蛋白や潜血反応が陽性となれば，さまざまな腎尿路系の疾患が疑われ，白血球や亜硝酸が陽性ならば尿路感染症が疑われます．また，グルコースは糖尿病のスクリーニングに，ビリルビンやウロビリノゲンは肝胆道系疾患のおおよそのスクリーニングに用いられます．ケトン体や比重は，体液や栄養状態の把握に役立ちます．ただし，前述のように，偽反応も多いため，偽陽性，偽陰性をきたす病態（表3）についても理解しておく必要があります．

表3　尿定性検査の偽陽性・偽陰性となる病態（要因）

項　目	偽陽性（高値）	偽陰性（低値）
比重	経静脈的造影剤投与後	高度のアルカリ尿
pH	細菌の混入	—
蛋白	高度のアルカリ尿	アルブミン以外の蛋白尿（Bence Jones 蛋白など）
潜血	ミオグロビン尿	アスコルビン酸
ビリルビン	—	アスコルビン酸
ウロビリノゲン	便秘	—
グルコース	—	アスコルビン酸
白血球	—	好酸球やリンパ球
亜硝酸塩	—	硝酸塩還元酵素を有さない細菌の存在膀胱内での尿貯留時間が短い

注:その他に，さまざまな薬物によって偽陽性，偽陰性が生じることが知られている．

他の検査との関わり

●尿定性検査はさまざまな病態のスクリーニングに有効ではあるものの，尿定性検査のみでの疾病の診断は不可能であり，身体所見や尿沈渣，その他の検査（細菌検査，血糖や血液ガス・生化学など）も併せて検討することが必要です．

検査が異常値を示す場合の考え方

■比重（基準値：1.005〜1.030）

●尿比重は体液の状態を反映して変化するのが正常です．すなわち，脱水状態では尿は濃縮され比重は上昇，逆に水分摂取が多い場合には比重は低下します．尿比重が常に1.010前後（等張尿）である場合は腎臓の濃縮能や希釈能が失われている状態であり，腎不全状態であることが考えられます．尿比重が極端に高い場合（1.030以上）は，高度の脱水の他，高度の糖尿，蛋白尿や造影剤の静脈内投与後などの可能性があります．

■pH（基準値：5.0〜7.5）

●健常人の尿pHは弱酸性（6.0程度）ですが，食事などの影響で変動します．蛋白摂取が多い場合は酸性に，野菜類ばかり摂取している場合はアルカリ性に傾きます．ウレアーゼ活性を有する細菌による尿路感染症ではアルカリ性尿となります．

■蛋白（基準値：陰性）

●尿蛋白はその起源から，腎前性，腎性，腎後性に分類されます．腎前性蛋白尿は正常糸球体を通過した小分子蛋白が尿細管で再吸収されずに尿中に排泄されるもので，代表的な病的蛋白尿は多発性骨髄腫で認められるBence Jones蛋白です．腎性蛋白尿は多くの糸球体腎炎などで認められる糸球体の濾過機能の異常による蛋白尿で，多くはアルブミン以上の比較的大きな蛋白が認められます．腎後性蛋白尿は，下部尿路における異常で，多くは血尿に伴って出現します．

●尿定性試験における尿蛋白は主にアルブミンを検出するので，アルブミン以外の蛋白尿では偽陰性をきたすことがあります．また，高度のアルカリ尿では，偽陽性をきたすことがあります．

●健常人でも50〜100mg/日程度の尿蛋白は認められます．また，体位性（立位や運動による負荷）や機能性（発熱や高度のストレスなど）の蛋白尿が出現することがあり（生理的蛋白尿），1回の検査では病的かどうか判断するのは難しいので，異常を認めた時は再検査を行い，確認します．その際には，早朝尿や安静時の尿採取を考慮すべきです．

■潜血（基準値：陰性）

●尿中のヘモグロビンを検出します．腎尿路系での出血（血尿）で陽性となります．また，ヘモグロビン尿でも陽性となります．ヘモグロビンと構造が類似しているミオグロビン尿症では偽陽性となります．

●健常人でも100万個/日程度くらいまでは赤血球が尿中に出現することがあります．潜血陽性で，尿沈渣に赤血球が認められる場合は，血尿といわれますが，尿潜血の由来も蛋白尿同様，腎前性（ヘモグロビン尿），腎性（糸球体性血尿），腎後性（非糸球体性血尿）に分類されます．これらの分類については，尿沈渣検査による赤血球の形態的観察が有用です．血尿をきたす病態の鑑別は非常に多岐にわたるため，まずは由来の判定を行い，その後，他尿所見（蛋白など）や血液検査，画像所見なども併わせて行っていく必要があります[4]．

■ビリルビン（基準値：陰性）

●尿中に認められるビリルビンは直接型ビリルビンであるため（間接型ビリルビンは糸球体を通過しない），胆汁うっ滞をきたすような肝胆道系疾患による黄疸で陽性となります．一方，溶血性貧血

など，間接型ビリルビンの上昇する黄疸では，基本的に尿中ビリルビンは陽性とはなりません．

■ウロビリノゲン（基準値：±）

●ウロビリノゲンは，胆汁中に排泄されたビリルビンが腸管内の細菌により還元されたものであり，それが腸管から吸収され，尿に排泄されるため，健常人で陰性となることはありません．ウロビリノゲンは，ビリルビンが大量に胆汁中に排泄されることにより産生量が増加し，尿中にも増加します．一方，胆道系の完全閉塞によりビリルビンが腸管に排泄されなくなると，ウロビリノゲンも産生されなくなり，再吸収もなくなるため尿ウロビリノゲンは陰性となります．そのほか，便秘など，便の停滞があるときには，腸からの吸収が増え，尿ウロビリノゲンが増加します．このように，さまざまな要因で変化するため，測定の意義はあまり大きいとはいえません．

■グルコース（基準値：陰性）

●血糖が180 mg/dLくらいまでは糸球体を通過したグルコースはほぼ全量尿細管で再吸収されますが，それ以上になると再吸収能を超えて尿中に陽性となります．

●血糖が正常でも，尿細管の再吸収能がもともと低いために尿糖陽性となる腎性糖尿という病態もあります．また，最近糖尿病の治療薬として，尿細管での再吸収を阻害するSGLT2阻害薬が使われるようになり，この場合も血糖が低くても尿グルコースは陽性となります．

■ケトン体（基準値：陰性）

●血中のケトン体は，アセトン，アセト酢酸，βヒドロ酪酸の3種類が認められますが，尿ケトン体はアセト酢酸に対する感度が高くなっています．糖尿病におけるインスリンの不足による著明な高血糖状態や飢餓状態で脂質がエネルギー代謝に使用されるとケトン体の増加が認められ，尿中にも陽性となります．

■白血球（基準値：陰性）

●定性試験における尿中白血球は，好中球のエステラーゼに反応するため，膀胱炎などの細菌性尿路感染症で陽性となります．しかしながら，好酸球やリンパ球が尿中に認められる腎移植後の拒絶反応やフィラリア，アレルギー性間質性腎炎などでは定性試験の白血球は陽性にならないこともあります．

■亜硝酸塩（基準値：陰性）

●尿中の硝酸は細菌の存在下では亜硝酸に還元されるため，亜硝酸の存在は細菌の存在を意味します．しかしながら，細菌の種類（ブドウ糖非発酵菌など）によっては硝酸の還元能がなく，陰性をきたすことがあります．また，尿の膀胱内での貯留時間が短い場合は偽陰性となります．

看護に役立つ知識

●尿定性検査の自動化が進められた結果，検査者の目での観察が必要な色調や性状（混濁の有無）を省略する施設が増えてきました．しかしながら，尿の色調もいろいろな情報が得られることは記憶にとどめておく必要があります．正常尿の色調は，淡黄色から黄色ですが，薬剤の影響や代謝性疾患で色調の変化が起こります．

●特徴的な色調の変化に，紫色尿バッグ症候群（purple urine bag syndrome）があります[5]．これは，尿道留置カテーテル挿入中に，バッグ内の尿が紫色に変化する現象で，便秘・細菌尿・女性患者の条件がそろったときに出現しやすいとされます．尿中のインドキシル硫酸（インジカン）が，尿中の細菌によってインジゴブルー（青色）とインジルビン（赤色）となり，これらが混ざって紫色尿となります．紫色尿バッグ症候群は明らかな尿路感染症がなければ治療の必要はありませんが，尿道留置カテーテルの挿入の継続が必要かどうかの判断を行うべきでしょう．

文　献

1） JCCLS 尿検査標準化委員会，尿試験紙検討委員会：「尿試験紙検査法」JCCLS 提案指針．日本臨床検査標準協議会会誌 16：32-55，2001
2） 河合　忠：尿の検査—総論．"異常値の出るメカニズム　第6版"河合　忠 他編．医学書院，pp13-15，2013
3） JCCLS 尿検査標準化委員会，尿試験紙検討委員会：「尿試験紙検査法」JCCLS 提案指針（追補版）．日本臨床検査標準協議会会誌 19：53-65，2004
4） 血尿診断ガイドライン編集委員会 編：血尿診断ガイドライン 2013．
https://cdn.jsn.or.jp/guideline/pdf/hugl2013.pdf（2021 年 2 月 22 日閲覧）
5） Barlow GB et al：Purple urine bags. Lancet 311：220-221，1978

赤心堂総合健診クリニック 所長　矢内　充

尿沈渣検査

Urinary sediment

基準値 下記参照

尿沈渣検査とは?

●尿沈渣検査は,保険適用上,尿定性検査で異常が認められたとき,もしくは臨床所見から腎尿路系の異常が疑われる場合に行われます.尿沈渣検査は,決められた方法で,採取した尿を遠心し,上清を除いた後の沈渣部分を顕微鏡で観察します[1]が,最近ではフローサイトメトリー法やフロー式画像測定法による自動分析も補助的にではありますが行われるようになってきました.

●尿沈渣にはさまざまな有形成分が観察されますが,大きく分類して,循環血液由来の血球成分,剥離した腎尿路系の上皮細胞,腎の尿細管・集合管で形成された円柱類,尿路感染に伴う微生物類,代謝産物に由来する結晶成分・塩類が含まれます.実際に検査室では,30種以上に及ぶ沈渣成分を分類しています(表1)が,常に病的意義をもつものではなく,量的,質的な解釈が必要です.

表1 尿沈渣成分とその臨床的意義,認められる代表的な疾患

分類	種類	臨床的意義	多く認められる疾患
血球	赤血球	糸球体疾患,尿路系での出血	各種糸球体疾患,泌尿器系悪性腫瘍,結石,出血性疾患
	白血球	炎症による白血球の尿路系への増多	尿路系感染症,間質性腎炎
上皮細胞	扁平上皮	尿道上皮の脱落,外陰・腟上皮の混入	健常人でも出現,尿道炎
	尿路上皮(移行上皮)	腎盂・尿管・膀胱からの上皮の脱落	尿路の感染,腫瘍,炎症
	尿細管上皮	尿細管からの上皮の脱落	腎実質性障害
	卵円形脂肪体	尿細管上皮が脂肪変性したもの	ネフローゼ症候群,糖尿病性腎症
	封入体細胞	封入体を核内または細胞質に含有する細胞	ウイルス感染症
円柱	硝子円柱	基質のみからなる円柱	健常人にも出現
	顆粒円柱	細胞成分が崩壊・変性したもの	腎実質障害
	上皮円柱	尿細管上皮を主成分とする円柱	腎実質障害
	赤血球円柱	赤血球が多く含まれる円柱	腎実質障害
	白血球円柱	白血球が多く含まれる円柱	急性糸球体腎炎,腎盂腎炎
	脂肪円柱	脂肪や卵円形脂肪体を多く含む円柱	重症ネフローゼ症候群
	蝋様円柱	種々の円柱成分がより長時間尿細管内に停滞してできた円柱	慢性腎不全

結晶・塩類	シュウ酸カルシウム結晶	シュウ酸含有食品摂取後	健常人にても出現, 尿路結石
	尿酸結晶	酸性尿, プリン体代謝異常	
	リン酸カルシウム結晶	アルカリ〜弱酸性尿, 代謝産物	
	硫酸カルシウム	アルカリ〜弱酸性尿, 代謝産物	
	リン酸アンモニウムマグネシウム	アルカリ〜弱酸性尿, 代謝産物	
	尿酸アンモニウム	アルカリ尿, 代謝産物	
	炭酸カルシウム	アルカリ〜弱酸性尿, 代謝産物	
	ビリルビン	直接ビリルビンの増加による尿中排泄	肝炎, 胆汁うっ滞
	コレステロール	尿中へのコレステロール混入	乳糜尿, ネフローゼ症候群
	シスチン	二塩基性アミノ酸輸送系の欠損による尿への過剰排泄	シスチン尿症
	2,8-ジヒドロキシアデニン	先天性酵素欠損による尿への排泄	先天性 APRT 欠損症
微生物	細菌	細菌の混入	尿路感染症, 放置尿
	酵母様真菌	真菌（酵母）の混入	尿路感染症, 放置尿
	原虫	原虫の混入	原虫症（特にトリコモナス症）
	虫卵	寄生虫卵の混入	寄生虫症（特に蟯虫卵）
その他	異型細胞	腫瘍細胞の脱落	腎尿路系（悪性）腫瘍

主な尿沈渣成分と臨床的意義

■血球成分

①赤血球（基準値：5/HF 未満）

●尿沈渣への赤血球の増加, いわゆる血尿は, 腎または尿路系からの出血を意味します. 血尿の原因疾患は非常に多くのものが挙げられていますが, 一般的に, 赤血球の数が病変の重症度を反映するものではありません.

●顕微鏡による赤血球の詳細な観察が, 糸球体由来か, 下部尿路由来かの判定に役立ちます[2]. 糸球体由来の場合は, 赤血球に変形をきたし, コブ状, ドーナツ状, 有棘状といった形態をとります. 一方, 下部尿路由来の赤血球は浸透圧や pH の変化で生じる形態の変化があるものの, 基本的には均一です.

●なお, 女性では月経血の混入で赤血球を認めることがあるので, 月経中や直後の検査は避けるべきです.

②白血球（基準値：5/HF 未満）

●尿中に白血球が認められる最も多い病態は, 腎尿路系の感染症ですが, 明らかな感染症がなくとも, ループス腎炎や急性糸球体腎炎の極期などには白血球が認められることがあります. 一般的に, 尿中に認められる白血球は, 好中球であることが大半ですが, 腎移植後の拒絶反応やフィラリアなどの乳糜尿のときにはリンパ球が, アレルギー性間質性腎炎の際には好酸球が認められることもあります.

■上皮成分

●扁平上皮以外の上皮細胞が認められた場合は異常であるとされます. 女性では, 扁平上皮が, 腟上皮から剥離し混入しやすいため, 扁平上皮が多い場合には, 腟分泌物による検体の汚染を示します.

●尿細管上皮細胞は, 近位尿細管, 遠位尿細管, 集合管の内腔を占める細胞であり, 種々の腎疾患で出現します. 移行上皮細胞は腎杯から膀胱までの上皮でありその部位の病変で出現します.

- 卵円形脂肪体（oval fatty body：OFB）は偏光顕微鏡で十字型の偏光を示す（マルタの十字と呼びます）細胞で，尿細管上皮やマクロファージが脂肪変性したものですが，ネフローゼ症候群や糖尿病性腎症で特徴的に認められ診断的価値が高いものです．
- 封入体細胞はウイルス感染で認められ，核内封入体はサイトメガロウイルスやヘルペスウイルス感染を，細胞質内封入体は麻疹，風疹，水痘，ムンプスなどを疑わせます．

■円　柱

- 円柱は，尿細管細胞より分泌される Tamm-Horsfall ムコ蛋白を基質として各種細胞成分その他が取り込まれ，尿細管腔を鋳型として造られるものです．細胞成分を含まない硝子円柱は，正常人の尿中にも認められますが，その他の円柱はすべて病的です．硝子円柱以外の細胞成分を含む円柱は，そこに含まれる細胞成分が尿細管の中に存在し，尿細管腔に一時的に尿が停滞していることを示唆しており，腎実質の病変があることを意味します．

■結晶・塩類

- 尿中の塩の排泄は，体内の塩類の代謝，酸塩基平衡のほかに尿のコロイド状態にも関係します．シスチンや 2,8-ジヒドロキシアデニンは病的意義が高く，診断的価値がありますが，その他の多くの塩類，結晶は体内での食品摂取や代謝の状態を反映するもので，臨床的意義はありません．

■微生物

- 尿沈渣中に細菌が認められた場合，その細菌が腎・尿路系に存在していたのか，もしくは，採尿の際に外部より混入したかを区別することは非常に重要ですが，実際には非常に難しいです．汚染なく採取された新鮮尿をただちに遠心し，顕微鏡的な観察を行った場合には，1個/HF 以上の細菌が認められれば病的です．
- 寄生虫卵やトリコモナスなどの原虫類が認められる場合は診断的価値が高いですが，酵母様真菌については，病的意義をもつことは多くありません．

■その他

- 腎尿路系の悪性腫瘍などでは時に腫瘍細胞が脱落して尿に認められることがあります．尿沈渣検査のみでは癌細胞という確定はできず，異型細胞という報告になります．

他の検査との関わり

- 尿定性検査にても潜血，亜硝酸，白血球については検査可能ですが，定性検査と沈渣の結果が乖離することもあり得るので，尿定性検査で陽性となった場合は沈渣での確認を行うべきでしょう[3]．
- 尿定性検査で潜血が陽性でありながら，沈渣で赤血球が認められない場合には，ヘモグロビン尿やミオグロビン尿である可能性を念頭におく必要があります．
- 尿定性検査の白血球は好中球エステラーゼを検出するため，好中球以外の白血球とは反応しません．また，硝酸を還元しない細菌では定性検査における亜硝酸は陽性とならないため，沈渣で細菌が認められても亜硝酸は陽性とはなりません．

> **看護に役立つ知識**
>
> ●現在，尿沈渣検査として，フローサイトメトリー法による尿中有形成分分析も行われています．フローサイトメトリー法による尿沈渣検査は，標本作成，検鏡は行われないため，本来の表記は μL あたりの個数となります．一方，我が国では，尿沈渣に関する結果の表記は1視野あたりの個数，もしくは視野での個数を元にした半定量（－，1＋，2＋…）で行う[1]ため，フローサイトメトリー法の結果は，変換表を用いて我が国の表記法に直して報告している施設が多いようです．世界的には，定量値としての／μL の表記が標準となっていく傾向ですが，我が国ではまだ先になりそうです．
>
> ●また，フローサイトメトリー法の弱点として，細胞や円柱の詳細な区分はまだ十分ではない点が挙げられます．フローサイトメトリー法は鏡検法による遠心・標本作製・検鏡といった検査技師による業務を軽減化していますが，まだ補助的な役割としての存在であることを理解してください．

文　献

1) 日本臨床衛生検査技師会：尿沈渣検査法 2010. 日本臨床衛生検査技師会，2010
2) Saito T et al：Microscopic examination of urinary red blood cells for a diagnosis of the source of hematuria：a reappraisal. Eur J Lab Med 7：55-60, 1999
3) 矢内　充：尿検査（一般検査，沈渣）. Medicina　40（増刊「臨床研修コアスキル」）：150-157, 2003

赤心堂総合健診クリニック 所長　矢内　充

便潜血反応 (糞便中ヘモグロビン)

fecal occult blood test

基準値　陰性 (100 ng/mL 未満)

便潜血反応とは?

●便潜血反応は，従来，ヘモグロビンやヘムのペルオキシダーゼ様活性を利用する化学的方法 (グアヤック法，オルトトリジン法など) と抗ヒトヘモグロビン抗体を用いる免疫学的方法がありましたが，我が国では化学的方法の測定試薬の製造中止に伴い，現在は免疫法のみが実施されています．用語についてですが，便潜血反応は，化学的方法と免疫学的方法の両者を指し，糞便中ヘモグロビンは免疫学的方法のみを指す用語でしたが，化学的方法が行われなくなった現在，両者は同義と考えて差し支えありません (ちなみに現在，診療報酬上の検査名は糞便中ヘモグロビンです)．

●糞便中ヘモグロビンは消化管出血の有無を調べる検査ですが，上部消化管での出血の場合，消化液によりヘモグロビンが変性・分解してしまうため，偽陰性となってしまうことが大半です．そのため，検診などではもっぱら大腸癌検診として用いられています．また，大腸癌検診では，感度を上げるため，2日分の検体で判定する2日法が用いられています[1]．

異常値を示す場合

●定性検査では陰性が正常．定量では，定量検査での正常値は 100 ng/mL 未満です．

●健康診断ではもっぱら大腸癌検診として用いられていますが，実際には，消化管出血をきたすすべての疾患で陽性となり得ます (**表1**).

表1　便潜血 (糞便中ヘモグロビン) が陽性となる主な疾患

腫瘍性疾患	大腸癌，大腸ポリープなど
炎症性腸疾患	潰瘍性大腸炎，クローン病
感染性腸炎	細菌性腸炎 (赤痢，キャンピロバクター腸炎，病原性大腸菌性腸炎など)，腸結核，アメーバ腸炎，寄生虫疾患
非感染性腸炎	出血性腸炎，抗菌薬起因性腸炎
その他	痔，出血傾向

●一方で，ヘモグロビンが変性してしまうと，偽陰性となるため，便の採取や保存に注意が必要です．トイレで使用されるトイレ洗浄剤に含まれる界面活性剤で変性するため，便器内の水に触れないような形で便を採取します[2]．また，保存期間が長くなると，腸内細菌などの作用によりヘモグロビンが分解されるため，保存も冷暗所 (多くの教科書では冷蔵庫での保存が推奨されています) で行います．

他の検査との関わり

●血清中の蛋白であるトランスフェリンを便中でヘモグロビンと同時に測定する方法も広がりつつあ

ります．トランスフェリンは血液中の量は少ないものの，腸内環境の影響を受けにくく，経時変化が少ないとされ，糞便中ヘモグロビン単独検出時の偽陰性を減らせると期待されています．

糞便中ヘモグロビンが陽性となった場合

●糞便中ヘモグロビンが陽性であった場合，原因検索のための消化管の精査が必要になりますが，上述のように，上部消化管出血の可能性は低く，多くは大腸内視鏡検査が選択されます．下部消化管内視鏡で異常がなかった場合，小腸の病変や胃からの出血の可能性を考え，上部消化管内視鏡検査やカプセル内視鏡検査の必要性を検討します．

看護に役立つ知識

●一般人口対象の健康診断においては，糞便中ヘモグロビン検査の感度（大腸癌がある場合に便潜血検査が陽性となる確率）は，対象とした病変の進行度や算出方法によってかなりの差がある（30.0〜92.9 %）ものの，糞便中ヘモグロビン検査による大腸癌死亡率減少の効果があるとされています[1]．

●一方，検診として大腸内視鏡検査を実施することは，大腸癌に対する感度は非常に高い（95 %）ものの，死亡率減少効果を示すには十分ではなかったと報告されています．また，直腸指診も検診で行われますが，直腸指診にも大腸癌の死亡率減少効果は認められなかったと報告されています．

文　献

1) 祖父江友孝 他：有効性評価に基づく大腸がん検診ガイドライン（普及版）．癌と化学療法 32：901-915, 2005
2) 今福裕司：便潜血反応．"考える臨床検査　スクリーニング検査で異常値をみたら？"松尾収二 他編．文光堂, pp118-123, 2015

赤心堂総合健診クリニック 所長　矢内　充

寄生虫・虫卵および原虫の検査

fecal parasite and protozoan tests

基準値 検出されず

寄生虫・虫卵および原虫の検査とは？

●寄生虫感染症や原虫感染症の診断のために，糞便に排出された虫体，虫卵，原虫を直接もしくは顕微鏡で観察し同定します[1]（**表1**）.

表1 糞便中で検出される寄生虫・原虫

病原体			検出可能なもの
寄生虫	線虫	回虫	虫体，虫卵
		鞭虫	虫卵
		鉤虫	虫卵
		東洋毛様線虫	虫卵
		糞線虫	虫体
		蟯虫	虫体
	条虫	無鉤条虫	虫体，虫卵
		有鉤条虫	虫体，虫卵
		日本海裂頭条虫	虫体，虫卵
		広節裂頭条虫	虫体，虫卵
	吸虫	横川吸虫	虫卵
		肝吸虫	虫卵
		肺吸虫	虫卵
		日本住血吸虫	虫卵
原虫		赤痢アメーバ	栄養型，囊子
		ジアルジア	栄養体，囊子
		クリプトスポリジウム	オーシスト

■**虫体検出法**

●患者が肛門から排泄された虫体を持参することが多く，排泄された虫体を直接肉眼で観察します.また，基礎疾患や腹部症状などから寄生虫症が疑われる場合に，便検体を顕微鏡で観察します.

■**虫卵検出法**

●寄生虫症が疑われる患者の便を，直接スライドガラスに塗抹して検鏡（直接法），もしくは，溶液に溶解したうえで遠心後の沈渣または静置にて浮遊させた上清部分を塗抹して鏡検（集卵法）します.遠心沈殿のための溶解の溶媒としてはホルマリン・酢酸エチルを，浮遊のための溶媒としては硫苦・食塩水もしくはショ糖を用います.

■**原虫検出法**

●原虫が疑われる場合は，便に水を加えながら，順次濾過して，残渣液を鏡検します.

●アメーバの栄養型の検出には，便を保温しながら搬送し，ただちに鏡検する必要があります.

異常値を示す場合

●虫体，虫卵，原虫が認められる場合は，異常となります．

●ただし，毎回の糞便中に出ているとは限らず，また便中の分布が均一とは限らないため，一回の検査で異常がなくとも，疑いのある場合は検査を繰返すべきです．

看護に役立つ知識

●20 世紀半ばに寄生虫症や原虫症は我が国に広く蔓延していましたが，衛生状況の改善により著しく減少しました．しかし，近年，盛んな国際交流，グルメ嗜好，ペットの飼育などにより感染者が増加傾向にあるとされています．人間ドック受検者の統計によれば，検査件数は少ないものの，便中の寄生虫卵陽性率は2，3％で推移しています[2]．

●原因病原体に関しては，1950 年前後では回虫や蟯虫が多くを占めていましたが，グルメ嗜好による横川吸虫やアニサキス，免疫抑制薬の使用やHIV 感染などによる赤痢アメーバなどの比率が増加しています（食中毒の統計では，アニサキスは2014 年頃から増加傾向にあり，その後横ばいで推移していますが，患者数が増加しているわけではなく，報告する義務があることが広まったため，ともいわれています）．また，盛んな国際交流により従来我が国には認められなかったような珍しい寄生虫も検出されるようになってきました．その反面，臨床検査技師も虫卵検査や虫体検査に関して十分なトレーニングを受ける機会が少なく，寄生虫検査に関しては，自前の検査室内で判定できないケースが生じたり，一部の外注検査センターも虫体同定検査の受託を中止したところがあります．

文　献
1）只野智昭 他：寄生虫検査法．"一般検査ポケットマニュアル"菊池春人 他編　181-185，羊土社，2009
2）小松悦子 他：寄生虫陽性率の経年的変化と寄生虫検査継続意義．人間ドック 28：641-645，2013

赤心堂総合健診クリニック 所長　矢内　充

髄液検査

cerebrospinal fluid analysis

基準値 表1参照

表1 基準値

外　観	無色透明	細胞数	＜5／μL
比　重	1.005 ～ 1.009（15℃）	蛋　白	15 ～ 45 mg/dL（腰椎部）
pH	7.31 ～ 7.34	糖	40 ～ 70 mg/dL （血糖の 1/2 ～ 2/3）
髄液圧	60 ～ 170 mmHg（臥位）		

髄液検査とは？

●中枢神経系（脳・脊髄）で起きている病態を把握するのに有用な検査で，髄膜脳炎，多発性硬化症，悪性腫瘍（転移）などの診断・活動性の評価に利用されます．末梢神経系が障害されるギラン・バレー症候群などの評価にも役立ちます．

異常値を示す疾患と病態

●外観は，無色透明で水様を示していることが正常です．黄色透明液はキサントクロミーといい，1週間以内のくも膜下出血を意味します．黄疸（総ビリルビン 15 mg/dL 以上）や髄液蛋白の上昇（150 mg/dL 以上）でも，同様の所見を呈することも覚えておきましょう．traumatic tap では，速やかに遠心分離することで血液成分は沈殿し，上清は無色透明になります．また，黒色を背景にして，斜めから日光光線を当てると，塵埃のような浮遊物を認めることがあり，これを日光微塵といいます．細胞数の増加（200/μL 以上）を意味しています．明らかな混濁として認識されるのは，細胞数が 500／μL 以上です．

●髄液圧の正常値は，側臥位で 60 ～ 170 mmHg です．40 mmHg 以下では低髄液圧，200 mmHg 以上では頭蓋内圧亢進です．

● Queckenstedt 試験は，髄圧が上昇しないときに陽性とします．圧迫して 10 秒以内に 100 mmHg 以上髄圧は上昇し，圧迫の解除で速やかに（10 秒以内に）元に戻ります．Queckenstedt 陽性は，くも膜下腔が閉塞していることを意味しています．

●細胞数の正常値は，単核球＜5／μL です．細胞数の増多は，炎症や感染症の存在を意味します．悪性腫瘍の転移や白血病細胞の浸潤ということもあります．多核球増加は細菌性髄膜炎でみられますが，多くのウイルス性髄膜炎でも，発症急性期には多核球優位で，後に単核球優位となります．なお，神経ベーチェット病や亜急性散在性脳脊髄炎（ADEM）などでも，急性期には単核球優位の細胞数増多を認めることがあります．

●髄液蛋白の正常値は 15 ～ 45 mg/dL です．蛋白成分はアルブミンが大部分で，IgG の含量は 1 ～ 4 mg/dL（髄液蛋白の 15 ％以下）です．中枢神経系内で異常グロブリンが産生されたかどうかを判断するためには，IgG インデックス〔IgG index ＝（CSF/S IgG ratio）/（CSF/S albumin ratio）(Scand J Clin Lab Invest 37（5）：397-401, 1977)〕が用いられます．正常値の目安は 0.86 以下です．

●蛋白が増加する機序は、①血管や組織からの透過性が亢進もしくは漏出している状態にある場合（例えば炎症や出血），または②脱髄や腫瘍性病変などのように蛋白の産生が亢進している場合，あるいは③くも膜下腔の閉塞など吸収の低下がある場合です.

●ギラン・バレー症候群やフィッシャー症候群では，細胞数の増多がなく，髄液蛋白の増加がみられ，これを蛋白細胞解離といいます.

●髄液中の糖は，血糖の1/2 ～ 2/3であり，およそ40 ～ 70 mg/dL程度です. 高血糖の患者さんでは髄液の糖も高値となります. 血糖値が髄液に反映されるのは1 ～ 2時間後であることを考慮し，早朝空腹時に髄液検査を行い，同時に血糖を測定することが望ましいと考えられます. 細菌性髄膜炎や結核性髄膜炎，真菌性髄膜炎では，病原体および細胞の糖分解作用のために，髄液中の糖は減少します. ウイルス性髄膜炎との鑑別に役立つ情報です.

表2　疾患別の髄液所見

髄膜炎	ウイルス性	細菌性	結核性	真菌性	がん性
髄液圧	→	→～↑	→～↑	→～↑	→
細胞数（/μL）	5 ～ 500	100 ～	50 ～ 500	5 ～ 500	0 ～ 500
	単核球	多核球	単核球	単核球	異型細胞
蛋白（mg/dL）	45 ～ 100	50 ～ 1,000	50 ～ 500	50 ～ 500	→～↑
糖（mg/dL）	→	< 45	< 45	< 45	< 45

その他の疾患	GBS	MS	SAH	神経梅毒
髄液圧	→	→	↑	→
細胞数（/μL）	～ 100	～ 100	↑	～ 300
	単核球	単核球	赤血球	
蛋白（mg/dL）	↑	↑	↑	↑ ～→
糖（mg/dL）	→	→	→	→

注）GBS：ギラン・バレー症候群，MS：多発性硬化症，SAH：くも膜下出血

検査法，検体保存について知っておくべきこと

●髄液中の糖は，採取直後より急速に減少します. 特に髄液細胞数が多い場合に，著しくなります. したがって，ただちに測定することが望ましいのですが，やむを得ない場合，糖，蛋白，免疫グロブリン，オリゴクローナルバンド，ミエリン塩基性蛋白，抗体などの測定のためには4℃冷蔵保存しておきましょう. カテコラミン分画，アミノ酸分析，5-hydroxyindole acetic acid などは，採取後はただちに凍結保存します.

●培養検査では，髄膜炎菌が考えられるときは室温で保存し，その他の細菌，結核菌，真菌を考えているときは4℃冷蔵保存します. ウイルスの同定・分離には凍結保存が必要です.

●髄液中の細胞は融解しやすく，保存は適当ではありません. 髄液採取後は速やかに検査すべきと考えておきましょう.

他の検査との関わり

●頭蓋内圧亢進状態では，髄液検査は禁忌もしくは慎重であるべきです. 画像所見や眼底所見を参考にする必要があります.

合併症

●検査後の頭痛はよく起こる症状です．髄液採取後，内筒を戻してから抜針することが予防に効果的とされています．その他，局所の血腫や感染，神経根痛などの合併症の可能性があります．稀な合併症としては外転神経麻痺による複視，脳ヘルニア，対麻痺などが考えられます．

看護に役立つ知識

●髄液は主に脈絡叢から生成・分泌され，側脳室からMonro孔を通って，第3脳室，中脳水道，第4脳室を経て，Magendie孔とLuschka孔からくも膜下腔へ流出します．流出した髄液は，くも膜顆粒から吸収されて，硬膜静脈洞（上矢状静脈洞）に入ります．髄液は脊髄領域では産生されず，血液成分の変化に対する影響から比較的保護されています．成人では髄液の総量は約100〜150 mLで，1日3〜6回入れ替わり，1日の生産量は500〜700 mL程度です．

聖路加国際病院 神経内科 部長　**木村哲也**

聖路加国際病院 神経内科　**近藤円香**

2

血液検査

赤血球/Hb/Ht/(赤血球指数)

red blood cell/hemoglobin/hematocrit/erythrocyte index

基準値 表1参照

表1 基準値

ヘモグロビン	男性	13～17 g/dL	赤血球数	男性	$410～560×10^4/\mu L$
	女性	12～15 g/dL		女性	$380～500×10^4/\mu L$
ヘマトクリット	男性	39～49 %	MCV		80～100 fL
	女性	34～44 %	MCH		26～34 pg
			MCHC		32～35 %

ヘモグロビン, ヘマトクリット, 赤血球数とは?

●貧血と赤血球増加症の有無と, その程度を調べるために行われます.

●自動血球計算機で一度に算定され, ヘモグロビン, ヘマトクリット, 赤血球数から MCV (平均赤血球容積), MCH (平均ヘモグロビン量), MCHC (平均ヘモグロビン濃度) も自動的に算出されます.

●貧血の鑑別診断には, MCV が最も重要です. MCV は以下の計算式により求められます.

$$MCV = \frac{Ht\,(\%)}{RBC\,(10^6\mu L)} \times 10$$

異常値を示す場合

■貧　血 (表2)

●ヘモグロビンが, 一般には男性で 13 g/dL 未満, 女性で 12 g/dL 未満であれば貧血と診断します.

●貧血は, MCV の値から小球性貧血, 正球性貧血, 大球性貧血に分けられます.

表2 MCV による貧血の分類

小球性貧血 (MCV ≦ 80)	正球性貧血 (MCV = 81～100)	大球性貧血 (MCV ≧ 101)
1) 鉄欠乏性貧血	1) 出血性貧血	1) 巨赤芽球性貧血
2) 二次性貧血	2) 溶血性貧血	ビタミンB_{12}欠乏
悪性腫瘍, 感染症	3) 骨髄低形成	(悪性貧血, 胃切除後など)
膠原病, 肝疾患	再生不良性貧血	葉酸欠乏
腎疾患, 内分泌疾患	赤芽球癆	2) 肝疾患, 甲状腺機能低下
低栄養, 妊娠	4) 二次性貧血	3) 網赤血球増加
3) サラセミア	5) 白血病	(急性出血, 溶血性貧血)
4) 鉄芽球性貧血	6) 骨髄異形成症候群	4) 白血病
	7) 多発性骨髄腫	5) 骨髄異形成症候群
		6) 抗腫瘍薬使用
		7) アルコール多飲

■赤血球増加症 (表3)

●循環赤血球量が増加している絶対的赤血球増加症として, 真性赤血球増加症と二次性赤血球増加症

とがあります.

●循環赤血球量の増加のない相対的赤血球増加症として, ストレス赤血球増加症と脱水とがあります.

表3　赤血球増加症の分類

```
1. 絶対的赤血球増加症
  1) 真性赤血球増加症
  2) 二次性赤血球増加症
     a) 代償的エリスロポエチン産生増加
        i) 心肺疾患による低酸素状態
        ii) 高所滞在
        iii) 大量喫煙
        iv) 睡眠時無呼吸症候群
        v) メトヘモグロビン
     b) エリスロポエチン産生増加
        i) 水腎症, 嚢胞腎, 腎腫瘍, 腎血管狭窄
        ii) エリスロポエチン産生腫瘍:小脳血管腫, 腎癌, 肝癌, 子宮癌
        iii) アンドロゲン投与

2. 相対的赤血球増加症
  1) ストレス赤血球増加症:特に喫煙
  2) 体液の損失によるもの:脱水, 熱傷, 嘔吐, 下痢
```

他の検査との関わり

● MCV の大小と他の検査との組合せにより, 代表的な貧血は図1のように鑑別できます.

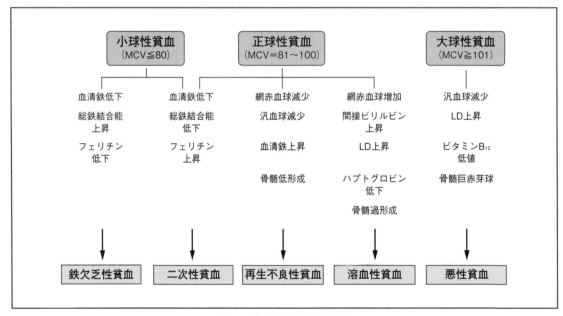

図1　代表的な貧血の鑑別

貧血を発症するしくみ

●貧血は，赤血球の産生と破壊のバランスが壊れたときに起こります．
●図2のように，①赤血球産生の低下（幹細胞異常と成熟障害），②溶血（赤血球破壊の亢進），③出血，④原因が複合，に分けられます．

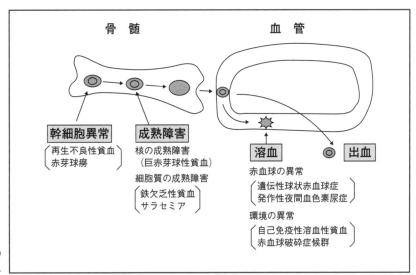

図2　貧血発症の
　　　メカニズム

看護に役立つ知識

●貧血をみれば，MCV の大小に注目して鑑別疾患を行うことが大切です．
●小球性貧血（MCV 80 以下）の代表的疾患は，鉄欠乏性貧血と二次性貧血です．
●高度の大球性貧血（MCV 120 以上）の代表的疾患は，ビタミン B_{12} 欠乏や葉酸欠乏が原因の貧血です．

西崎クリニック 院長　岡田　定

網赤血球（数）

reticulocyte

基準値	網赤血球比率：0.5〜2.0％（5〜20‰） 網赤血球数　：4万〜8万/μL

網赤血球とは？

●網赤血球とは，赤芽球が成熟して核が抜け出たばかりの幼弱な赤血球です．

●網赤血球の値は，骨髄での赤血球の産生の指標になります．

異常値を示す場合（表1）

●網赤血球の増加は，骨髄での赤血球産生の亢進を示し，特に溶血性貧血や出血のときに著明に増加します．

●網赤血球の減少は，赤血球産生の減少を示し，再生不良性貧血がその代表的疾患です．

表1　網赤血球数の異常を示す疾患

	疾　患
増　加	溶血性貧血 出　血 貧血からの回復期
減　少	骨髄疾患 　骨髄低形成，造血器腫瘍 鉄・ビタミン B_{12}・葉酸の欠乏 薬剤性 二次性貧血

看護に役立つ知識

●網赤血球の値をみることにより，骨髄の検査をしなくても骨髄での赤血球産生能を間接的に把握できます．

●例えば，抗がん剤投与による骨髄抑制からの回復期や，悪性貧血に対してビタミン B_{12} 投与後数日で網赤血球の増加がみられます．

西崎クリニック　院長　岡田　定

白血球/白血球分類

基準値 表1参照

表1　白血球と各分画の基準値

	絶対数（/μL）	比率（％）
白血球	2,900〜8,700	100
好中球	1,500〜6,600	36〜73
好酸球	40〜400	1〜10
好塩基球	10〜100	0〜2
リンパ球	1,500〜3,500	19〜48
単球	200〜1,000	4〜10

白血球の形態とは？

●白血球には，好中球，リンパ球，好酸球，単球，好塩基球，の5種類があります．

●白血球は生体の全臓器組織と密接な関係をもち，各種の刺激による影響を受けやすく，さまざまな疾患，病態により異常を起こします．

●白血球数とその分画の検査は，日常診療上，必要不可欠です．

異常値を示す場合

■好中球の異常（表2，図1）

●好中球増加（8,000/μL 以上）を示す代表的疾患は，感染症，炎症です．

●重篤な肺炎や敗血症のときには，数の増加だけでなく，図1に示すような核の左方移動や，細胞質内の中毒顆粒，デーレ小体などの質的異常もみられます．

●核の右方移動（核の過分葉）は，巨赤芽球性貧血でみられます．

●好中球減少（1,500/μL 以下）を示す代表的疾患は，抗腫瘍薬使用による骨髄抑制です．

●好中球数が 500/μL 以下になると，重症感染症（特に敗血症）の危険性が高くなります．

■リンパ球の異常（表3）

●リンパ球増加（3,500/μL 以上）を示す代表的疾患は，各種ウイルス感染症です．

●リンパ球減少を示す代表的疾患はHIV 感染症です．HIV 感染症では疾患の進展に伴い，CD4 リンパ球が著減します．

表2　好中球数の異常を示す疾患

増　加	減　少
感染症，炎症，組織破壊 　細菌感染，喫煙，手術，火傷，心筋梗塞 **薬　剤** 　ステロイド，エピネフリン，G-CSF **代謝異常** 　尿毒症，痛風，アシドーシス，子癇 **血液疾患** 　慢性骨髄性白血病，真性赤血球増加症 **急性出血，急性溶血** **悪性腫瘍**	**感染症** 　ウイルス感染症，重症敗血症，腸チフス **薬　剤** 　抗腫瘍薬，抗甲状腺薬 **放射線照射** **SLE** **血液疾患** 　再生不良性貧血，悪性貧血，急性白血病，骨髄異形成症候群， 　鉄欠乏性貧血 **脾機能亢進症** 　肝硬変，特発性門脈圧亢進症

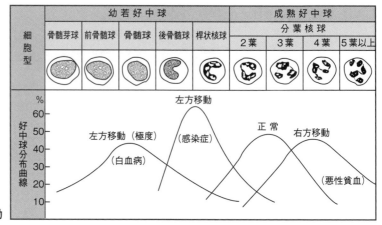

図1　核形移動

表3　リンパ球数の異常を示す疾患

増　加	減　少
感染症 　ウイルス感染症（麻疹，風疹，ムンプス，伝染性単核 　球症，肝炎），百日咳，結核，トキソプラズマ，梅毒 **血液疾患** 　慢性リンパ性白血病，マクログロブリン血症 **副腎機能不全** **クローン病，潰瘍性大腸炎**	**感染症** 　HIV感染，結核 **薬剤** 　ステロイド，免疫抑制薬，抗腫瘍薬 **放射線照射** **血液疾患** 　悪性リンパ腫，再生不良性貧血 **SLE**

■好酸球の増加（表4）

●好酸球増加（700/μL以上）を示す代表的疾患はアレルギー性疾患ですが，他にもさまざまな疾患が原因になります．

●原因不明の好酸球増加をみることも，稀ではありません．高度の増加を示す疾患として好酸球性多発血管炎性肉芽腫症，hypereosinophilic syndrome（HES），好酸球性血管性浮腫などがあります．

表4　好酸球増加を示す疾患

アレルギー性疾患	肉芽腫性疾患
薬剤アレルギー，気管支喘息，アトピー性皮膚炎，蕁麻疹，アレルギー性鼻炎，花粉症，好酸球性血管性浮腫	多発血管炎性肉芽腫症（Wegener肉芽腫症），サルコイドーシス，木村病
寄生虫疾患	消化器疾患
エキノコッカス，回虫症，日本住血吸虫症，肺吸虫症，フィラリア症	好酸球性胃腸炎，潰瘍性大腸炎，クローン病
皮膚疾患	内分泌疾患
天疱瘡，類天疱瘡	副腎機能不全，甲状腺機能亢進症
膠原病および血管炎	血液疾患
多発性動脈炎，好酸球性多発血管炎性肉芽腫症（Churg-Strauss症候群），好酸球性筋膜炎，関節リウマチ	慢性骨髄性白血病，真性赤血球増加症，悪性リンパ腫，慢性好酸球性白血病
呼吸器疾患	悪性腫瘍
好酸球性肺浸潤（PIE）症候群	肺癌，卵巣癌
	Hypereosinophilic syndrome（HES）

■**単球の増加，好塩基球の増加，異型リンパ球（表5，表6，表7）**
　●単球増加を示す代表的疾患には，結核，慢性骨髄単球性白血病があります．
　●好塩基球増加を示す代表的疾患には，慢性骨髄性白血病があります．
　●異型リンパ球を認める代表的疾患は，伝染性単核球症です．

表5　単球増加を示す疾患

感染症
結核，感染性心内膜炎，腸チフス
血液疾患
慢性骨髄単球性白血病，悪性リンパ腫
膠原病
SLE，関節リウマチ
急性感染症回復期
骨髄抑制からの回復期
サルコイドーシス
潰瘍性大腸炎

表6　好塩基球増加を示す疾患

アレルギー
血液疾患
慢性骨髄性白血病，真性赤血球増加症，骨髄異形成症候群，ホジキンリンパ腫
甲状腺機能低下症
潰瘍性大腸炎
水　痘

表7　異型リンパ球を認める疾患

伝染性単核球症
ウイルス感染症
重症感染症
自己免疫性疾患
薬剤性

■**類白血病反応（leukemoid reaction）**
　●類白血病反応とは，白血病以外で，①白血球数5万以上，②末梢血中に骨髄芽球が出現，③骨髄球以上の幼若顆粒球が5％以上，などがみられる現象です．
　●**表8**にあるような重症疾患のときにみられます．

表8　類白血病反応を認める疾患

顆粒球増加	リンパ球増加
重症感染症，敗血症，肝膿瘍	伝染性単核球症，ウイルス感染症
悪性腫瘍（特に大腸癌，腎癌）	
重症熱傷	単球増加
中　毒	結　核
顆粒球減少症の回復期	
急性出血，急性溶血	

■ leukoerythroblastosis（白赤芽球症）

● leukoerythroblastosis とは，末梢血に幼若好中球と赤芽球が出現する現象です．

●代表的疾患は悪性腫瘍の骨髄転移で，非常に重篤な病態です．

表9　leukoerythroblastosis を認める疾患

悪性腫瘍の骨髄転移	骨髄線維症
造血器腫瘍	急性出血，急性溶血
白血病，リンパ腫，多発性骨髄腫	粟粒結核
骨髄異形成症候群	

看護に役立つ知識

●健診などで，しばしば無症状の軽度の白血球増加症がみつかりますが，原因の多くは喫煙に伴う反応性の白血球増加症です．しかし，稀に慢性骨髄性白血病（CML）の初期のこともあります．

●両者の鑑別点は，CML では好塩基球増加，好中球アルカリフォスファターゼ低値，ビタミン B_{12} 増加などの所見がみられる点です．

●著明な好中球減少時（500/μL 以下，特に 100/μL 以下）に発熱があれば，重症の敗血症があると考えて，起因菌が判明するのを待たずに，すぐに抗菌薬を始めることが大切です．なぜなら，治療が遅れると容易に敗血症性ショック，多臓器不全，DIC などの致命的合併症を起こすからです．

●単球増加を示す疾患の一つに結核があります．原因不明の発熱に単球増加があれば，結核を疑います．

● leukoerythroblastosis とは，末梢血中に幼若好中球と赤芽球が出現する現象ですが，臨床の現場では見逃されていることが多く，しばしば固形癌の骨髄転移という，きわめて予後不良な病態を示していることがあります．

西崎クリニック 院長　岡田　定

5 part differential

●自動白血球分類装置により，細胞のもつ形態上の特徴（細胞の大きさ，核形，核/細胞質比，クロマチン構造，細胞質染色性，顆粒）を分類することにより，白血球を好中球，リンパ球，好酸球，単球，好塩基球の5種類に分類（5 part differential）する方法です．

●従来の用手法顕微鏡観察法（ギムザ染色法）に比べ，短時間に大量の白血球の分類が可能です．

西崎クリニック 院長　岡田　定

血小板数

platelet count

基準値　15〜40万/μL

血小板とは?

- 直径2〜4μmの無核の細胞で,骨髄中の巨核球の細胞質が断片化して,末梢血液中に出現したものです.
- 全体の血小板数の約1/3は脾内プールとして脾臓に存在しています.残りの2/3は,循環血中に存在し,その寿命は約10日と考えられています.
- 血管が破綻すると,露出したコラーゲンに血小板が粘着し,さらに血小板凝集塊を形成することで,一次止血に重要な役割を果たしています.

異常値を示す場合

- 血小板数の異常は,増加する場合より減少している場合のほうが,看護上注意すべき点が多く重要です.
- 血小板が減少する機序として,①骨髄での産生低下,②末梢での破壊(消費)亢進,③脾へのpooling増大,などがあり,その原因疾患は多彩です(**表1**).
- 一方,血小板数が高値となる疾患はかなり限られています(**表2**).一般に,高度増加の場合は,骨髄増殖性疾患(腫瘍性増加)の可能性が高く,軽度および中等度増加の場合は,反応性増加のことが多いので,診断の際に参考になります.

表2　血小板数が高値を示す場合(程度別)

a. 高度増加(≧60万/μL)
本態性血小板血症 慢性骨髄性白血病 真性多血症　など
b. 軽度および中等度増加(<60万/μL)
慢性炎症性疾患(関節リウマチ,潰瘍性大腸炎など) 摘脾後 急性出血後の回復期 化学療法後の造血回復期 鉄欠乏性貧血　など

表1　血小板数が低値を示す場合(原因別)

1. 骨髄における産生低下(無効造血を含む) 　急性白血病,再生不良性貧血,巨赤芽球性貧血,骨髄異形成症候群,抗がん剤や 　放射線照射の副作用,がんの骨髄転移など
2. 末梢における破壊(消費)亢進 　a. 免疫学的機序 　　特発性血小板減少性紫斑病,全身性エリテマトーデスなど 　b. 非免疫学的機序 　　血栓性血小板減少性紫斑病,溶血性尿毒症症候群,播種性血管内凝固症候群など
3. 脾へのpooling増加 　脾腫をきたす疾患

他の検査との関わり

●血小板減少症の鑑別診断は，他の疾患の場合と同様に病歴の聴取，理学的所見および検査所見の総合的な判断で進めます．

●確定診断のために，①血算・末梢血塗抹標本の観察，②骨髄検査，③凝固線溶系検査（PT・APTT・FDPなど），④血小板寿命，⑤血小板結合免疫グロブリン（PA-IgG）・抗核抗体などの検査が必要となることがあります．

異常値になるしくみ

●血小板は骨髄で産生され，末梢血中に供給されています．

●骨髄での産生が低下したり，末梢での破壊（消費）亢進が起こると，血小板数が減少します．

●脾腫が存在すると，血小板の脾内プールが増大し，末梢血中の血小板が減少します．

●血小板寿命が正常で，骨髄での産生が増加している場合は，血小板が増えることになります．

看護に役立つ知識

●出血傾向がみられる症例では，病歴聴取の際，肝疾患や膠原病の既往，抜歯時の異常出血の有無，出血傾向の家族歴など確認するようにします．

●血小板減少症では，身体所見として下腿に点状出血や紫斑を認めることが多いので，よく観察するようにします．寝たきりの例では，背中に出血斑がないか確認することが大切です．

●血小板数が2万/μL以下のときは，頭蓋内出血や消化管出血など致命的な出血をきたす可能性があるので，担当医と相談し，安静度を慎重に検討します．

●筋肉内注射は，筋肉内血腫をきたす危険性があるので，血小板数が5万/μL以下のときは施行しないほうが無難です．

●解熱薬，鎮痛薬は血小板機能低下を招くことがあるので，出血傾向がみられる症例では安易に使用せず，担当医に相談するようにしましょう．

いのうえ内科クリニック　院長　井上孝文

出血時間

bleeding time

| 基準値 | Duke 法では 1～3 分，6 分以上を異常値とする． |

出血時間とは？

● 人工的に皮膚に一定の切創を作り，そこからの出血が一次止血により自然に止まるまでに要する時間を測定する検査です．耳朶を用いる Duke 法と，前腕屈側を用いる Ivy 法があります．

● 一次血栓（血小板血栓）形成に関与する因子〔血小板数，血小板機能，ヴォン・ヴィレブランド（von Willebrand）因子など〕の異常が総合的に反映されます．

異常値を示す場合

● 表1 に示すような一次血栓形成に関与する因子の異常で延長します．

● すなわち，血小板自体の異常（減少症，機能異常）あるいは血小板機能に関与する因子の異常があると延長します．

● 血小板数がほぼ正常であるにもかかわらず，出血時間の延長がみられる場合は，血小板機能異常を考える必要があります．

表1　出血時間が延長を示す場合

1．血小板数減少 2．血小板機能異常 　a．先天性 　　　血小板無力症，ベルナール・スリエ症候群，ヴォン・ヴィレブランド病， 　　　ストレージ・プール病など 　b．後天性 　　　アスピリンや非ステロイド系抗炎症薬の服用者，尿毒症，多発性骨髄腫， 　　　本態性血小板血症，骨髄異形成症候群など

他の検査との関わり

● 出血傾向のスクリーニング検査の一つであり，異常が認められた場合には，各々に対応する精密検査が必要となります．

● 明らかな血小板減少例では，出血時間が延長するのは当然のことであるので，そのような症例にあえて出血時間の測定をする必要はありません．不必要な検査（侵襲）を防ぐためにも，あらかじめ血小板数を測定しておくことが必要です．

● 血小板数が正常で出血時間延長のみられる場合は，血小板機能異常を考え，血小板凝集能やヴォン・ヴィレブランド因子測定などを行い，鑑別診断を進める必要があります．

●出血時間は簡便な検査法であり，特殊な試薬も必要としないところが利点です．

●設備の整っていない場所や夜間の外来などでも施行可能です．

●精度や再現性にやや難があるので，予想外の結果が出た場合は，担当医と相談のうえ再検するか，より精度の高い検査法で確認することが大切です．

●出血時間は一次止血形成をみる検査であって，凝固因子の活性による二次止血については反映されません．したがって，凝固因子欠乏が原因の出血性疾患である血友病では出血時間は正常です．

●血小板機能異常が疑われた場合は，既往歴（抜歯，手術時，外傷時の止血状況）や家族歴について詳細に聴取します．さらに，薬剤による二次性のものにも留意し，非ステロイド系抗炎症薬や血小板凝集抑制薬などの服用歴がないかどうか問診することも大切です．

いのうえ内科クリニック 院長　井上孝文

PT, APTT

prothrombin time/activated partial thromboplastin time

基準値 下記参照

基準値

PT：10～13 秒（試薬により異なる），70～120 %（活性%），0.85～1.2（プロトロンビン比），0.78～
1.28（INR）

APTT：30～45 秒（試薬により異なる）

PT, APTTとは?

● PT（プロトロンビン時間）は，血漿中の外因系凝固因子（第Ⅶ因子）と，共通系凝固因子（第Ⅹ，
Ⅴ因子，プロトロンビン，フィブリノゲン）の異常を総合的に検出するためのスクリーニングテス
トです．

● PT 成績の表現法は以下のような方法があり，医療施設によって各種の表記が用いられるのが現状
です．①秒表示，②プロトロンビン活性，③プロトロンビン比，④国際標準化比（INR）の 4 種類
です．このうち INR（international normalized ratio）は，各メーカーの試薬の感度を国際感度指数
により標準化したもので，国際比較の観点からワルファリン療法のモニターとして広く用いられて
います．

● APTT（活性化部分トロンボプラスチン時間）は，内因系凝固因子である第Ⅷ，Ⅸ，Ⅺ，Ⅻ因子と
共通系凝固因子の異常を調べる総合的な検査法です．

●凝固因子は肝臓で産生され，さらに第Ⅱ（プロトロンビン），第Ⅶ，第Ⅸ，第Ⅹ因子はビタミン K
依存性凝固因子といわれています．

異常を示す場合

● PT 延長の場合は，第Ⅶ，Ⅹ，Ⅴ，Ⅱ（プロトロンビン），Ⅰ（フィブリノゲン）因子のいずれか，
あるいは複数の凝固因子の異常（欠乏，低下，質的異常）が存在します．通常は APTT と組合せて
スクリーニング検査として用いられます．

● APTT は，出血性素因の代表である血友病（第Ⅷ因子欠乏症を血友病 A，第Ⅸ因子欠乏症を血友
病 B という）や，ヴォン・ヴィレブランド病で異常値（延長）を示します．他の凝固因子としては，
高分子キニノゲン，プレカリクレイン，第Ⅻ，Ⅺ，Ⅹ，Ⅴ，Ⅱ（プロトロンビン），Ⅰ（フィブリノ
ゲン）因子の異常も検出できます．その他には，循環抗凝血素（凝固因子インヒビター），ループス
アンチコアグラントや，ヘパリン使用時にも異常値（延長）を示します．

他の検査との関わり

●その他の血液凝固検査に，トロンビン時間（TT ）があります．この検査法は，フィブリノゲンの

定量（活性測定）に広く用いられています.

● PT，APTT および TT の関係について**図1**に示しました.

● PT とトロンボテストの違いは，トロンボテストのほうは試薬の中に第V因子とフィブリノゲンを加えて，これらの因子を補正して，ビタミンK依存性凝固因子のみの異常をとらえようとしている点です. どちらもワルファリン療法のモニターとして普及していますが，一般的にはPT-INRが用いられています.

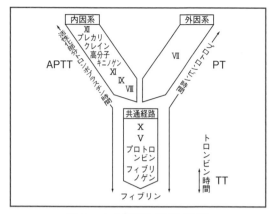

図1　止血機構と検査の関係

延長を示す場合

● 出血傾向のスクリーニング検査として，PT，APTT を測定しますが，両者の結果により**図2**のように判断します.

APTT延長
- PT正常：内因系凝固因子欠乏症（血友病A，血友病Bなど）
  - ヴォン・ヴィレブランド病
  - 循環抗凝血素（第Ⅷ因子インヒビター，第Ⅸ因子インヒビターなど）
  - ループスアンチコアグラントの存在
  - 治療量のヘパリン投与中
- PT延長：共通系凝固因子の欠乏
  - 異常フィブリノゲン血症，無フィブリノゲン血症
  - ビタミンK欠乏症，重症肝障害
  - 循環抗凝血素（第V因子インヒビターなど）
  - ヘパリン過量投与時
  - ワルファリン過量投与時

APTT正常
- PT正常だが出血傾向あり：
  - 血小板，血管系の異常
  - 第ⅩⅢ因子欠乏症
- PT延長：外因系凝固因子欠乏症（第Ⅶ因子欠乏症）
  - 治療量のワルファリン投与中

図2　PT と APTT による出血傾向の鑑別診断

短縮を示す場合

● PT，APTT ではその延長に意義があり，短縮に臨床的意義を求めることは困難ですが，以下の場合に PT 短縮が起こり得ます.
　① 急性血栓性静脈炎，② ジギタリス中毒，③ エーテル麻酔後，④ 多発性骨髄腫

● 凝固時間の短縮が，過凝固状態とは即断できません.

● 播種性血管内凝固症候群（DIC）の診断基準には，血小板数減少，FDP 高値，フィブリノーゲン低値，PT 延長などが組み込まれていますが，APTT 延長の項目は含まれていません. 一部の DIC ではむしろ APTT は短縮を示す場合があるためで，活性型凝固因子の存在が原因と考えられています.

異常値になるしくみ

● PT は外因系凝固経路の異常を総合的にとらえるスクリーニング検査で，被験血漿に組織トロンボプラスチン・塩化カルシウム混液を添加して，生物学的活性をフィブリン塊形成までの凝固時間として測定します．

● APTT は，部分トロンボプラスチン時間（PTT）試薬にカオリンなどの接触因子活性薬を添加して，接触因子を十分に活性化させてから凝固時間を測定するので，内因系凝固経路の異常を，より特異的に，再現性も良好に検出できます．

● 第XIII因子は，血液凝固カスケードの最終段階においてフィブリンを安定化フィブリンにするための因子ですので，PT，APTT ではその異常を検出できません．創傷治癒の遅延や外傷の数日後の出血症状（後出血）が出現する場合には，第XIII因子欠乏症を疑って，念のため第XIII因子の定量をする必要があります．

● 妊娠時には凝固因子は増加するので，PT，APTT は短縮傾向になります．

看護に役立つ知識

● 乳糜血漿では，凝固時間が短縮することがあるので，空腹時採血が原則です．

● 他の検査と同時に数本を真空採血する場合は，2本目以降を PT，APTT 検査用に充てましょう．また A ラインからの採血では，ヘパリンの混入を避ける必要があります．

● PT，APTT 検査用の試験管内には，抗凝固薬としてクエン酸ナトリウムが入っています．血液 9 容に対して，抗凝固剤 1 容の比率は必ず守らなくてはなりません．よって採血用試験管の目安線ぴったりに血液を入れるように常に注意してください．

● 温度に不安定な凝固因子もあるために，採血から測定までの時間が検査結果に大きく影響します．採血直後に抗凝固薬と十分に混和し，できるだけ早く測定しましょう．

● PT-INR はワルファリンコントロール時のモニタリングとして用いられます．APTT はヘパリン投与時のモニタリングとしても利用されています．

● PT-INR は出血性疾患診断において，血小板数とともにパニック値が設定されています．PT-INR が 2.0 以上（ただしワルファリン治療時は 4.0 以上）はパニック値とされ，出血の危険が高くなることを知っておく必要があります．

川崎医科大学 血液内科学 教授　和田秀穂

フィブリノゲン

fibrinogen

基準値 200〜400 mg/dL

フィブリノゲンとは？

●フィブリノゲンは，Aα鎖，Bβ鎖，γ鎖の3本のポリペプチド鎖により構成されます．これらが互いにジスルフィド結合し，さらに2量体を形成（Aα-Bβ-γ)$_2$した分子量34万の蛋白です．フィブリノゲンは血液凝固因子の一つであり，止血栓の主たる材料となります．

●凝固反応により生じたトロンビンは，フィブリノゲンを限定分解しフィブリンモノマーへ変換します．フィブリンモノマーは規則的に進展する重合反応を介して，フィブリン線維を形成します．活性型第XⅢ因子によりフィブリン線維に架橋結合が施され，フィブリン血栓が形成されます．

●フィブリノゲンは活性化血小板の膜蛋白GPⅡb/Ⅲaに結合し，血小板凝集を介在します．

●フィブリノゲンは主に肝実質細胞で産生され，その血漿半減期は約4日間です．フィブリノゲンの各鎖をコードする遺伝子には，炎症性サイトカインであるインターロイキン6（interleukin-6：IL-6）に対する応答配列が存在します．このためフィブリノゲンはCRPなどと同様に，感染症などの炎症病態でその産生が亢進する急性相蛋白としての性質をもちます．

フィブリノゲンの測定法

●フィブリノゲンの機能を定量的に測定するトロンビン時間法が普及しています．緩衝液で希釈した被検血漿に過剰量のトロンビンを添加することで，一定量のフィブリン線維が形成されるまでの時間を光学的な濁度変化として捉える測定法です（**図1**）．既知濃度のフィブリノゲン標準液を用いて検量線を作成し，被検血漿中のフィブリノゲンがもつ機能を「濃度（mg/dL）」として表記します．またフィブリノゲンの抗原量を免疫学的に測定する方法として，被検血漿に抗ヒトフィブリノゲン血清を混合して生じる抗原・抗体複合体の濁度を測定する免疫比濁法があります．全自動血液凝固測定装置が普及したため，被検血漿中のフィブリノゲンを硫酸ナトリウムによって塩析し濁度を測定する塩析法や，Ca^{2+}とトロンビンの添加により生成したフィブリンクロットを秤量する重量法，同じく生じたクロットの蛋白量を定量するチロシン法などはほとんど実施されなくなりました．

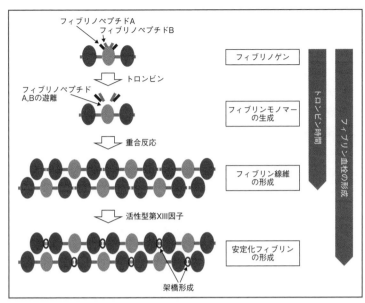

図1　トロンビン時間法によるフィブリノゲン濃度の測定

トロンビン時間法は，トロンビンの添加によりフィブリン線維が形成されるまでの時間を測定する機能検査である．生理的止血に必要な安定化フィブリンの形成能は反映されない．

異常値を示す場合

■先天性フィブリノゲン欠乏症

●**先天性フィブリノゲン欠損症**：フィブリノゲンの3つのポリペプチドをコードするFGA，FGBおよびFGG遺伝子の変異や欠失などにより，その産生が先天性に欠落する稀な疾患です．先天性無フィブリノゲン血症では，フィブリン血栓の形成とともに血小板凝集能も障害されるため，生下時の臍帯出血や皮下出血，関節内出血，鼻出血，消化管出血および頭蓋内出血などをきたします．女性では過多月経や妊娠直後の流産の原因となります．

●**先天性フィブリノゲン異常症**：トロンビンによるフィブリノペプチドAおよびBの遊離障害，フィブリンモノマーの重合障害，活性型第XIII因子による架橋形成の障害など，フィブリノゲンの機能障害がみられます．これらはFGA，FGBおよびFGG遺伝子のアミノ酸置換を伴う変異であり，これらの変異部位はフィブリノゲンの遺伝子全体に広く分布します．先天性フィブリノゲン異常症の約半数は無症状ですが，出血傾向や創傷治癒不全をきたす症例が約25 %，血栓傾向が約20 %にみられます．出血傾向をきたす異常症は，トロンビン切断部位であるAα鎖16番目のアルギニン残基付近や，重合反応に関連するγ鎖の268番目のグリシン残基よりカルボキシル末端側に集中します．また血栓症をきたす異常症は，プラスミノゲンや組織型プラスミノゲンアクチベータ（tPA）の結合能の低下や，変異により生じたシステイン残基にアルブミンが結合することによりプラスミン抵抗性を獲得することなどが原因とされます．先天性フィブリノゲン異常症は，トロンビン時間法でフィブリノゲン濃度の低下を示しますが，免疫比濁法による抗原量が正常域であることが多いです．ただし，活性型第XIII因子の架橋形成の障害をきたす異常症は見逃されるため，遺伝子解析などが必要です．

■後天性フィブリノゲン欠乏症

●後天性フィブリノゲン欠乏症は，フィブリノゲンの産生低下や消費亢進により生じます．肝硬変や劇症肝炎などの重症肝障害では蛋白合成能の低下により，L-アスパラギナーゼなどの薬剤は合成

阻害によりフィブリノゲンが低下します. 播種性血管内凝固 (DIC) では, 全身性に生じる微小血栓のため過度に消費され低下します.

他の検査との関わり

● **プロトロンビン時間 (PT), 活性化部分トロンボプラスチン時間 (APTT)**：トロンビン時間法と同様にフィブリン線維の形成をみる検査であり, フィブリノゲンの低下によりいずれも延長します[1].

● **可溶性フィブリンモノマー複合体, または可溶性フィブリン**：血液凝固反応により生じるフィブリンモノマーとフィブリノゲンの複合体を免疫学的に測定するもので, 凝固亢進病態を鋭敏に反映します.

● **フィブリノゲン・フィブリン分解産物 (FDP) および D-ダイマー**：フィブリンの形成を起点として活性化される線溶反応はプラスミンを生じ, これがフィブリンを分解します. 凝固反応に続く線溶反応の活性化は, FDP や D-ダイマーの増加として捉えられます. ただし血栓溶解療法施行時や一部の悪性腫瘍では, 過剰に生成されるプラスミンなどがフィブリノゲンを直接的に分解するため, D-ダイマーに比して FDP が著しい高値を示すことがあります.

高値を示す場合

● **産生亢進**：感染症, 膠原病, 悪性腫瘍, 外科的侵襲などの炎症病態.
● **生理的変動**：妊娠, 運動後など.

低値を示す場合

● **産生低下**：先天性フィブリノゲン欠乏症 (欠損症および異常症), 肝硬変, 劇症肝炎などの重症肝障害, L-アスパラギナーゼ投与など.
● **消費亢進**：DIC, 大量出血, 血栓溶解療法など.

看護に役立つ知識

● 経口抗トロンビン薬を服用中の患者では, トロンビン時間法によるフィブリン濃度が偽低値となることがあります[2].
● 感染症など炎症性疾患に伴う DIC の病初期では, フィブリノゲン濃度は低下しにくいです.
● 多発性骨髄腫などに伴う単クローン性免疫グロブリンによりフィブリンの重合反応が障害されることがあります.

文　献
1) 窓岩清治：出血傾向の鑑別. "血液専門医テキスト, 改訂第 3 版" 日本血液学会編. 南江堂, pp47-49, 2019
2) Lindahl TL et al: Effects of the oral, direct thrombin inhibitor dabigatran on five common coagulation assays. Thromb and haemost 105:371-378, 2011

東京都済生会中央病院 臨床検査医学科　窓岩清治

FDP/D-ダイマー

fibrinogen and fibrin degradation product / D-dimer

基準値	FDP：測定試薬により異なる（表1参照） D-ダイマー：測定試薬により異なる（表2参照）

FDP, D-ダイマーとは？

● **フィブリノゲン分解産物**：フィブリノゲンは，Aα鎖，Bβ鎖，γ鎖の3本のポリペプチド鎖で構成される分子で，その構造から中心部をE領域，両端部をD領域と呼びます．特殊な病態ですが，プラスミンなどのプロテアーゼがフィブリノゲンに直接作用すると，D領域に位置するAα鎖およびBβ鎖のカルボキシル末端部が切断され，X分画が生じます．X分画は，D領域とE領域の間でBβ鎖のアミノ末端部や中央部が切断されてY分画とD分画に分解され，さらにY分画もD分画とE分画へと分解されます．フィブリノゲン分解産物は，このようにして生じたX分画，Y分画，D分画およびE分画を含む集合体の総称です（**図1**）．

● **D-ダイマー**：何らかの原因により，血液凝固反応が活性化されて生成されるトロンビンは，フィブリノゲンからフィブリノペプチドAおよびBを切除し，フィブリンに変換します．生じたフィブリンの単量体（モノマー）は互いに重合してフィブリン重合体（ポリマー）を形成し，さらに活性型第XIII因子（FXIIIa）により分子間の架橋形成を受け，強固なフィブリン（架橋化フィブリン）を形成します．この場合，フィブリン上では線溶反応も同時に活性化され，プラスミンが生じます．プラスミンによる架橋化フィブリンの分解では，まず重合体構造を維持した分解産物であるX-オリゴマーが生じます．さらに分解反応が進行するにしたがい，YXD/DXY，YY/DXD，DY/YDおよびDD/Eなどが生じます．これら一連の分解反応において，FXIIIaによる架橋形成部位はプラスミンによる分解を受けません．プラスミンによる架橋化フィブリンの分解により生じる分子群

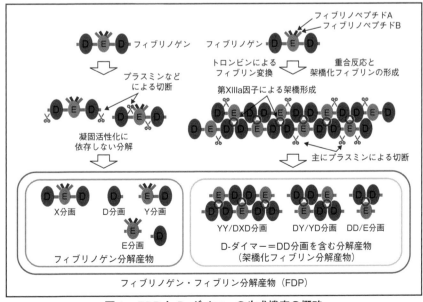

図1　FDPとD-ダイマーの生成機序の概略

は，最小単位として DD/E 分画を共通して含有する多様な分子サイズの集合体であることから，D-ダイマーと呼称されます[1]。

● **フィブリノゲンおよびフィブリン分解産物 (fibrinogen and fibrin degradation product：FDP)**：FDP は，プラスミンなどのプロテアーゼによるフィブリノゲンの分解産物と，架橋化フィブリンの分解産物の総称です．血栓溶解の主役であるプラスミンの生成は，フィブリンを「反応の場」として進行します．また，プラスミンによるフィブリノゲンの分解速度は，フィブリンの分解速度に比較して遙かに緩徐です．これらのことから特殊な病態を除いて，循環血液中に存在する FDP はプラスミンによる架橋化フィブリン分解産物，すなわち D-ダイマーと同等と考えられます．

測定法

● **FDP の測定法**：フィブリノゲンと交差しない抗 FDP モノクローナル抗体を用いたラテックス免疫比濁法は，被検検体中に存在する FDP と測定試薬中の抗体との抗原-抗体反応により生じるラテックス粒子の凝集反応を利用するものです．凝集に伴う濁度変化を光学的に定量し，標準物質を用いて得られた検量線から FDP 濃度を算出します．また，固相化抗体と蛍光標識抗体を用いたサンドイッチ蛍光免疫法も開発されています（**表1**）．

● **D-ダイマーの測定法**：特異的なモノクローナル抗体（必ずしも DD/E 分画の分子構造を立体的に認識するものではない）を用い，ラテックス免疫比濁法などにより D-ダイマー濃度として数値化されます．この場合，測定試薬に用いられる標準物質がフィブリノゲンか D-ダイマーかにより換算値が異なるため，標記される単位が μg/mL であっても単純な比較ができません（**表2**）．

表1　主な FDP 測定試薬

試薬名	検 体	測定法	抗 体	標準物質	基準参考値
エバテスト P-FDP	血漿	サンドイッチ免疫蛍光免疫法	抗フィブリノゲンポリクローナル抗体 抗 FDP モノクローナル抗体	P-FDP*	≦ 3 μg/mL
エルピア FDP-P	血漿・血清	ラテックス免疫比濁法	抗ヒト FDP モノクローナル抗体	FDP-P*	<5 μg/mL
ナノピア P-FDP	血漿・血清	ラテックス免疫比濁法	抗 FDP モノクローナル抗体	精製フィブリノゲン*	<5 μg/mL
リアスオート P-FDP	血漿・血清	ラテックス免疫比濁法	抗ヒト FDP モノクローナル抗体	ヒトフィブリノゲン由来 FDP*	≦ 5 μg/mL
NS オート P-FDP （タイプ K）	血漿	ラテックス免疫比濁法	抗ヒト FDP モノクローナル抗体	P-FDP*	≦ 5 μg/mL

＊メーカー独自調整

表2　主なD-ダイマー測定試薬

試薬名	検体	測定法	抗体	標準物質	基準参考値
エバテストDダイマー	血漿・血清	サンドイッチ免疫蛍光免疫法	抗フィブリノゲンポリクローナル抗体 抗D-ダイマーモノクローナル抗体	D-ダイマー*	≦1μg/mL
エルピアエースD-DダイマーⅡ	血漿	ラテックス免疫比濁法	抗ヒトD-ダイマーモノクローナル抗体	D-ダイマー*	<1.0μg/mL
ティナクアントDダイマー（I）	血漿	ラテックス免疫比濁法	抗D-ダイマーモノクローナル抗体	D-ダイマー*	<0.5μg/mL***
ナノピアDダイマー	血漿・血清	ラテックス免疫比濁法	抗ヒトD-ダイマーモノクローナル抗体	フィブリン分解産物*	≦1μg/mL
リアスオート・Dダイマーネオ	血漿・血清	ラテックス免疫比濁法	抗ヒトD-ダイマーモノクローナル抗体	D-ダイマー*	≦1μg/mL
STAライアテストD-ダイマー	血漿	ラテックス免疫比濁法	抗ヒトD-ダイマーモノクローナル抗体	-**	<0.5μg/mL

＊メーカー独自調整，＊＊バーコードキャリブレーション，＊＊＊μgFEU/mL：フィブリノゲン相当量

異常値を示す場合

● FDP：播種性血管内凝固（disseminated intravascular coagulation：DIC）や静脈血栓塞栓症などの凝固亢進を示すような数多くの病態においてD-ダイマーと同様に増加します．ただし，特殊な病態，例えば血栓溶解療法や急性前骨髄球性白血病（acute promyelocytic leukemia：APL）などでは，それぞれ組織型プラスミノゲンアクチベータ製剤の投与やAPL細胞上のアネキシン2により，フィブリンの生成に依存せずにプラスミンが生じます．その結果，過剰なプラスミンによるフィブリノゲンの分解が進み，FDPが高値にもかかわらずD-ダイマーが低値を示す状態，すなわち「FDPとD-ダイマーとの乖離」がみられます．

● D-ダイマー：生体内で凝固反応が活性化され，架橋化フィブリンが形成されたことを示す間接的な証拠であり，さまざまな血栓症で増加します．一方でD-ダイマーが基準範囲内にとどまる場合には，静脈血栓塞栓症を否定する重要な根拠の一つとなります．

他の検査との関わり

● 可溶性フィブリン（soluble fibrin：SF）：SFは，トロンビンがフィブリノゲンをフィブリンに変換する過程で生じ，重合化反応へ進展する前のフィブリン分子を主とする集合体です．凝固反応とともに線溶系の活性化が必要なFDPやD-ダイマーとは異なり，凝固反応の活性化のみを反映する分子マーカーです．

● 白血球エラスターゼによる架橋化フィブリン分解産物（cross-linked fibrin degradation product by leukocyte elastase：e-XDP）：研究用試薬ですが，白血球エラスターゼによる血栓溶解能を把握するための分子マーカーで，感染症DICの予後の指標に役立つ可能性があります[2]．

● FDP：モノクローナル抗体を用いた血漿 FDP 測定法は，各測定試薬キットで用いられているモノクローナル抗体の抗原認識部位の違い（必ずしも公表されていない）や多様な分子種に対する親和性が異なることに加え，各測定試薬に用いられる標準物質も標準化されておらず，得られた数値を測定試薬間で比較することは困難です[3].

● D-ダイマー：血漿 FDP 測定法と同様の問題点があります．重症感染症などに併発する DIC において，線溶系の調節因子であるプラスミノゲンアクチベータインヒビター-1（PAI-1）の増加によりプラスミン生成が抑制されるために，生じたフィブリン分解が進行せず FDP や D-ダイマーの増加が軽度にとどまるために，凝固亢進病態を反映する指標となりにくいことがあります．

文 献

1) 窓岩清治：止血・抗凝固機序．“血液専門医テキスト（改訂第 3 版）”日本血液学会編．南江堂，pp23-29, 2019

2) Madoiwa S et al：Degradation of cross-linked fibrin by leukocyte elastase as alternative pathway for plasmin-mediated fibrinolysis in sepsis-induced disseminated intravascular coagulation. Thromb Res 127：349-355, 2011

3) Madoiwa S et al：Distinct reactivity of the commercially available monoclonal antibodies of D-dimer and plasma FDP testing to the molecular variants of fibrin degradation products. Thromb Res 132：457-464, 2013

東京都済生会中央病院 臨床検査医学科　窓岩清治

3

血液生化学検査

血清総蛋白/血清蛋白分画

serum total protein/protein fractionation

血清総蛋白（serum total protein：TP）

基準値 　血清総蛋白：6.7〜8.3 g/dL

血清総蛋白とは？

- ●抗凝固薬を加えて採血を行うと血漿が得られ，加えずに採血を行うと血清が得られます．すなわち，血清は血漿より血液凝固因子を除いたものです．血清総蛋白の測定には，通常血清が用いられます．
- ●血漿蛋白には，アルブミン，血液凝固因子，リポ蛋白，糖蛋白，補体，免疫グロブリンほか多くの蛋白が含まれていますが，免疫グロブリンを除いてほとんどの血漿蛋白が肝臓で産生されます．
- ●肝実質障害では，程度に応じてこれらの蛋白の産生に異常をきたすことから，血清総蛋白は肝機能を反映する検査として重視されています．
- ●血清総蛋白は，肝臓における蛋白の産生だけでなく，栄養状態が反映されるアミノ酸プールサイズや産生された蛋白の異化や喪失など，体内分布の平衡状態のうえで決定されます．
- ●肝疾患以外でも，口から蛋白などの栄養が摂れないために栄養障害をきたした場合や，ネフローゼ症候群などで蛋白が失われる場合にも血清総蛋白は低下します．
- ●血清総蛋白が低下した場合は，他覚所見としては浮腫・腹水，自覚症状としては易疲労感を生じるので，これらの病態を診断する際には重要な検査項目です．

異常値を示す場合

- ●健康な人では，血清総蛋白は 6.7 〜 8.3 g/dL の範囲にあります．
- ●血清総蛋白が 8.5 g/dL 以上を高蛋白血症，6.0 g/dL 以下を低蛋白血症と呼びます．
- ●低蛋白血症をきたす病態は多く，重症肝炎，肝硬変など，肝でのアルブミン合成が低下している場合，悪性疾患，飢餓など，栄養障害で蛋白の摂取が不足している場合，ネフローゼ症候群，蛋白漏出性胃腸症や重症下痢，火傷などで体外への喪失がみられたり，高度の炎症で蛋白の崩壊が亢進している場合にみられます．
- ●一方，高蛋白血症をきたすことは，あまりありません．γ-グロブリンの産生が異常に亢進する病態として，多発性骨髄腫，マクログロブリン血症があり，産生されるM蛋白が量的に多ければ高蛋白血症を呈します．血漿成分が減少する脱水では，見かけ上高蛋白血症を呈します．

他の検査との関わり

- ●血清総蛋白の 60 〜 70 ％はアルブミンが占めるため，血清総蛋白にはアルブミン濃度が大きく反映されます．
- ●個々の血清蛋白の増減を知るためには，電気泳動による蛋白分画や免疫電気泳動，あるいは免疫定量法により個々の蛋白濃度の測定を行う必要があります．

●低蛋白血症である場合，高γ-グロブリン血症を伴っているかどうかを，A/G比の測定や蛋白電気泳動，あるいはZTTやTTTなどの膠質反応で確認します．それによって鑑別診断が分かれます．

●血清総蛋白の低下が肝予備能の低下に由来するものか，あるいは栄養障害によるものか，判断に困ることもあります．栄養障害では凝固因子の低下まできたすことは少ないので，プロトロンビン時間かヘパプラスチンテストを測定し，判断の参考にします．

●蛋白の喪失をきたす疾患であるネフローゼ症候群では，α_2-グロブリン分画，コレステロール値が高値を呈します．

高値を示す場合/低値を示す場合（表1）

表1　考えうる原因と疾患

高値の場合（高蛋白血症）	多発性骨髄腫，脱水（見かけ上の高値）
低値の場合（低蛋白血症）	肝での合成低下：重症肝炎・劇症肝炎，肝硬変 栄養障害：栄養不足，飢餓 体外・血管外への喪失：ネフローゼ症候群，蛋白漏出性胃腸症，重症下痢，火傷 消費・崩壊の亢進：慢性炎症，悪性腫瘍

異常値になるしくみ（図1）

●血清総蛋白は，肝細胞で産生される蛋白とリンパ球の一種である形質細胞で産生される免疫グロブリンの産生，およびこれらの蛋白の消費・崩壊・喪失のバランスで調整されています．

●蛋白産生の場である肝臓が高度の障害を受けた場合は血清総蛋白が低下するため，肝臓の蛋白産生能をみる検査として重要です．

●その他，蛋白合成の材料となる食餌性蛋白の摂取不足により産生が低下した場合，あるいは崩壊・消費の亢進，あるいは血管外，体外への蛋白の漏出によっても，血清総蛋白の低下が生じます．

●血清総蛋白の上昇は，アルブミンの産生増加によることはありません．γ-グロブリン産生の異常な増加によることが原因です．脱水によっても見かけ上，軽度の血清総蛋白の上昇がみられることがあります．

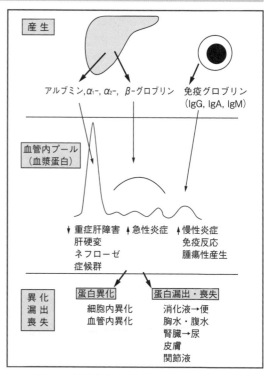

図1　血清蛋白の産生と病態による変化

看護に役立つ知識

●血清総蛋白が低値の低蛋白血症は，肝硬変など肝臓機能の低下できたすことが多いのですが，このような病態だけとは限りません．蛋白が体外へ喪失するネフローゼ症候群や蛋白漏出性胃腸症も考える必要があります．

●低蛋白血症がある場合，高γ-グロブリン血症の有無で鑑別診断が分かれます．

●低蛋白血症では，浮腫や腹水をきたします．逆に浮腫や腹水をみたら，低蛋白血症がないかどうか，血清総蛋白を測定します．

●低蛋白血症で腹水を生じている場合，アルブミンの補充を行わずに腹水排液のみを行うと再び腹水を生じ，血管内脱水をきたすことになるので，大量の排液の場合はアルブミンの補充が必要です．

●血清総蛋白が正常値よりも高い高蛋白血症は，特殊な疾患でしかみられません．軽度の上昇のときはヘマトクリット値や Na の値も参考にして脱水を除外しなければなりません．

血清蛋白分画（蛋白電気泳動）

基準値

蛋白分画：アルブミン	58.0〜71.0 %	4.1〜5.1 g/dL
α_1-グロブリン	2.0〜4.0	0.4〜0.8
α_2-グロブリン	6.0〜11.0	0.6〜0.9
β-グロブリン	6.0〜10.0	0.8〜1.4
γ-グロブリン	9.0〜20.0	0.9〜1.5

蛋白電気泳動とは？

●蛋白電気泳動とは，アガロースや支持膜上で血清中の蛋白を電気泳動にて分離する検査法をいいます．それぞれの蛋白の荷電に応じて，いくつかのグループに分離することができます．

●血漿蛋白は，現在 100 種類以上存在することが知られていますが，セルロースアセテート膜電気泳動法によりアルブミン，α_1-グロブリン，α_2-グロブリン，β-グロブリン，γ-グロブリンの5つの分画に分けることができます．

●各分画の増減を相対的あるいは絶対量の変化として捉えることによって，各分画に含まれる蛋白の増減を推定でき，また種々の病態における蛋白動態の変化を把握することができます．

●蛋白電気泳動のパターンの変化で，特有な疾患や病態を診断することができます．

●また，M蛋白などの異常な蛋白の出現を把握することができます．

異常値を示す場合

■アルブミン分画の低下

●①栄養摂取の低下や消化管における吸収障害，②肝における合成障害，③炎症における消費の亢進，④腎や消化管などからの漏出，により低下します．アルブミンが増加する病態は知られていません．

■α_1 分画

●α_1，α_2 分画には，α_1-アンチトリプシンや α_1 酸性糖蛋白，ハプトグロビン，セルロプラスミンなど，急性期蛋白が含まれているため，急性炎症の際にこれらの分画の増加がみられます．低下す

ることは少なく，低下している場合はα_1-アンチトリプシン欠損症という，日本では稀な疾患を考えなくてはなりません．

■α_2分画

●肝障害で産生が低下する場合，蛋白漏出胃腸症などで喪失する場合に低下します．ネフローゼ症候群ではα_2-マクログロブリンやβ-リポ蛋白が腎より排泄されないため，増加します．

■β分画

●肝障害で産生が低下する場合，蛋白漏出胃腸症などで喪失する場合に低下します．肝硬変ではγ-グロブリン分画とつながったパターンを呈し，β-γ bridging と称されます．

■γ分画

●免疫グロブリン濃度が反映されるため，免疫グロブリンの産生が増加する慢性活動性肝炎，肝硬変，膠原病，慢性感染症などで増加します．先天性ないしは続発性免疫不全症で，免疫グロブリンの産生が低下した際には低下します．

他の検査との関わり

●各分画には多数の蛋白が含まれているため，個々の蛋白の増減を知るためには免疫電気泳動や免疫定量法等で個々の蛋白の濃度を測定しなければなりません．

●α_1，α_2-グロブリン分画の上昇がみられる急性炎症では，CRP の高値や赤沈の亢進が同時にみられます．

●免疫グロブリンの増加をみる検査法の一つとして，チモール混濁試験（TTT）と硫酸亜鉛混濁試験（ZTT）が使われてきました．しかし，現在は IgG，IgA，IgM が個別に測定可能なので，TTT および ZTT の測定はほとんど行われていません．

●A/G 比はアルブミンとグロブリンの比をみたもので，アルブミンが低下しグロブリンが上昇する肝硬変などで低下します．基準値は 1.6 ～ 2.4 です．

●γ-グロブリン分画は，ほぼ IgG，IgA，IgM などの免疫グロブリンで占められています．IgG が最も多く，分画の約 80 ％を占めます．

高値を示す場合/低値を示す場合（表2）

表2　考え得る原因と疾患

分　画	高値をとる場合	低値をとる場合
アルブミン		重症肝炎，肝硬変，蛋白漏出性胃腸症，ネフローゼ症候群，栄養障害，火傷
α_1-グロブリン	急性炎症	α_1-アンチトリプシン欠損症
α_2-グロブリン	ネフローゼ症候群	急性肝炎
β-グロブリン		肝硬変
γ-グロブリン	肝硬変，膠原病，慢性炎症，骨髄腫，マクログロブリン血症	免疫不全症

■急性肝炎

●アルブミン分画の低下とα_2-グロブリン分画の低下がみられ，γ-グロブリン分画が増加傾向を示します．γ-グロブリン分画の上昇は通常多クローン性にみられ，なだらかな高いピークを形成しますが，急性肝炎などの急性ウイルス感染症の場合は主に IgM が関与します．

■肝硬変

●アルブミンからβ-グロブリン分画までの低下とγ-グロブリン分画の増加がみられます．γ-グロブリン分画の増加は，主に IgG の増加に由来します．γ-グロブリン分画（特に IgA）の増加に伴いβ-グロブリン分画との境界が不明瞭となり，肝硬変に特有な所見とされている β-γ bridging を呈します．

■ネフローゼ症候群

●アルブミンの著明な低下と α_2-グロブリン分画の著明な増加がみられます．α_2-グロブリン分画の増加は α_2-マクログロブリン，β-リポ蛋白の排泄障害による相対的な増加が原因です．

■急性炎症

●急性期蛋白と呼ばれる α_1-アンチトリプシン，α_1-酸性糖蛋白，ハプトグロビン，セルロプラスミンが所属する α_1，α_2-グロブリン分画の増加とともに，アルブミン分画の減少がみられます．

■慢性炎症

●急性炎症の変化に加え，γ-グロブリン分画の上昇を伴います．

■M蛋白血症（多発性骨髄腫，マクログロブリン血症）

●α_2 からγ-グロブリン分画にかけて，急峻なピーク（M蛋白）を認めます．

■免疫不全症

●免疫グロブリンの産生が低下している疾患で，γ-グロブリン分画の低下がみられます．

■α_1-アンチトリプシン欠損症

●α_1 分画の低下が認められます．1.0 ％以下の場合は強く疑われるため，免疫電気泳動，ネフェロメトリーあるいは ELISA 法で確認します．

異常値になるしくみ（図2）

●病態・疾患に応じて，産生される，あるいは喪失する蛋白が異なるので，病態・疾患に応じて蛋白各分画の増減，泳動パターンが異なります．

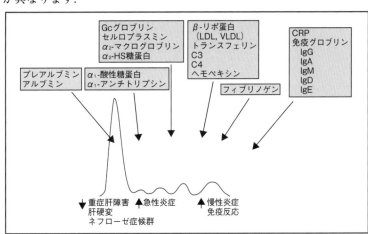

図2　血清蛋白分画と各分画に属する主要な蛋白

●分画値の増減だけでなく，電気泳動のパターンを観察することにより，M蛋白血症を発見することができます．

●γ-グロブリン分画の上昇は，肝硬変や膠原病，慢性の炎症で多くみられます．

●低蛋白血症同様，アルブミンの低下で浮腫や腹水をきたします．逆に浮腫や腹水をみたら，低アルブミン血症がないかどうかを確認します．

●低アルブミン血症が高度なときは，腹水や浮腫が利尿薬のみでは改善しないことがあります．一般には血中アルブミン2.8〜3.0 g/dLを目標にアルブミン薬の投与が必要になります．しかし，2.5 g/dL以下でも腹水がなければ投与する必要はありません．

●若年者で低蛋白血症，低アルブミン血症をみた場合は，クローン病を考える必要があります．

国際医療福祉大学 福岡保健医療学部 名誉教授　石橋大海

尿素窒素

blood urea nitrogen

基準値 酵素法：8〜20 mg/dL

尿素窒素とは？

- ●血中尿素窒素（BUN）は，クレアチニン，尿酸などとともに蛋白質の終末代謝産物で含窒素化合物です．肝臓でアミノ酸から尿素サイクルを経て合成されます．
- ●本来は，血清中の尿素として測定されますので血清尿素窒素（SUN）と呼ぶべきですが，一般には血中尿素窒素（BUN）が慣用されています．
- ●肝臓で合成された尿素は血中に入り，腎糸球体で濾過され，一部再吸収を受け，残りは尿中に排泄されます．
- ●BUNは腎機能の指標として用いられ，糸球体濾過量の低下する腎不全状態でBUNは上昇しますが，多くの要因で変化します．

異常値を示す場合

- ●食事の蛋白含量が多いとき，合成される尿素が増えて高くなります．発熱，熱傷，甲状腺機能亢進症など組織の蛋白の異化亢進により高値を呈します．
- ●消化管出血では，出血した血液の血清蛋白が腸内細菌により分解され生じたアンモニアが尿素の合成源となり高値を呈します．
- ●腎不全では，糸球体濾過量が正常の50％に低下するまでは，わずかしか上昇しませんが，正常の30％以下になると加速的に上昇します．
- ●下痢，嘔吐，利尿薬使用時の脱水症など，循環血液量の急激な減少で高値となります．
- ●重症の肝不全では，肝での尿素の合成が低下するため低値となります．
- ●低蛋白食や蛋白同化ホルモン使用時は低値となります．
- ●妊娠では腎血流量が増加し，胎児に蛋白源を供給し低値となります．

他の検査との関わり

- ●BUNは腎前性の因子により影響されますので，BUNのみで腎機能を把握することは危険です．
- ●外的因子に影響されにくい腎機能の指標である血清クレアチニン（Cr）との比，BUN/Cr（通常は10前後です）をみることが大切です．BUN/Cr比の異常を**表1**に示します．

3
血液生化学検査

表1　BUN/Cr 比の異常

1．BUN/Cr 比が 10 以上	2．BUN/Cr 比が 10 以下
①高蛋白食，アミノ酸輸液 ②異化の亢進 　発熱，熱傷，甲状腺機能亢進症， 　副腎皮質ステロイド，絶食，がん，重症感染症 ③脱水，心不全，ショック ④消化管出血 ⑤急性腎不全	①低蛋白食 ②蛋白同化ホルモン ③重症肝不全 ④妊　娠 ⑤多尿（尿崩症，マンニトール利尿など） ⑥人工透析後

高値を示す場合（表2）

表2　高値を示す場合

①腎不全 ②脱水，心不全，ショック ③利尿薬 ④高蛋白食 ⑤アミノ酸輸液	⑥異化亢進 　発熱，熱傷， 　甲状腺機能亢進症 　副腎皮質ステロイド 　絶食，がん，重症感染症 ⑦消化管出血

低値を示す場合（表3）

表3　低値を示す場合

①肝不全 ②低蛋白食	③蛋白同化ホルモン ④妊　娠

異常値になるしくみ（図1）

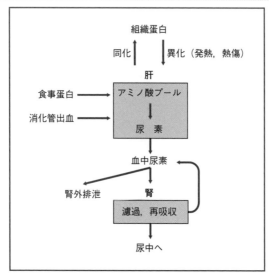

図1　異常値になるしくみ

- BUN は抗凝固薬にシュウ酸アンモニウムを用いた場合は，アンモニアのため偽高値となります．
- BUN は生理的変動として女性は男性より 10〜20 ％低くなります．
- BUN/Cr 比が 10 の場合の蛋白摂取量は平均で 0.75 g/kg 体重となります．
- BUN は腎前性の因子の影響を受けやすいので，BUN のみで腎機能障害を評価してはなりません．BUN/Cr 比の上昇や低下があれば腎外性因子の関与を考えます．
- BUN は脱水，高蛋白食摂取，蛋白異化亢進をきたす病態，消化管出血などで高値となりますので，その原因を探ることが大切です．

王子クリニック 腎臓内科 部長　鈴木隆夫

3
血液生化学検査

クレアチニン (*Cr*)

creatinine

基準値	酵素法：男性 0.60 ～ 1.10 mg/dL
	女性 0.40 ～ 0.80 mg/dL

クレアチニンとは？

● クレアチニンは，クレアチンおよびリン酸クレアチンが非酵素的反応（脱水）によって一定の比率でクレアチニンに変換されてできます．

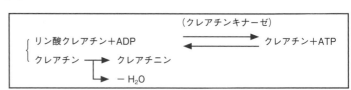

図1　クレアチニンの生成

● リン酸クレアチン，クレアチンは，その 98 ％が筋肉内に存在し，激しい筋肉活動時は右方向へ，回復時は左方向へ向かいます．

● 血清クレアチニン濃度は，筋肉量と腎でのクレアチニン排泄の比率により決まります．

● クレアチニンは，腎外の排泄や尿細管での再吸収や分泌がほとんどなく，大部分が糸球体から濾過されます．

● 血清クレアチニンは糸球体濾過量（GFR）に依存し，腎機能のおおよその指標となります．

異常値を示す場合

● 腎疾患が進行し糸球体障害をきたすと，GFR は低下し，血清クレアチニン値は上昇します．

● GFR が正常の 50 ％以上では腎機能は糸球体予備機能にて代償され，血清クレアチニン値は上昇しません．

● GFR が 50 ％を切ると血清クレアチニン値は上昇し始め，腎機能障害の病態となります．

● GFR が約 30 ％になると腎不全を呈し，代償不全のため血清クレアチニン値はさらに上昇します．

● GFR が 5 ～ 10 ％以下になると尿毒症症状を呈してきます．

他の検査との関わり

● システチン C は糸球体で濾過され，99 ％以上が近位尿細管で再吸収される低分子蛋白です．年齢，性別，筋肉量などに影響されず，軽度～中等度の腎機能障害でも上昇し，早期診断に有用です．

● 内因性クレアチニンクリアランス（Ccr）について述べます．腎機能の指標として内因性 Ccr は必ずしも正確ではありませんが，簡便に GFR を知る方法として用いられます．24 時間蓄尿が必要であり，蓄尿もれがあると不正確となります．

$$Ccr = (Ucr \times V/Scr) \times 1.73/A$$

$$\left(\begin{array}{l} \text{Ucr：尿中クレアチニン（mg/dL），Scr：血清クレアチニン（mg/dL）} \\ \text{V：尿量（mL/分），A：体表面積（m}^2\text{），1.73：日本人の標準体表面積} \end{array} \right)$$

●クレアチニンは，わずかですが近位尿細管で分泌され，Ccr は真の GFR より高く出ます．しかし，腎機能が低下し血清クレアチニン値が高くなると腸管からの分泌も生じ，そのため尿細管からの分泌が相殺され，Ccr はほぼ GFR と等しくなります．

●現在，血清クレアチニン，年齢，性別から推算 GFR（eGFRcreat）を求めることが推奨されています．

高値を示す場合（表1）/ 低値を示す場合（表2）

表1　高値を示す場合

1．糸球体濾過量の低下	急性糸球体腎炎 慢性糸球体腎炎 急性腎不全 慢性腎不全	うっ血性心不全 ショック 脱　水	2．筋肉量増加	末端肥大症 巨人症
			3．血液濃縮	脱　水
			4．その他	溶血，薬剤，糖尿病 性ケトアシドーシス

表2　低値を示す場合

1．尿中排泄量の増加	尿崩症 妊　娠	2．筋肉量減少	長期臥床の高齢者 筋ジストロフィー 甲状腺疾患	3．産生低下	肝障害

異常値になるしくみ（図2）

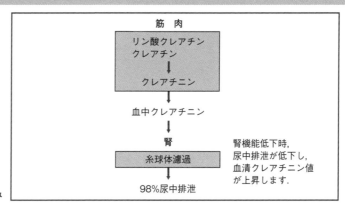

図2　異常値になるしくみ

筋　肉

リン酸クレアチン
クレアチン
↓
クレアチニン
↓
血中クレアチニン
↓
腎
糸球体濾過
↓
98％尿中排泄

腎機能低下時，
尿中排泄が低下し，
血清クレアチニン値
が上昇します．

● クレアチニン産生量は筋肉総量と相関しますので，体格が小さく筋肉量の少ない人ではクレアチニンプールも少なく，一般に女性のほうが男性に比し血清クレアチニン値は低くなります．

● 小児期のクレアチニン値は成人に比して低値であり，加齢に伴い増加します．

● 小柄な筋肉の発育の乏しい女性では，腎機能の低下に比し血清クレアチニン値は低くなりますので注意しましょう．

● 随時尿での尿蛋白濃度（mg/dL）と尿中クレアチニン値（mg/dL）との比を尿蛋白濃度指数として（g/gCr）と表します．こうして得られた尿蛋白/クレアチニン比は一日尿蛋白量（g/日）とよく相関し，尿蛋白量の評価に有用です．

● ACE 阻害薬や ARB のような降圧薬の使用時，腎糸球体の輸出細動脈が拡張し，腎血流量が低下して，血清クレアチニン値が高くなる場合があります．

● $1/Scr = GFR/(Ucr \times V)$（GFR；糸球体濾過量）は，GFR の低下を反映し，時間的にプロットした直線より，末期腎不全に至る時期を予測できます．

王子クリニック 腎臓内科 部長 鈴木隆夫

クレアチニンクリアランス (Ccr)

基準値 男性：90～130 mL/分
女性：80～120 mL/分

基準値

- アメリカ腎臓財団 K/DOQI のガイドラインでは，GFR として 20 歳前後の男性 128±26 mL/分/1.73 m^2，女性 118±24 mL/分/1.73 m^2 とされ，以後加齢により年間約 1 mL/分/1.73 m^2 前後の低下をみるとしています．
- 日本では確定したものはありませんが，男性 90～130 mL/分，女性 80～120 mL/分とするのが一般的です．

クレアチニンクリアランスとは？

- 腎機能を評価する際に最も信頼されている検査は，糸球体濾過量（GFR）です．
- GFR の測定物質として理想的なものはイヌリン（In と略す）とされており，GFR と Cin（イヌリンクリアランス）は等しいです．
- Cin は GFR 測定のゴールドスタンダードですが，測定に関しては複雑であり，内因性物質のクレアチニンを用いたクレアチニンクリアランス（Ccr）で代用することが多いです．
- クレアチニンは糸球体で濾過されるのみでなく，尿細管からも一部が分泌されますので，Cin よりも若干高値になります．
- GFR の低下とともにクレアチニンの尿細管からの分泌が増加し，Ccr は Cin より 20～30 % 高値となります．

クレアチニンクリアランスの測定法

$$Ccr(mL/分) = (Ucr \times V/Scr) \times 1.73/A$$

Ucr：尿中クレアチニン（mg/dL），Scr：血清クレアチニン（mg/dL），
V：尿量（mL/分），A：体表面積（m^2），1.73：日本人の標準体表面積

- 24 時間内因性 Ccr は $Ccr(mL/分) = \dfrac{Ucr \times V}{Scr \times 1440} \times \dfrac{1.73}{A}$（V：尿量 mL/日）で測定します．
- 現在の日本人（25 歳）の平均体表面積は，男性：1.765 m^2，女性：1.505 m^2 で，日本腎臓学会は，国際的には平均体表面積値 1.73 を補正値として用いるとしています．
- 体表面積の補正係数は，男女間や年代間に差があり，クレアチニンクリアランスの基準範囲についても男女別，年齢別に求めるほうが良いでしょう．酵素法で測定した Cr 値を用いて 18 歳以上にのみ適用可能な eGFR 男女，年齢別早見表がありますので，利用するのが便利です．
- 一般成人での尿中 Cr 排泄量は男性で 20～25 mg/kg，女性で 15～20 mg/kg 程度です．
- 蓄尿の不備や尿量測定時の誤差はクレアチニンクリアランス測定の誤差の主要因となります．

● Ccr 測定のためには，正確蓄尿が必要です．蓄尿法には，24 時間法，2 時間法がありますが，時間帯による誤差を考えると 24 時間法が良いでしょう．

糸球体濾過量（GFR）の推算式

● ヤッフェ法による血清 Cr 値（酵素法の Cr 値＋0.2 mg/dL）から Ccr を推算する式（Cockcroft-Gault の式）を示します．

推算 Ccr（mL/分）＝（140－年齢）×体重（kg）/（72×Cr）（男性）

女性の場合は 0.85 倍します（日本人男性に使用する場合は 0.789 倍します．日本人女性の場合は日本人男性の 0.85 倍となっています）．肥満度が反映されないので肥満例では高めに推算されます．低体重，高齢者では低めに推算されます．

この式は体表面積未補正の推算 Ccr が計算され，腎排泄性薬剤投与量の調節にはそのまま使用できます．

● 酵素法による血清 Cr 値から GFR を推算する式（IDMS-MDRD 式）を示します．

推算 GFR＝175×Cr$^{-1.154}$×年齢$^{-0.203}$

女性の場合は 0.742 倍します．日本人男性に使用する場合は 0.808 倍します．

● 現在わが国では酵素法で測定された血清クレアチニン値と年齢，性別から日本人の推算 GFR（eGFRcreat）を求めることが推奨されています．それによれば eGFRcreat（男性）＝194×Cr$^{-1.094}$×年齢$^{-0.287}$ で，女性は男性×0.739 となっています．

● ただし推算 GFRcreat が適応できない状態として，急速に腎機能が変化する状態（急性腎不全），年齢（小児，超高齢者）や体格の異常（極端な痩せまたは肥満），筋肉量が異常（運動選手，栄養失調状態，筋肉疾患を有する人，下肢切断患者など），クレアチン摂取異常（クレアチンサプリメント常用者など）を挙げています．

● eGFRcreat は体重を必要とせず，年齢，性別，血清 Cr のみで腎機能を計算する簡易評価法です．正確な腎機能の評価が必要な場合は GFR（Cin）や 24 時間 Ccr で評価することが望ましいです．

● 日本小児腎臓病学会では小児の場合の GFR の推算式として新しい Schwartz の式（日本人小児2～11 歳に適応）を用いることを勧めています．

推算 GFR（mL/分/1.73 m^2）＝0.35×身長（cm）/血清 Cr 値（酵素法）

		男　性　年齢（歳）												
		20	25	30	35	40	45	50	55	60	65	70	75	80	85
血清クレアチニン値（mg/dL）	0.60	143.6	134.7	127.8	122.3	117.7	113.8	110.4	107.4	104.8	102.4	100.2	98.3	96.5	94.8
	0.70	121.3	113.8	108.0	103.3	99.4	96.1	93.3	90.7	88.5	86.5	84.7	83.0	81.5	80.1
	0.80	104.8	98.3	93.3	89.3	85.9	83.1	80.6	78.4	76.5	74.7	73.2	71.7	70.4	69.2
	0.90	92.1	86.4	82.0	78.5	75.5	73.0	70.8	68.9	67.2	65.7	64.3	63.1	61.9	60.8
	1.00	82.1	77.0	73.1	69.9	67.3	65.1	63.1	61.4	59.9	58.5	57.3	56.2	55.2	54.2
	1.10	74.0	69.4	65.9	63.0	60.6	58.6	56.9	55.3	54.0	52.7	51.6	50.6	49.7	48.8
	1.20	67.3	63.1	59.9	57.3	55.1	53.3	51.7	50.3	49.1	48.0	46.9	46.0	45.2	44.4
	1.30	61.6	57.8	54.9	52.5	50.5	48.8	47.4	46.1	45.0	43.9	43.0	42.2	41.4	40.7
	1.40	56.8	53.3	50.6	48.4	46.6	45.0	43.7	42.5	41.5	40.5	39.7	38.9	38.2	37.5
	1.50	52.7	49.4	46.9	44.9	43.2	41.8	40.5	39.4	38.4	37.6	36.8	36.1	35.4	34.8
	1.60	49.1	46.1	43.7	41.8	40.2	38.9	37.7	36.7	35.8	35.0	34.3	33.6	33.0	32.4
	1.70	46.0	43.1	40.9	39.1	37.7	36.4	35.3	34.4	33.5	32.8	32.1	31.4	30.9	30.3
	1.80	43.2	40.5	38.4	36.8	35.4	34.2	33.2	32.3	31.5	30.8	30.1	29.5	29.0	28.5
	1.90	40.7	38.2	36.2	34.6	33.3	32.2	31.3	30.4	29.7	29.0	28.4	27.8	27.3	26.9
	2.00	38.5	36.1	34.2	32.8	31.5	30.5	29.6	28.8	28.1	27.4	26.8	26.3	25.8	25.4
	2.10	36.5	34.2	32.5	31.1	29.9	28.9	28.0	27.3	26.6	26.0	25.5	25.0	24.5	24.1
	2.20	34.7	32.5	30.9	29.5	28.4	27.5	26.6	25.9	25.3	24.7	24.2	23.7	23.3	22.9
	2.30	33.0	31.0	29.4	28.1	27.1	26.2	25.4	24.7	24.1	23.5	23.0	22.6	22.2	21.8
	2.40	31.5	29.6	28.0	26.8	25.8	25.0	24.2	23.6	23.0	22.5	22.0	21.6	21.2	20.8
	2.50	30.1	28.3	26.8	25.7	24.7	23.9	23.2	22.5	22.0	21.5	21.0	20.6	20.2	19.9
	2.60	28.9	27.1	25.7	24.6	23.7	22.9	22.2	21.6	21.1	20.6	20.2	19.8	19.4	19.1
	2.70	27.7	26.0	24.7	23.6	22.7	21.9	21.3	20.7	20.2	19.8	19.3	19.0	18.6	18.3
	2.80	26.6	25.0	23.7	22.7	21.8	21.1	20.5	19.9	19.4	19.0	18.6	18.2	17.9	17.6
	2.90	25.6	24.0	22.8	21.8	21.0	20.3	19.7	19.2	18.7	18.3	17.9	17.5	17.2	16.9
	3.00	24.7	23.2	22.0	21.0	20.2	19.6	19.0	18.5	18.0	17.6	17.2	16.9	16.6	16.3
	3.10	23.8	22.3	21.2	20.3	19.5	18.9	18.3	17.8	17.4	17.0	16.6	16.3	16.0	15.7
	3.20	23.0	21.6	20.5	19.6	18.9	18.2	17.7	17.2	16.8	16.4	16.1	15.7	15.5	15.2
	3.30	22.2	20.9	19.8	18.9	18.2	17.6	17.1	16.6	16.2	15.9	15.5	15.2	14.9	14.7
	3.40	21.5	20.2	19.2	18.3	17.6	17.1	16.5	16.1	15.7	15.3	15.0	14.7	14.5	14.2
	3.50	20.9	19.6	18.6	17.8	17.1	16.5	16.0	15.6	15.2	14.9	14.6	14.3	14.0	13.8
	3.60	20.2	19.0	18.0	17.2	16.6	16.0	15.5	15.1	14.8	14.4	14.1	13.8	13.6	13.3
	3.70	19.6	18.4	17.5	16.7	16.1	15.5	15.1	14.7	14.3	14.0	13.7	13.4	13.2	13.0
	3.80	19.1	17.9	17.0	16.2	15.6	15.1	14.7	14.3	13.9	13.6	13.3	13.0	12.8	12.6
	3.90	18.5	17.4	16.5	15.8	15.2	14.7	14.2	13.9	13.5	13.2	12.9	12.7	12.4	12.2
	4.00	18.0	16.9	16.0	15.3	14.8	14.3	13.9	13.5	13.1	12.8	12.6	12.3	12.1	11.9

3 血液生化学検査

異常値を示す場合

● 血清クレアチニン値は GFR が 50 mL/分以下，時には 30 mL/分以下にならないと異常を示しません.

● クレアチニンクリアランスでは軽度の腎機能低下を検出したり，糖尿病性腎症早期の糸球体過剰濾過や妊娠による GFR の上昇を検出できます.

● 腎疾患のみならず，血圧低下や脱水，出血などによる循環血漿量の減少は GFR を低下させます.

表2　女性用推算 GFR 値早見表（mL/分/1.73m²）　$(eGFRcreat = 194 \times Cr^{-1.094} \times 年齢^{-0.287} \times 0.739)$

		女　性　年　齢（歳）												
		20	25	30	35	40	45	50	55	60	65	70	75	80	85
血清クレアチニン値（mg/dL）	0.60	106.1	99.5	94.5	90.4	87.0	84.1	81.6	79.4	77.4	75.7	74.1	72.6	71.3	70.0
	0.70	89.6	84.1	79.8	76.3	73.5	71.0	68.9	67.1	65.4	63.9	62.6	61.3	60.2	59.2
	0.80	77.5	72.7	68.9	66.0	63.5	61.4	59.5	57.9	56.5	55.2	54.1	53.0	52.0	51.1
	0.90	68.1	63.9	60.6	58.0	55.8	54.0	52.3	50.9	49.7	48.6	47.5	46.6	45.7	45.0
	1.00	60.7	56.9	54.0	51.7	49.7	48.1	46.6	45.4	44.3	43.3	42.4	41.5	40.8	40.1
	1.10	54.7	51.3	48.7	46.6	44.8	43.3	42.0	40.9	39.9	39.0	38.2	37.4	36.7	36.1
	1.20	49.7	46.6	44.2	42.3	40.7	39.4	38.2	37.2	36.3	35.4	34.7	34.0	33.4	32.8
	1.30	45.5	42.7	40.5	38.8	37.3	36.1	35.0	34.1	33.2	32.5	31.8	31.2	30.6	30.1
	1.40	42.0	39.4	37.4	35.8	34.4	33.3	32.3	31.4	30.6	29.9	29.3	28.7	28.2	27.7
	1.50	38.9	36.5	34.7	33.2	31.9	30.9	29.9	29.1	28.4	27.8	27.2	26.6	26.2	25.7
	1.60	36.3	34.0	32.3	30.9	29.7	28.8	27.9	27.1	26.5	25.9	25.3	24.8	24.4	24.0
	1.70	34.0	31.9	30.2	28.9	27.8	26.9	26.1	25.4	24.8	24.2	23.7	23.2	22.8	22.4
	1.80	31.9	29.9	28.4	27.2	26.1	25.3	24.5	23.9	23.3	22.7	22.3	21.8	21.4	21.1
	1.90	30.1	28.2	26.8	25.6	24.6	23.8	23.1	22.5	21.9	21.4	21.0	20.6	20.2	19.8
	2.00	28.4	26.7	25.3	24.2	23.3	22.5	21.9	21.3	20.7	20.3	19.8	19.5	19.1	18.8
	2.10	26.9	25.3	24.0	23.0	22.1	21.4	20.7	20.2	19.7	19.2	18.8	18.4	18.1	17.8
	2.20	25.6	24.0	22.8	21.8	21.0	20.3	19.7	19.2	18.7	18.3	17.9	17.5	17.2	16.9
	2.30	24.4	22.9	21.7	20.8	20.0	19.3	18.8	18.2	17.8	17.4	17.0	16.7	16.4	16.1
	2.40	23.3	21.8	20.7	19.8	19.1	18.5	17.9	17.4	17.0	16.6	16.3	15.9	15.6	15.4
	2.50	22.3	20.9	19.8	19.0	18.3	17.6	17.1	16.7	16.2	15.9	15.5	15.2	15.0	14.7
	2.60	21.3	20.0	19.0	18.2	17.5	16.9	16.4	16.0	15.6	15.2	14.9	14.6	14.3	14.1
	2.70	20.5	19.2	18.2	17.4	16.8	16.2	15.7	15.3	14.9	14.6	14.3	14.0	13.8	13.5
	2.80	19.7	18.5	17.5	16.8	16.1	15.6	15.1	14.7	14.4	14.0	13.7	13.5	13.2	13.0
	2.90	18.9	17.8	16.9	16.1	15.5	15.0	14.6	14.2	13.8	13.5	13.2	13.0	12.7	12.5
	3.00	18.2	17.1	16.2	15.5	15.0	14.5	14.0	13.6	13.3	13.0	12.7	12.5	12.3	12.0
	3.10	17.6	16.5	15.7	15.0	14.4	13.9	13.5	13.2	12.8	12.5	12.3	12.0	11.8	11.6
	3.20	17.0	15.9	15.1	14.5	13.9	13.5	13.1	12.7	12.4	12.1	11.9	11.6	11.4	11.2
	3.30	16.4	15.4	14.6	14.0	13.5	13.0	12.6	12.3	12.0	11.7	11.5	11.2	11.0	10.9
	3.40	15.9	14.9	14.2	13.5	13.0	12.6	12.2	11.9	11.6	11.3	11.1	10.9	10.7	10.5
	3.50	15.4	14.5	13.7	13.1	12.6	12.2	11.8	11.5	11.2	11.0	10.8	10.5	10.4	10.2
	3.60	14.9	14.0	13.3	12.7	12.2	11.8	11.5	11.2	10.9	10.7	10.4	10.2	10.0	9.9
	3.70	14.5	13.6	12.9	12.4	11.9	11.5	11.1	10.8	10.6	10.3	10.1	9.9	9.7	9.6
	3.80	14.1	13.2	12.5	12.0	11.5	11.2	10.8	10.5	10.3	10.0	9.8	9.6	9.5	9.3
	3.90	13.7	12.8	12.2	11.7	11.2	10.8	10.5	10.2	10.0	9.8	9.6	9.4	9.2	9.0
	4.00	13.3	12.5	11.9	11.3	10.9	10.6	10.2	10.0	9.7	9.5	9.3	9.1	8.9	8.8

- ● Ccr は浮腫，腹水などの体液貯留時は誤差が大きくなることにも注意しましょう．
- ●筋肉量が少ない女性，子ども，高齢者や四肢切断者，筋萎縮疾患，長期臥床などで筋肉量の減少している場合は Ccr は高くなります．
- ●シメチジン，ST 合剤，スピロノラクトン，プロベネシド使用時はクレアチニンの尿細管分泌が抑制され血清クレアチニン値は高くなり Ccr は低下します．
- ●推算 GFR 値は，成人では良好な結果を示しますが，高齢者では やや低く推算されます．
- ●腎排泄性薬剤の使用量を調節する場合は，体表面積未補正の eGFR すなわち実測 GFR ＝

$$eGFR \times \frac{A}{1.73} \quad (A：体表面積)$$

  に変換し，個々の症例の GFR を用いて過量にならないように注意しましょう．
- ●標準的な体型と大きく異なる場合は，体表面積未補正の eGFR（実測 GFR）に変換して評価しましょう．
- ●血清シスタチン C（CysC）は GFR マーカーであり，Cr より筋肉量による影響が少なく軽度の腎機能低下時から上昇するという利点があります．しかし，シスタチン C が 3 mg/L 以上では代謝，排泄が頭打ちとなり腎機能の評価には用いないほうがよいでしょう．
- ● eGFRcreat とシスタチン C による GFR 推算式（eGFRcys）の平均値を用いると eGFR の正確度は高くなります．

王子クリニック 腎臓内科 部長　鈴木隆夫

3
血液生化学検査

尿　酸

uric acid

基準値 酵素法：男性 4.0〜7.0 mg/dL，女性 3.0〜5.5 mg/dL

尿酸とは？

●尿酸は，核酸・プリン・ヌクレオチド代謝系の最終産物です．

●プリン・ヌクレオチド合成系には *de novo* 合成系（新生経路）と salvage 合成系（再利用経路）とがあり，尿酸産生に関与しています．

●尿酸は，糸球体より濾過され，近位尿細管において完全に再吸収を受け，遠位尿細管において分泌とその後の再吸収を受けます．結局，糸球体濾過量の約 10 ％が尿中に排泄されます．

●尿酸は，消化液とともに腸管から糞便中に排泄される腎外性処理もあります．

●プリン・ヌクレオチド代謝系の異常を知るうえで，尿酸測定は大切です．

異常値を示す場合

●高尿酸血症は，血清尿酸値が 7.0 mg/dL を超えるもので，性，年齢を問わない（日本痛風・核酸代謝学会）となっています．

●女性では血清尿酸値が 7.0 mg/dL 以下であっても血清尿酸値の上昇とともに生活習慣病のリスクが高くなります（日本痛風・核酸代謝学会）．

●高尿酸血症を従来の尿酸産生過剰型，尿酸排泄低下型の上に腎外排泄低下型という新しい病型を加えています（日本痛風・核酸代謝学会）．

●レッシュ・ナイハン（Lesch-Nyhan）症候群のような酵素異常により高尿酸血症を呈する疾患もありますが，多くは痛風による高尿酸血症や腎機能低下時の尿酸排泄低下による高尿酸血症です．

●悪性腫瘍の治療時，腫瘍細胞融解が起こり，多量の核酸が血中に放出され，尿酸の合成が亢進して高尿酸血症となります．

● SIADH のときの低尿酸血症は，体液量増加のためです．

●ファンコニ（Fanconi）症候群の低尿酸血症は，近位尿細管の機能障害によるとされています．

他の検査との関わり

●尿中尿酸排泄量と尿酸クリアランス（C_{UA}），尿酸クリアランス／クレアチニンクリアランス比について述べます．

●尿中尿酸排泄量と C_{UA} を用いて，腎負荷型（尿酸産生過剰型と腎外排泄低下型）と尿酸排泄低下型，混合型分類します（**表 1**）．

●腎機能低下例では尿酸排泄も低下するため，クレアチニンクリアランス（Ccr）も測定して検討します．原発性尿酸排泄低下型では尿酸クリアランス／クレアチニンクリアランス比は低値となります．

尿中尿酸排泄量＝$(U_{UA} \times UV_{60}) \div [100 \times 体重(kg)]$ 正常値　0.496（0.483～0.509 mg/kg/時）*
$C_{UA} = (U_{UA} \times UV_{60}/S_{UA} \times 60) \times 1.73/A$ $\begin{bmatrix} U_{UA}：尿中尿酸濃度(mg/dL)，S_{UA}：血漿尿酸濃度(mg/dL)，UV_{60}：60分間尿量(mL)， \\ A：体表面積；1.73：日本人の標準体表面積 \end{bmatrix}$ 正常値　11.0（7.3～14.7 mL/分）*
$Ccr = (Ucr \times UV_{60}/Scr \times 60) \times 1.73/A$ $\begin{bmatrix} Ucr：尿中クレアチニン濃度(mg/dL)，Scr：血漿クレアチニン濃度 \\ UV_{60}：60分間尿量(mL)，A：体表面積 \\ 1.73：日本人の標準体表面積 \end{bmatrix}$ 正常値　134（97～170）mL/分
$C_{UA}/Ccr = (C_{UA}/Ccr) \times 100$ 正常値 8.3（5.5～11.1）%*   ＊健常男性

表1　尿中尿酸排泄量と C_{UA} による病型分類

病　型	尿中尿酸排泄量 (mg/kg/時)		C_{UA}（mL/分）
腎負荷型	＞ 0.51	および	≧ 7.3
尿酸排泄低下型	＜ 0.48	あるいは	＜ 7.3
混合型	＞ 0.51	および	＜ 7.3

（日本痛風・核酸代謝学会：高尿酸血症・痛風の治療ガイドライン 第3版）

高値を示す場合（表2）

表2　高尿酸血症

1．一次性高尿酸血症
①尿酸産生過剰型（特発性）   ②尿酸排泄低下型（特発性）   ③混合型（特発性）

2．二次性高尿酸血症	
①産生過剰型	②排泄低下型
(1)レッシュ・ナイハン症候群（HPRT 欠損），PRPP 合成酵素亢進症 (2)高プリン食摂取 (3)悪性腫瘍（白血病，悪性リンパ腫，乳がん，小細胞肺がんなど） (4)腫瘍崩壊症候群 (5)横紋筋融解症 (6)尋常性乾癬，多血症，溶血性貧血 (7)薬剤（テオフィリン，リバビリン，ミゾリビンなど） (8)甲状腺機能低下症 　糖原病Ⅲ型，Ⅴ型，Ⅶ型	(1)慢性腎不全 (2)家族性若年性高尿酸血症性腎症 (3)薬剤（サイアザイド，ループ利尿薬，ピラジナミド，エタンブトール，シクロスポリン，タクロリムスなど） (4)糖尿病性ケトアシドーシス，高乳酸血症 (5)脱水，尿崩症
	③混合型
	(1)糖原病（Ⅰ型） (2)アルコール摂取，肥満，過激な運動

低値を示す場合（表3）

表3　低尿酸血症

1．尿酸産生低下による場合	2．尿酸排泄亢進による場合
（1）特発性尿酸産生低下型低尿酸血症	（1）特発性腎性低尿酸血症
（2）キサンチン尿症	（2）ファンコニ症候群
（3）尿酸合成阻害薬（アロプリノール， 　　フェブキソスタット）	（3）ウィルソン病
（4）重症肝障害	（4）アルコール中毒症
	（5）尿酸排泄促進薬（ベンズブロマロン）

異常値になるしくみ（図1）

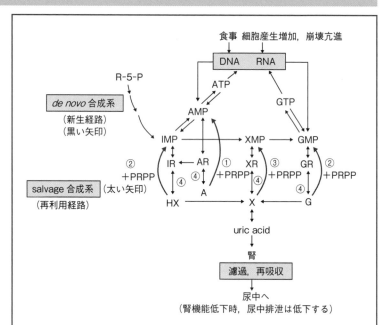

A：adenine, AR：adenosine, AMP：adenosine monophosphate, ATP：adenosine triphosphate, G：guanine, GR：guanosine, GMP：guanosine monophosphate, GTP：guanosine triphosphate, HX：hypoxanthine, IR：inosine, IMP：inosine monophosphate, R-5-P：ribose-5-phosphate, X：xanthine, XR：xanthosine, XMP：xanthosine monophosphate, PRPP：phosphoribosyl pyrophosphate

①adenine phosphoribosyltransferase, ②hypoxanthine guanine, phosphoribosyltransferase, ③xanthine phosphoribosyltransferase, ④purine nucleotide phospholyrase

図1　核酸・プリン・ヌクレオチド代謝系と異常値になるしくみ

看護に役立つ知識

●高尿酸血症は痛風だけでなく CKD（慢性腎臓病）の進行の危険因子の一つです.

●一般的には腎機能低下を伴わない高尿酸血症では，尿酸産生過剰型には尿酸生成抑制薬が，尿酸排泄低下型には尿酸排泄促進薬が主として用いられます.

●尿酸合成抑制薬の中で，アロプリノールは，腎機能に応じて減量する必要がありますが，フェブキソスタットやトピロキソスタットは安全性の面から使いやすいです.

●尿酸結石予防のためには，尿酸性化を抑えることも大切です.

●悪性腫瘍の治療時の高尿酸血症では，十分に水分補給を行い，尿酸合成抑制薬を併用することが大切です.

●高尿酸血症を伴う降圧療法には，血清尿酸低下作用もある降圧薬の選択（ロサルタンなど）も考慮します.

●内臓脂肪の増加は尿酸クリアランスを低下させ，尿酸産生量を増加させます.

●多量のショ糖や果糖，脂肪やアルコールの摂取は，高尿酸血症の原因になるので注意しましょう.

王子クリニック 腎臓内科 部長　鈴木隆夫

3 血液生化学検査

アンモニア

ammonia

基準値 酵素法：80〜40 µg/dL

血中アンモニアとは？

●経口的に摂取された蛋白質は，主に大腸内の細菌によって分解され，アンモニア（NH_3）を生じます．この NH_3 は腸管より吸収され，門脈を介して肝臓に運ばれ，肝臓内の尿素サイクルで代謝されて尿素となり，尿中に排泄されます．

●したがって，血中 NH_3 の増減は腸管内 NH_3 の産生量か，または肝臓における NH_3 処理能によって決まります．肝細胞においては NH_3 処理能力は高く，また尿素合成機能はよほど重症にならなければ障害されません．

異常値を示す場合

●血中 NH_3 の増加をみる一般的な疾患は，肝硬変や劇症肝炎などの重症の肝障害です．その機序は肝臓での NH_3 の代謝が障害されることによります．また肝硬変やバッド・キアリ症候群のごとく側副血行をみる例では，門脈に入った NH_3 が直接大循環に入り，高 NH_3 血症がひき起こされることになります．

●血中 NH_3 の上昇は，主として肝臓での NH_3 の代謝障害と門脈 – 大循環短絡が原因となります．

他の検査との関わり

●血中 NH_3 の測定が鑑別診断の条件になることは，臨床的に考えられません．

異常値になるしくみ

表1　高値を示す場合，考えうる原因と疾患

①門脈圧亢進（短絡のある場合），肝硬変，肝がん，劇症肝炎，肝脳疾患，ライ症候群，住血吸虫症，門脈血栓

②尿素サイクル酵素の欠乏

③その他：慢性白血病・ショック

便秘，高蛋白食，消化管出血などは高 NH_3 血症を増悪させる．

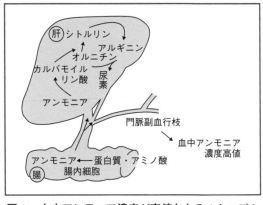

図1　血中アンモニア濃度が高値となるメカニズム

●血中 NH_3 の増加は，中枢神経系の機能不全と関係があります．NH_3 の増加と意識障害との関係には相関があることは認められています．NH_3 値を測定しながら経過を観察し，高 NH_3 血症に対する処置を考えるというのが検査の目的です．

西崎クリニック 理事長 　西崎　統

AST/ALT

aspartate aminotransferase/alanine aminotransferase

基準値　AST：13〜33 U/L
　　　　　ALT：6〜30 U/L　自動分析法〔JSCC（日本臨床化学会）準拠〕

AST(GOT)・ALT(GPT)とは?

● AST（アスパラギン酸アミノトランスフェラーゼ，aspartate：2-oxoglutarate aminotransferase）と ALT（アラニンアミノトランスフェラーゼ，alanine：2-oxoglutarate aminotransferase）は，ともにピリドキサールリン酸を補酵素とする代表的なアミノ酸転移酵素で，通常"トランスアミナーゼ"と呼ばれています．以前はそれぞれ，GOT（グルタミン酸オキサロ酢酸トランスアミナーゼ）と，GPT（グルタミン酸ピルビン酸トランスアミナーゼ）と呼ばれていました．

●肝臓の実質細胞である肝細胞に多く含まれており，肝炎などによる肝細胞の変性・破壊の程度の指標となるため，肝機能検査の代表とされています．

●細胞が変性・破壊した際に血中に逸脱し血中濃度が上昇することから，"逸脱酵素"と呼ばれています．

●肝細胞のほか，ほとんどすべての臓器，組織に含まれているので，軽度の異常（高値）は肝障害に限らず，多種多様の疾患で認められます．

● AST（GOT）は，肝細胞のほか，心筋，骨格筋，腎などさまざまな臓器に高比活性で含まれており，これらの臓器・組織の障害でも血中濃度は上昇します．

●これに対し，ALT（GPT）は，他臓器に比較し，特に肝臓に高い比活性で含まれているために，肝細胞障害における特異性が AST に比べ高いとみなされています．

異常値を示す場合

● AST，ALT，および LD は，ほとんどすべての臓器，組織に含まれているので，軽度の異常は多種多様の疾患で認められますが，特に肝細胞に多く含まれているので，通常は肝障害の存在を示唆します（**表1**）．

●急性肝炎,慢性肝炎など,肝細胞が変性・破壊する疾患にて血中濃度は異常（高値）を呈します．

● AST は肝疾患以外でも，急性心筋梗塞を代表とする心筋障害，骨格筋障害，あるいは溶血にて高値をとります．

● ALT は，肝細胞障害における特異性が AST に比べ高いため，血清 ALT 値の異常は，通常は肝臓の障害を示します．

表1　AST, ALT の臓器分布（Wróblewski and LaDue による）

臓　器	AST	ALT
心　筋	156,000	7,100
肝	142,000	44,000
骨格筋	99,000	4,800
腎	91,000	19,000
膵	28,000	2,000
脾	14,000	1,200
血　清	20	16

（Karmen 単位 / 1 g 湿重量）

他の検査との関わり

- AST は心筋，骨格筋の障害の際も高値をとりますが，CK を測定することで鑑別できます．肝障害では，CK は高値はとりません．
- LD も肝細胞逸脱酵素の一つですが，肝細胞のほかの組織・細胞にも多く含まれているため特異性は AST，ALT よりも低く，肝機能検査としての有用性は AST，ALT ほど高くありません．
- 肝障害で，肝細胞の障害が主体の場合は AST，ALT が優位の上昇を呈し，胆汁うっ滞（胆汁流出障害）が主体の場合は ALP，γ-GT などの胆道系酵素が優位の異常を呈します．
- AST には，細胞質に存在する可溶性分画 AST（sAST）と，ミトコンドリアに存在するミトコンドリア分画 AST（mAST）の，細胞内局在を異にする 2 つのアイソザイムが存在します．細胞障害がミトコンドリアに及ぶような強い障害である場合やアルコール性肝障害では，mAST の上昇が優位となります．しかしアイソザイムの測定は，LD，ALP，CK に比し臨床的価値が乏しく，一般的ではありません．

高値を示す場合（表2）

- 基準値よりも高値を呈する場合が異常であり，低値を呈する場合の病的意義はあまりありません．

表2　高値を示す場合

肝疾患	急性肝炎，慢性肝炎，肝硬変，劇症肝炎，脂肪肝，アルコール性肝障害，薬剤性肝障害，自己免疫性肝炎，うっ血肝，ショック肝，など
胆道系の疾患	急性胆管炎，など
心臓疾患	急性心筋梗塞，心筋炎，など
骨格筋疾患	筋炎（多発性筋炎），外傷，挫傷，など
甲状腺疾患	甲状腺機能亢進症，甲状腺機能低下症，など
血液疾患	急激な溶血，血球貪食症候群（肝障害による），など

異常値になるしくみ

- AST，ALT はいわゆる肝細胞逸脱酵素であり，臓器，組織が障害を受けた際に細胞の破壊や膜の透過性の亢進に伴い細胞内より血中に逸脱したものです．
- したがって AST，ALT の血中濃度は，どの程度肝細胞の変性・破壊があったかを反映しています．
- AST は肝臓に高比活性で存在しますが，心筋，骨格筋，腎にも肝とほぼ同程度の比活性で含まれています．しかし肝臓は大きな臓器であることから，肝臓のびまん性の障害（肝炎）では，鋭敏に血中濃度に反映されます．
- 一方，ALT は肝に最も高比活性で存在し，他の臓器にはあまり含まれていません．したがって，ALT のほうが肝に対する特異性が高いといえます．

● AST，ALT の異常は，主に肝炎や肝細胞の障害を意味しています．

●肝障害の種類や程度を判別するためには，血清総蛋白，血清アルブミン値，ビリルビン値，LD や ALP，γ-GT などの胆道系酵素など，他の肝機能検査値も併せて考える必要があります．

●同じ肝障害でも，疾患により AST と ALT の比（AST/ALT）が異なります．そのため，この比が疾患相互の鑑別に有用です．

● ALT 値に比し AST 値が高値を示す場合（AST/ALT ＞ 1）は，アルコール性肝障害，肝硬変，筋疾患，溶血などを考えます．

●逆に，ALT 値に比し AST 値が低値を示す場合（AST/ALT ＜ 1）は，慢性肝炎，脂肪肝などを考えます．

●慢性肝炎の経過をみる場合は，ALT のほうが値が高いため，指標として用いられます．肝硬変になると AST のほうが値が高くなります．

● AST，ALT が 3,000 U/L 以上の異常高値を示す場合は，重症肝炎や劇症肝炎を考える必要があります．ビリルビン値やプロトロンビン時間，ヘパプラスチンテストの値を参考に診断します．

●全身血圧が低下したショックでは，肝臓の虚血により肝臓は障害されます．このようなショック肝では，ショックの改善とともに AST 値の異常は急速に改善します．

●肝臓以外の疾患でも異常値をとります．甲状腺疾患では，機能亢進症，機能低下症ともに，軽度の異常がみられることがあります．

●心筋梗塞や筋炎，溶血でも上昇します．とにかく，どこかの臓器あるいは組織かで，細胞の変性・壊死が生じていることを示唆しています．

●骨格筋はきわめて大きい組織なので，激しい運動後は筋肉中の酵素の血中濃度の上昇がみられます．CK の測定により，骨格筋由来であることが判別可能です．

国際医療福祉大学 福岡保健医療学部 名誉教授　石橋大海

ALP とアイソザイム

alkaline phosphatase, isozymes

基準値

　　　　　　　　　　　　　　　〔成　人〕　　　　〔小　児〕
JSCC 準拠法（自動分析法）：106〜322 U/L　　成人×3 U/L
IFCC 法（国際標準法）：　　 38〜113 U/L　　JSCC 法測定値×0.35

ALPとは？

● ALP（アルカリホスファターゼ；alkaline phosphatase）は核酸代謝に関与する酵素で，肝臓のほか種々の臓器に含まれています.

●酵素としての働きは同じであるにもかかわらず構造が異なる ALP が存在し，アイソザイムとして 5 つの種類に分けられています.

●最も多く存在する肝由来のアイソザイムは，γ-GT，LAP とともに，いわゆる"胆道系酵素"と呼ばれ，胆汁の流出障害の有無を知る指標とされています.

●胆汁流出障害のほかに，肝の機能状態，骨の破壊新生，胎盤の機能状態を知る指標としても重要です.

異常値を示す場合

●健康な成人では，正常血清濃度は 15 〜 359 IU/L の範囲にあります.

●アイソザイムは正常成人血清では ALP_2 と ALP_3 の 2 種類しか出現せず，ALP_2 が大部分を占めます.ただし血液型がO型またはB型の人で食後採血した血清では，ALP_5 が痕跡程度認められることがあります.

●胆管炎，肝内胆汁うっ滞，閉塞性黄疸など胆汁の流出障害を伴う疾患や，肝炎，肝硬変などの肝障害，肝腫瘍や肝膿瘍などの限局性肝疾患で $ALP_{1,2}$ が上昇し，異常値（高値）を呈します.

●胆道系の閉塞機転のみならず，骨疾患や甲状腺機能亢進症（バセドウ病）に際して，骨芽細胞の活動を反映して骨性の ALP（ALP_3）が上昇します.

●小児では，骨の成長のため骨由来のアイソザイム（ALP_3）が増え，健常であっても成人の約 3 倍の値を呈します.

●妊娠末期の妊婦では，胎盤由来の ALP（ALP_6）の上昇をきたします.

●潰瘍性大腸炎の患者では，腸粘膜の破壊に伴い上昇します（ALP_4）.

他の検査との関わり

●肝障害，胆汁流出障害の際は，通常は γ-GT，LAP などの他の胆道系酵素と並行して変動しますが，解離することもあります.

●アルコール性肝障害の場合は，γ-GT が特異的に上昇します.

●骨疾患の場合は，γ-GT，LAP の動きは伴いません.

●うっ血肝では，AST・ALT は低値で，総ビリルビン値，ALP 値が高値を呈します.

● ALP の由来臓器を知るためには，アイソザイムの測定が有用です.胆汁うっ滞の際は ALP_1（高

分子 ALP）が増加します.

高値を示す場合 (表1)

● ALP が特異的に異常高値を呈する場合は，閉塞性黄疸，肝内胆汁うっ滞（原発性胆汁性肝硬変，薬剤性肝障害など），骨腫瘍などを考えます.

●他の肝機能検査値が全く正常で，他の臓器にも疾患が考えられない場合，免疫グロブリン結合性 ALP を考える必要があります．ALP に IgG や IgA などの免疫グロブリンが結合したことにより排泄されにくくなるために，血中の値が高くなります．病的意義はありません.

表1　考えうる疾患と原因

```
小児期：骨新生（病的意義はない）
肝障害：急性肝炎，慢性肝炎，肝硬変，うっ血肝
胆汁流出障害（胆汁うっ滞，閉塞性黄疸）
    急性胆管炎，急性胆汁うっ滞（胆汁うっ滞性ウイルス性肝炎，薬剤性胆汁うっ滞）・慢性肝内
    胆汁うっ滞（原発性胆汁性胆管炎，原発性硬化性胆管炎，薬剤性胆汁うっ滞，胆汁うっ滞性肝炎）
    閉塞性黄疸（胆管癌，胆管結石，乳頭部癌，膵頭部癌）
限局性肝障害：肝細胞癌，転移性肝癌，肝膿瘍，肉芽性肝障害
骨疾患：骨肉腫，副甲状腺機能亢進症，くる病，骨軟化症，転移性骨腫瘍
甲状腺機能亢進症（バセドウ病）
慢性腎不全
悪性腫瘍（骨・肝転移）
```

低値を示す場合

●通常は低値をとることはなく，低値であってもほとんどの場合，病的意義はありません.

●先天性の低アルカリホスファターゼ血症においてのみ，病的意義があります．この疾患は遺伝性疾患であり，ホモ接合体の場合，骨形成不全を主徴とした疾患となり，長期生存は不可能ですが，成人でみられるものはヘテロ接合体であり支障はありません．ALP_2 と ALP_3 は欠損または著減しますが，ALP_5 は多くの例で保持されています.

異常値になるしくみ (表2)

●アイソザイムによって，異常値になるしくみは異なります.

■ ALP_1（高分子 ALP）

●本来胆汁中へ排泄されているものが，胆道の閉塞のために肝細胞間隙から血中へと逆流した場合にみられます.

■ ALP_2（肝性 ALP）

●肝細胞膜の一部である毛細胆管に局在傾向を有します．胆汁の流出障害や胆道内圧の亢進などの刺激によって，肝細胞での ALP の産生が亢進した状態でみられます.

表2　血清 ALP アイソザイムの臓器起源，臨床的意義

アイソザイム	臓器起源	臨床的意義
ALP_1	肝	閉塞性黄疸・限局性肝障害
ALP_2	肝	肝・胆道疾患
ALP_3	骨	骨生成性疾患
ALP_4	胎盤	妊娠末期
ALP_5	小腸	血液型 B 型・O 型
ALP_6	免疫グロブリン結合	潰瘍性大腸炎

■ ALP₃（骨性 ALP）

●骨が新しく作られる場合に，骨芽細胞 osteoblast の代謝回転により遊出します．

■ ALP₄（胎盤性 ALP）

●胎盤の合胞栄養細胞（syncytiotrophoblast）に存在する ALP が血中へ移行するために生じます．妊娠7ヵ月目以降から増加し，分娩後は半減期（7日）に従って減少します．

●生殖器腫瘍（特にセミノーマ）の場合も，腫瘍細胞からの漏出によるものです．

■ ALP₅（小腸性 ALP）

●小腸性 ALP は通常は肝で処理されていますが，血液型がB型，O型の場合は，その処理能が十分に働かないものと思われます．肝硬変になった場合，さらに処理能が低下して，常に血中に証明できるようになります．

■ ALP₆（免疫グロブリン結合性 ALP）

●免疫グロブリンと結合したもので，潰瘍性大腸炎などで認められることがあります．

看護に役立つ知識

●ALP の正常値は測定方法や単位により異なるので，他の施設のデータをみるときは，その施設における基準値を確認したうえで結果の判断を行う必要があります．

●成長期にある小児では骨由来の ALP により基準値が成人に比べて高くなり，約3倍の値になります．

●ALP は，肝疾患以外でも，骨疾患，腸疾患，妊娠などで上昇します．

●ALP の異常値をみた場合は，アイソザイムを念頭において原因を考えましょう．

●バセドウ病でも高くなりますので，微熱，動悸，体重減少，手のふるえなど，バセドウ病を示唆するような症状がある場合は甲状腺機能を確認してください．

●胆道の閉塞機転で ALP が高値をとっている場合，ALP が低下してくれば閉塞機転が改善しているものと判断してかまいません．

国際医療福祉大学 福岡保健医療学部 名誉教授　**石橋大海**

LAP

leucine aminopeptidase

基準値 30〜70 U/L
（L-ロイシル-p-ニトロアニリド基質法）

LAPとは？

● LAP（leucylaminopeptidase；ロイシンアミノペプチダーゼ）は，ペプチドのN末端より1残基ずつアミノ酸を加水分解で切断する酵素（アミノペプチダーゼ）のうち，ロイシンを遊離する酵素です．

● 細胞質LAP（C-LAP），膜結合性LAP（M-LAP），CAP（cystinylaminopeptidase；シスチンアミノペプチダーゼ）との間にはLAP活性としての交差性があります．

● M-LAPはAA（membrane alanyl aminopepitidase；アリルアミダーゼ）とも呼ばれ，主に肝胆道系に分布しています．

● CAPは胎盤での発現が多いため，胎盤性LAPと呼ばれることがあります．

● LAPの測定に用いられる現行の検査試薬（主にL-leucyl-4-nitroanilide）は，C-LAPに反応性をもつことはなく，M-LAPとCAPの活性を反映します．

異常値を示す場合

● 血中LAP高値は，M-LAPまたはCAPの増加に由来します．

● M-LAPの増加による血中LAPの上昇は，肝胆道系障害のマーカーとなります．

● γ-GTと同様に，アルコールや一部の薬剤によってM-LAP産生が誘導されて，血中に移行してLAPが上昇することもあります．

● M-LAPの増加によると考えられる血中LAPの高度上昇でありながら，肝胆道系の原因が否定的である場合は，ごく稀ですが，常染色体優性遺伝形式の家族性高LAP血症の可能性があります．

● 臨床的に肝胆道系異常が否定的である妊婦の血中LAP高値は，胎盤由来のCAP増加を反映します．

● 妊婦の血中CAPは，妊娠20週頃より上昇して，40週には基準範囲上限の4倍程度に達します．

検査法，検体保存について知っておくべきこと

● 血清の分離まで室温または4℃で24時間は安定であり，分離後は4℃で1週，−80℃で長期間安定です．

● LAP活性発現に必要な亜鉛やマグネシウムなどの金属イオンをキレートするEDTAのような抗凝固薬や弱いキレート作用のあるNaFはアッセイの偽低値をもたらすので，それらを用いずに得られる血清で測定するのが一般的です．

● 急性骨髄性白血病の寛解維持治療薬であるウベニメクスや一部の免疫抑制薬の投薬中は，LAP活性が低下することがあります．

● 男性は女性よりやや高い傾向にあります．

● 新生児は成人に比べ約2倍の活性を示しますが，乳児以降は低下します．

● 妊婦では胎盤成長に伴うCAP増加のために，妊娠6ヵ月以降にLAP活性上昇が認められます．

他の検査との関係

●肝胆道系の異常では LAP が γ-GT や ALP と同様に並行して上昇します.

●γ-GT や ALP の上昇を伴わない LAP 高値は, 妊娠に伴う CAP 由来の LAP 上昇または家族性高 LAP 血症を考える必要があります.

●造血器腫瘍の診断に有用な骨髄系細胞表面マーカーである CD13 は, M-LAP と同一の蛋白です.

高値を示す場合 (表1)

表1

LAP 活性	考えられる原因・疾患
軽度～中等度上昇	胆石, 胆嚢炎, 急性肝炎, 慢性肝炎, 肝硬変, 肝癌, 薬剤性肝炎, 脂肪肝, 限局性肝疾患, 妊娠
高度上昇	胆道閉塞 (胆石, 胆道癌, 膵頭部癌, 肝癌), 急性肝炎, 薬剤性肝炎, 家族性高 LAP 血症

低値を示す場合

●基本的に臨床的意義はありません.

●妊娠中の LAP 活性が低い場合, 胎児の発育不全の可能性があります.

●薬剤 (ウベニメクスや一部の免疫抑制薬) により LAP 活性が低下することがあります.

異常値になるしくみ

●肝胆道系障害では, 細胞からの逸脱や胆汁中からの移行による血中 M-LAP の増加で LAP 活性が上昇します.

●胎盤の合胞体栄養細胞で CAP が産生されてその一部が母体血液中に移行するので, 妊娠中は胎盤成長に伴い LAP 活性は上昇します.

●家族性高 LAP 血症は, M-LAP 蛋白つまり CD13 をコードする *ANPEP* 遺伝子の変異ではなく, CD13 の分解切断に関わる遺伝子の変異に由来する膜貫通部欠損型 CD13 の過剰産生が原因と考えられています.

看護に役立つ知識

●LAP は, 肝胆道系障害指標としては他の酵素よりも鋭敏性に欠けます.

●他の肝胆道系酵素の動向を伴わない LAP 上昇は, 妊娠経過に伴う CAP 増加または家族性高 LAP 血症を示唆します.

●M-LAP は細胞表面マーカーである CD13 と同一の蛋白です.

●血清の分離まで室温または4℃で 24 時間以内なら, LAP 活性は安定です.

●測定には LAP 活性を阻害する EDTA や NaF が添加された採血管を避けるべきです.

慶應義塾大学医学部 臨床検査医学 准教授　涌井昌俊

γ-GT

γ-glutamyl transpeptidase

基準値 男性：13〜64 U/L
女性：9〜32 U/L　（JCCLS 共用基準範囲）

γ-GTとは？

● γ-GT はペプチドの N 末端のグルタミン残基を他のペプチドやアミノ酸に転移する膜結合性酵素であり，グルタチオンの分解やロイコトリエン代謝が生理的役割です．

● 腎に最も活性が高く，膵と肝ではその 1/10 〜 1/30 ですが，腎由来の γ-GT は血中ではなく尿中に遊離します．

● 血中の γ-GT の大半は肝胆道系由来であるため，肝胆道系疾患のルーチン検査として有用です．

● 肝細胞の γ-GT はアルコールや一部の薬物により速やかに誘導されるので，細胞障害による AST や ALT の上昇の程度と比べて顕著な γ-GT の上昇がみられます．

● 胆汁うっ滞では，毛細胆管膜由来の γ-GT が胆汁中から血中へ移行し，血中 γ-GT 上昇が認められます．

異常値を示す場合

● 血中 γ-GT の上昇は，胆道系への排泄障害による γ-GT の血中移行，肝細胞破壊に伴う逸脱，またはアルコールや薬剤，慢性活動性障害が誘導する γ-GT の生成亢進を示唆します．

● 誘導作用のある薬剤として，トランキライザー，鎮静薬，抗痙攣薬が知られています．

● 妊娠中または経口避妊薬服用中の胆汁うっ滞では γ-GT の上昇に欠けることがあり，女性ホルモンの作用が原因と考えられます．

● 妊娠後半期には γ-GT が低下し，中高年女性には原因不明の高値が出現する場合があります．

● 黄疸を伴わない γ-GT の上昇や AST および ALT の動向と並行しない γ-GT の上昇は，γ-GT の誘導生成が主たる要因です．

● 肝細胞がんでの γ-GT 上昇は，胆汁うっ滞による γ-GT の誘導生成や胆道系への排泄障害による γ-GT の血中移行に加えて，腫瘍特異的 γ-GT 産生も関与します．

検査法，検体保存について知っておくべきこと

● きわめて安定な酵素であり室温で 2 日間，4℃で 30 日間，−20℃で 1 年間，保存血清は失活しません．

● 男性は女性より高値を示します．

● 新生児は成人よりも高値を示し，乳児以降は低下し成人では加齢とともに上昇します．

他の検査との関係

● 肝胆道系の異常では ALP と同様に並行して上昇することが多く，脂肪肝では AST や ALT ととも

に上昇します.

●これらの酵素の動向を伴わないγ-GT活性上昇はアルコールや薬剤による特異な酵素誘導が示唆されます.

高値を示す場合 (表1)

表1

γ-GT活性	考えられる原因・疾患
軽度～中等度上昇	急性肝炎, 慢性肝炎, 肝硬変, アルコール性肝障害, 薬剤性肝障害, 脂肪肝, 胆石, 胆嚢炎, 肝癌, 肝膿瘍, 原発性胆汁性肝硬変 (PBC), 原発性硬化性胆管炎 (PSC)
高度上昇	アルコール性肝障害, 肝外閉塞性黄疸, 薬剤性肝障害, PBC, PSC, 肝癌

低値を示す場合

●妊娠後半期にγ-GT低下がみられることがあります.
●妊娠中や経口避妊薬服用中の胆汁うっ滞では, しばしばγ-GT上昇に欠けます.
●それら以外の低値の場合は, 先天性γ-GT欠損症が示唆され, 活性欠損により血中のグルタチオン高値やロイコトリエン代謝物異常がみられます.

異常値になるしくみ

●胆道系への排泄障害によるγ-GTの血中移行, 肝細胞破壊に伴う逸脱, またはアルコールや薬剤, 慢性活動性障害が誘導するγ-GTの生成亢進がγ-GT上昇の主な原因です.
●肝細胞がんでは腫瘍特異的γ-GT産生も上昇の原因になります.
●常染色体劣性遺伝形式をとる先天性γ-GT欠損症では, 活性欠損により低値となります.
●女性ホルモン作用がγ-GT活性を抑制する可能性が指摘されています.

看護に役立つ知識

● ALPおよびトランスアミナーゼ (ASTやALT) に比してγ-GT上昇が顕著なら, アルコールや薬物による誘導が原因である可能性が高く, それらの関与の有無を確認します.
●γ-GTに比してALP上昇が顕著なら, 胆汁うっ滞を考えて病変が肝内性か肝外性かを鑑別するため, 超音波検査などを実施します.
●γ-GTの上昇が軽度でかつASTやALTの有意な上昇があれば, 肝実質障害を考えて肝炎ウイルス検査を実施します.
●きわめて安定な酵素であり, 室温で2日間, 保存血清は失活しません.
●新生児は成人よりも高値を示し, 乳児以降は低下し成人では加齢とともに上昇します.
●男性は女性より高値を示します.

慶應義塾大学医学部 臨床検査医学 准教授　涌井昌俊

3
血液生化学検査

コリンエステラーゼ

cholinesterase

基準値 男性：240〜486 U/L
女性：201〜421 U/L （JCCLS 共用基準範囲）

コリンエステラーゼとは？

●コリンエステラーゼ（ChE）はコリンエステルをコリンと有機酸に加水分解する酵素です．

●アセチルコリンを特異的基質とするアセチルコリンエステラーゼ（AChE）と，アセチルコリン以外のコリンエステルや非コリン性エステルも基質とする偽性コリンエステラーゼ（pseudocholinesterase）の２つに大別されます．

● AChE は神経・筋の刺激伝達に関与しますが，偽性コリンエステラーゼの生理的意義は不明です．

●血中 ChE 活性の大半は偽性コリンエステラーゼ由来であり，臨床検査ではこれを単に ChE として扱うのが通常です．

●血中 ChE は肝に由来し，肝の蛋白合成能を反映するマーカーです．

● ChE 活性を阻害する薬物による中毒・副作用の診断，またはエステル型局所麻酔薬や筋弛緩薬サクシニルコリンによる有害事象発生リスクの予測にも有用です．

異常値を示す場合

●肥満，脂質異常症，糖尿病，脂肪肝を伴うような過栄養状態，あるいは甲状腺機能亢進症やネフローゼ症候群のような蛋白の異化・喪失が亢進する病態では，血中 ChE は上昇します．

●通常の血中 ChE は C_1 〜 C_4 の４つに分画されますが，異常分画である C_5 を有する遺伝性 ChE 異常症（C_5 アノマリー）が 10% 前後存在し，活性が 10 〜 30% 程度上昇しています．

●筋弛緩薬であるサクシニルコリンは ChE の基質であるため，C_5 アノマリー症例ではサクシニルコリン抵抗性がみられます．

●低栄養や肝障害により肝の蛋白合成が抑制されている病態では，血中 ChE は低下します．

●農薬，殺虫剤，化学兵器に用いられる有機リン系化合物（サリンなど）は非可逆的に，殺虫剤や医薬品に用いられるカルバメート系化合物（ネオスチグミンなど）は可逆的に，AChE および偽性コリンエステラーゼを阻害するため，血中 ChE は低下します．

●これらの化合物は AChE 阻害を通じてアセチルコリン作用増強効果を発揮し，神経や筋に作用します．

● AChE を特異的に阻害する薬剤（アルツハイマー病治療薬のドネペジルなど）は，偽性コリンエステラーゼを阻害しないので血中 ChE を低下させません．

●抗がん剤や免疫抑制薬として用いられるシクロホスファミドの投与は，代謝物が原因と考えられる ChE 阻害により，肝障害を伴わない ChE 低値をもたらします．

●標準的治療の投与量のシクロホスファミドでは ChE 低値を示しても．有機リン系化合物やカルバメート系化合物でみられる中毒症状は出現しません．

●先天性 ChE 欠損症では，エステル型局所麻酔薬（プロカインなど）や筋弛緩薬であるサクシニルコリンの分解ができず代謝遅延となります．

検査法，検体保存について知っておくべきこと

●採血から分離までは室温または4℃で24時間以内は活性が安定しており，分離後血清は4℃で7
日間，－20℃で1ヵ月，－80℃で数ヵ月失活しません.
●検体は血漿でも利用可能ですが，Ca^{2+} の除去で失活するのでヘパリン採血で得られる血漿を検体
とします.
●女性は男性より低値を示し，女性ホルモンの影響で妊娠や月経時に低下します.
●新生児は成人の65～90％の活性ですが，数週間後に増加して乳児～1歳児で成人の130％に達し，
その後は成人レベルまで低下します.
●成人では加齢とともに上昇します.

他の検査との関係

●肝の蛋白合成低下による ChE 低値は，肝で産生されるアルブミンや凝固因子などの蛋白の減少を
伴います.
● ChE の半減期は約2週間であり，数時間～数日間である凝固因子と違って急性肝不全の重症度評
価には適しません.
●アルブミンや凝固因子の低下を伴わない場合は，薬物などによる活性阻害または遺伝子変異による
活性欠損が示唆されます.
●低アルブミン血症を伴う ChE 高値は，アルブミンの異化または喪失の亢進に対して代償的に肝の
蛋白合成が亢進している病態を示唆します.
●低アルブミン血症を伴う ChE 高値の場合，脂質異常症も伴うならばネフローゼ症候群におけるア
ルブミンの喪失亢進，脂質異常症が伴わなければ甲状腺機能亢進症におけるアルブミンの異化亢進
がそれぞれ示唆されます.

高値を示す場合（表1）

表1

メカニズム	考えられる原因・疾患
生成亢進	過栄養による高生成（肥満，脂質異常症，糖尿病，脂肪肝，急性肝炎回復期），蛋白の異化・喪失に対する代償的高生成（ネフローゼ症候群，甲状腺機能亢進症）
活性亢進	遺伝性 ChE 異常症（C_5 アノマリー）

低値を示す場合（表2）

表2

メカニズム	考えられる原因・疾患
生成低下	低栄養よる生成不全（栄養失調，種々の全身消耗性疾患），肝障害による生成不全（肝硬変，肝細胞癌，劇症肝炎，急性肝炎，慢性肝炎）
活性低下	薬物による活性阻害（有機リン系，カルバメート系，シクロホスファミド代謝物），遺伝子変異による活性欠損（遺伝性 ChE 欠損症）

●妊娠や月経の経過中にChEが低下することがあり，女性ホルモンの影響が考えられます．

異常値になるしくみ

● ChE高値のメカニズムは，過栄養または蛋白異化・喪失の亢進に伴う生成亢進，または遺伝性アノマリーによる活性亢進です．
● ChE低値のメカニズムは，低栄養や肝障害に伴う生成低下，薬物による活性阻害，または遺伝子変異による活性欠損です．

看護に役立つ知識

●他の多くの酵素と異なり，ChEは高値だけでなく低値にも臨床的意義があります．
● ChE低値については，肝の蛋白合成低下を示唆するアルブミンや凝固因子の動向と合わせて評価します．
●低栄養や肝障害が否定的である救急症例のChE低値については，有機リン系またはカルバメート系化合物による中毒を考えます．
●低栄養や肝障害が否定的である無症候性ChE低値については，シクロホスファミド投薬後か否かを確認します．
●低栄養，肝障害，および薬物による活性阻害のいずれも否定的であるChE低値は，遺伝性ChE欠損症が示唆され，サクシニルコリンによる遷延性無呼吸やエステル型局所麻酔薬による痙攣のリスクを考慮します．
●低アルブミン血症を伴うChE高値はアルブミンの異化・喪失を代償する肝の蛋白合成亢進が示唆され，脂質異常症を伴うならネフローゼ症候群を，伴わないなら甲状腺機能亢進症を考えます．
●肝の蛋白合成亢進が否定的である症例のChE高値は遺伝性ChE異常症（C_5アノマリー）が示唆され，サクシニルコリン抵抗性の可能性を考慮します．
●採血から分離までは室温または4℃で24時間以内は，活性が安定しています．
●測定には血清，またはCa^{2+}を除去しない抗凝固薬（ヘパリンなど）で得られた血漿を用います．
●女性は男性より低値を示し，女性ホルモンの影響で妊娠や月経時に低下します．

慶應義塾大学医学部 臨床検査医学 准教授　涌井昌俊

LD と LD アイソザイム

lactate dehydrogenase (LDH) and LDH isozymes

基準値	下記参照

基準値

LD：UV 法（IFCC 法）
　　血清　120〜245 U/L
LD アイソザイム：電気泳動法（アガロース膜）
　　LD1　20〜32 %，LD2　28〜35 %，LD3　21〜27 %，LD4　6〜13 %，LD5　4〜14 %

LDとは?

- ●LD は乳酸脱水素酵素（lactate dehydrogenase）の略で LDH と呼ばれることもあります．
- ●各種臓器（肝，心，腎，肺，血球など）や悪性腫瘍の細胞質に多く含まれています．
- ●スクリーニングとして，異常の有無を調べるときに用います．
- ●疾患による異常を認めた場合は，その病状の経過観察に有用です．
- ●2020 年度に測定法が JSCC 法から IFCC 法に変更されましたが，通常の検体では基準範囲の変更はありません．
- ●LD は H（heart）型と M（muscle）型の 2 つのサブユニットからなる 4 量体でできています．
- ●LD アイソザイムには，LD1（H4），LD2（H3M1），LD3（H2M2），LD4（H1M3），LD5（M4）の 5 つがあります．
- ●LD1，2 は心，腎，赤血球，平滑筋に，LD2，3，4 は白血球，肺に，LD5 は肝，骨格筋（白筋）に多く認めます．
- ●サブユニットの H は M より血中の半減期が長いため，例えば心筋梗塞による LD1 の上昇は長引きますが，急性肝障害による LD5 の上昇はより早く正常化します．
- ●特に LD5 が多く含まれる検査検体は，測定法の IFCC 法への変更に伴い，測定値が JSCC 法より低下することが判明しており，時系列での比較の際には注意が必要です．

LDが異常値を示す場合

■LD が異常高値を示す場合

- ●組織の変性や壊死で細胞から LD が逸脱する場合
　心筋梗塞，肺梗塞，腎梗塞，脳梗塞，急性肝炎，慢性肝炎，肝硬変，悪性貧血，溶血性貧血，心不全，腎不全，筋疾患，ウイルス感染症，甲状腺機能低下症，各種臓器の損傷壊死など
- ●腫瘍細胞が LD を産生している場合
　白血病，リンパ腫，悪性腫瘍（胃癌，大腸癌，肝癌，胆管癌，子宮癌，前立腺癌，精巣腫瘍，肉腫など）
- ●その他の場合

LD 結合性免疫グロブリン，新生児，妊娠（軽度上昇），採血後の溶血など

■ **LD が異常低値を示す場合**

● 稀で，病的ではないことが多い

LD アイソザイム異常（H サブユニット欠損），LD 活性阻害を起こす免疫グロブリンが存在する場合など

■ **LD1，2 の上昇**

● 心筋梗塞，腎梗塞，溶血性疾患，悪性貧血

■ **LD2，3 の上昇**

● リンパ腫，白血病，悪性腫瘍，肺梗塞，膵炎，筋疾患

■ **LD3，4，5 の上昇**

● 悪性腫瘍

■ **LD5 の上昇**

● 肝疾患

他の検査との関わり

● LD 単独ではなく，AST，ALT，CK などが同時上昇することが多いです．
● 臓器障害の部位を絞り込む一助として，LD と AST の比を調べる方法があります．これは血球や悪性腫瘍では LD が相対的に多く，肝には AST が相対的に多いことを利用しています．

LD/AST ＞ 10　溶血性疾患，白血病，リンパ腫，悪性腫瘍など

LD/AST ＝ 10 程度　心筋梗塞，肺梗塞など

LD/AST ＜ 10　肝障害

異常値になるしくみ

● LD を多く含む細胞が変性，壊死を生じたときに，その細胞質から血中に逸脱して高値になります．
● 数百人に一人程度ですが，免疫グロブリンが LD と結合して高値（または低値）になることがあります．このことが病変に関連して生じることも，病的意義のないこともあります．

看護に役立つ知識

● 採血時の溶血や，採血後に放置された検体で溶血を生じ，LD が高値になることがあります．
● 新生児の LD は成人の約 2 倍程度を呈し，14 歳ころから成人の基準値と同等になります．

四谷メディカルキューブ 内科診療部長　**伊藤愼芳**

CK（クレアチンキナーゼ）と CK アイソザイム

creatine kinase（CK）and CK isozymes

基準値 下記参照

基準値

CK（UV 法：JSCC 標準化対応法）　男性　50〜230 IU/L
　　　　　　　　　　　　　　　　　女性　50〜210 IU/L
CK-MB　（CLIA 法）　　　　　　7.5 ng/mL 以下
電気泳動法　CK-BB　0〜2％，CK-MB　0〜6％，CK-MM　87〜98％

CKとは？

● CPK（クレアチンフォスフォキナーゼ）と呼ばれることもあります．
●クレアチンと ATP からクレアチンリン酸と ADP を生じる反応を媒介する酵素で，筋細胞などに多く含まれています．
● CK には M と B の 2 つのサブユニットがあり，2 つが組み合わさった 2 量体となっているため，MM（骨格筋型），BB（脳型），MB（心筋型）という，3 つの異なるアイソザイムが存在します．
● CK-MM は主として骨格筋に，CK-BB は脳，平滑筋に，CK-MB は心筋に高濃度に認めます．
●通常は，CK-MM が 95％以上ですが，CK-MB は心筋障害には特異的であり，上昇しているときは急性心筋梗塞の診断上，有用な指標となります．

異常値を示す場合

● CK を多く含む筋細胞が変性，壊死を生じたときに，血中に逸脱して上昇します．
●免疫グロブリンと結合したマクロ CK により，CK 上昇を認めることがあります．病的意義が乏しいことが多いですが，悪性腫瘍や膠原病に関連する場合もあります．

■CK が異常高値を示す場合
●筋疾患（横紋筋融解症，筋ジストロフィー，多発性筋炎，皮膚筋炎など），運動後，筋肉注射後，脳血管障害，頭部外傷，てんかん（大発作時），心筋梗塞，甲状腺機能低下症，心筋炎，副甲状腺機能低下症，糖尿病，悪性高熱症，悪性腫瘍，溶血（赤血球のアデニレートキナーゼによる）

■CK が異常低値を示す場合
●甲状腺機能亢進症，全身性エリテマトーデス，シェーグレン症候群，関節リウマチ，妊娠など

■CK-MM の上昇
●骨格筋の異常を示します．なお内分泌疾患に伴う筋障害のこともあります．
●筋疾患（横紋筋融解症，筋ジストロフィー，多発性筋炎，皮膚筋炎など），運動後，筋肉注射後，てんかん（大発作時），甲状腺機能低下症，副甲状腺機能低下症，糖尿病など

■CK-MB の上昇
●心筋障害に特異的です．心筋梗塞の場合，発症 2〜4 時間後には上昇し，24 時間程度でピークと

なり，3〜5日で正常化します.

●心筋梗塞，心筋炎，開心術後，一酸化炭素中毒など

■ CK-BB の上昇

●通常は中枢神経障害を示しますが，平滑筋由来の場合も稀にあります．また，悪性腫瘍で出現することもあります.

●脳血管障害，頭部外傷，悪性高熱症，悪性腫瘍，腎不全，消化管の壊死など.

他の検査との関わり

●筋障害では，AST，LD も上昇します.

●心筋梗塞では，CK，AST，LD の順に上昇します．これは，分子量の小さい順に血中に逸脱しやすいからと考えられています（分子量は CK 8.2 万，AST 9.5 万，LD 14 万）.

異常値になるしくみ

●筋細胞が変性，壊死を生じたときに，血中に逸脱し，数値の大きさは障害の大きさを反映しています.

● CK の半減期はアイソザイムで異なり，MM は 15 時間，MB が 12 時間，BB が 3 時間です．CK-BB の異常があまり認められないのは，血液脳関門を通過しにくいことと，半減期が短いことも関係していると思われます.

●このほか，マクロ CK 血症といって，免疫グロブリンと結合した CK により，CK 上昇を認めることがあります．多くは病的意義が乏しいですが，悪性腫瘍や膠原病に関連する場合もあります.

看護に役立つ知識

●男女で正常値が異なるのは，主として筋肉量の違いからです．したがって，体格による個人差も大きいです.

●手術やけが，高度の運動，咳が続いていた場合，筋肉注射などでも上昇するので留意しておきましょう．また，痙攣や採血時の大泣きでも上昇することがあります.

●一方で，胸痛を訴えている場合の CK 上昇は心筋梗塞を考慮する必要があり，重要な異常所見となります.

四谷メディカルキューブ 内科診療部長　伊藤愼芳

アミラーゼとアミラーゼアイソザイム

amylase and amylase isozymes

| 基準値 | 下記参照 |

基準値

アミラーゼ（酵素法：JSCC 標準化対応法）　血清 39～134 U/L
　　　　　　　　　　　　　　　　　　　　尿 57～813 U/L

膵アミラーゼ（免疫阻害法）　　　　　　　血清 17～50 IU/L

アミラーゼアイソザイム（電気泳動法）　　血清 P 30～60 %，S 40～70 %
　　　　　　　　　　　　　　　　　　　　尿 P 55～90 %，S 10～45 %

アミラーゼとは？

● でんぷんやグリコーゲンなどの糖類を分解する消化酵素で，α-1,4 グリシド結合に作用します．
● 血液および尿で測定可能です．腎から約 1/3 が排泄され，他は体内で分解されます．
● 膵と唾液腺から分泌されていますが，他の臓器にも認められます．
● 膵と唾液腺では，それぞれ分子構造の異なる膵型，唾液腺型アイソザイムを作るため，アミラーゼの由来はアイソザイムで確かめることができます．
● マクロアミラーゼ血症では，アミラーゼが免疫グロブリンと複合体を形成しています．アイソザイムでは，膵型にも唾液腺型にも該当しない異常バンドを生じます．無症状で病的意義はほとんどありません．

異常値を示す場合

● 膵組織や唾液腺組織が破壊されると，アミラーゼが血液へ流入し高値となります．膵炎や耳下腺炎などで生じます．
● 膵液がうっ滞すると，膵酵素は血中に逆流して高値となります．例えば，膵石や膵癌による膵管の閉塞のほか，総胆管結石が乳頭部で結石した場合や乳頭部癌でも膵管の狭窄・閉塞をきたすことがあります．また，唾石により唾液腺でうっ滞が生じた場合も同様です．
● アミラーゼを産生する腫瘍で上昇することがあります．この場合，唾液腺型アミラーゼと同等か，わずかに変異のあるものとされています．
● 腎障害が高度になると腎からの排泄が低下し，血中のアミラーゼが上昇します．
● 免疫グロブリンとアミラーゼが結合して複合体を形成するマクロアミラーゼ血症の場合も，腎から排泄されにくくなり，アミラーゼは高値となります．
● 膵組織が荒廃した状態や，手術で切除された場合には，異常低値となることがあります
■ アミラーゼが異常高値を示す場合
● 膵疾患（急性膵炎，慢性膵炎，膵仮性嚢胞，膵損傷，膵癌），他の原因による膵液うっ帯（良性乳頭

狭窄，乳頭部癌，胆管癌，胆管結石症），消化性潰瘍，腸閉塞，腹膜炎，子宮外妊娠，肝硬変，腎不全，耳下腺炎，唾液腺炎，唾石症，膵・唾液腺・耳下腺への放射線照射，肺炎，異所性アミラーゼ産生（肺癌，卵巣癌，前立腺癌，大腸癌，乳癌），糖尿病性ケトーシス，広範囲熱傷，マクロアミラーゼ血症

■アミラーゼが異常低値を示す場合
- ●慢性膵炎，膵癌，糖尿病，膵切除後状態，耳下腺・唾液腺摘出後，放射線照射後

■膵型アミラーゼの上昇
- ●急性膵炎，慢性膵炎，膵仮性嚢胞，膵損傷，膵癌，良性乳頭狭窄，乳頭部癌，胆管癌，胆管結石症，消化性潰瘍，腸閉塞など

■唾液腺型アミラーゼの上昇
- ●耳下腺炎，唾液腺炎，唾石症，膵・唾液腺・耳下腺への放射線照射，異所性アミラーゼ産生（肺癌，卵巣癌，前立腺癌，大腸癌，乳癌など），劇症肝炎，糖尿病性ケトーシス，広範囲熱傷

■膵型でも唾液腺型でもない場合
- ●マクロアミラーゼ血症

他の検査との関わり

- ●膵酵素の逸脱を示す方法には，膵アミラーゼまたはアイソザイムを調べる他にも，リパーゼ，エラスターゼ I，トリプシンを調べて判断することができます．
- ●急性膵炎では，アミラーゼ，リパーゼが比較的早期に正常化しますが，エラスターゼ I は異常が遷延するので，腹痛発作後 1～2 週経過しているときには有用です．
- ●膵炎の病勢を反映する血液検査での指標としては，例えば膵分泌性トリプシンインヒビター（PSTI）やエラスターゼ I などがあります．

異常値になるしくみ

- ●膵細胞または唾液腺細胞が変性，壊死を生じたときに，血中に逸脱して上昇します．
- ●腎障害で排泄が低下した場合，血中アミラーゼは高値になります．
- ●免疫グロブリンと結合したマクロアミラーゼは，分解，排泄されにくいため，血中アミラーゼは高値になります．
- ●放射線治療の影響では，当初は細胞破壊からアミラーゼは上昇し，治療後は線維化の影響でアミラーゼは低下します．

看護に役立つ知識

- ●腹痛でアミラーゼが正常上限の 3 倍以上あるときは，まず膵炎を考慮しますが，消化管穿孔，腸閉塞，子宮外妊娠などの急性腹症の可能性も残ります．
- ●膵炎の重症度は，必ずしもアミラーゼ上昇の程度と一致しないとされています．
- ●急性膵炎によるアミラーゼ上昇は，通常は発作後数日で正常化するので，1 週間以上遷延するときは，膵仮性嚢胞などの合併症が生じていないか疑います．

四谷メディカルキューブ 内科診療部長 **伊藤愼芳**

トロポニンT とミオグロビン

troponin T, myoglobin

基準値　下記参照

基準値

高感度心筋トロポニンT	（簡易キット）陰性
	（ECLIA 法）0.014 ng/mL 以下
	急性心筋梗塞診断のカットオフ値　0.100 ng/mL
ミオグロビン	（簡易キット）陰性
	（CLIA 法）血清　60 ng/mL 以下

トロポニンTとは？

- ●トロポニン複合体の一部で，筋肉の収縮調節を行う構造蛋白です.
- ●心筋トロポニン T は骨格筋と異なり，心筋に特異的です.
- ●現在の高感度トロポニン T は心筋梗塞の発症 3 時間以内から異常を示し，10〜14 日程度高値が続きます.
- ●高感度トロポニン T は心筋梗塞などの急性冠動脈症候群で診断感度が優れ，特異度も高いため，ガイドラインで検査が推奨されています.
- ●急性冠動脈症候群以外で異常高値となる場合には，心筋炎や慢性心不全があり，腎から排出されるため腎不全例でも高値になることがあります.

ミオグロビンとは？

- ●心筋および骨格筋の筋細胞のヘム蛋白で，酸素をヘモグロビンから受け取り，筋細胞に提供しています.
- ●心筋および骨格筋に多く含まれています.
- ●ミオグロビンは，心筋梗塞発症後 1〜3 時間で上昇し，6〜9 時間でピークとなり，18〜24 時間で正常化するとされています.
- ●血中ミオグロビンが高濃度のときは，腎から排泄されるため尿でも検出されます.

異常値を示す場合

■トロポニン T が異常高値を示す場合
- ●心筋細胞が傷害された場合：心筋梗塞，狭心症，心筋炎，心不全

■ミオグロビンが異常高値を示す場合
- ●横紋筋・心筋の筋細胞が傷害された場合：筋疾患（横紋筋融解症，筋ジストロフィー，多発性筋炎，

皮膚筋炎など), 心筋傷害 (心筋梗塞, 狭心症, 心筋炎)

他の検査との関わり

●筋傷害では, CK, AST, LD などの酵素も上昇します.
●トロポニン T と同様なマーカーにトロポニン I があります.
●心筋のバイオマーカーとして, 高感度心筋トロポニンは CK, CK-MB, ミオグロビンやその他のマーカーより感度が優れており, 特異性も高いため繁用されています.

異常値になるしくみ

●トロポニン T では心筋細胞が, ミオグロビンでは心筋細胞または筋細胞が, 変性, 壊死を生じたときに, 血中に逸脱して上昇します.
●トロポニン T は, 心筋細胞の構造蛋白ですが約 6 ％が細胞質にもあります. ミオグロビンは細胞質の可溶性分画にあります.
●トロポニン T (またはトロポニン I) は高感度の測定が可能になり, 心筋梗塞の超急性期での診断やリスク評価に有用であるほか, 心不全で心筋傷害がある場合にも検出されますが, 心不全の予後予測にも使われます.

看護に役立つ知識

●心筋トロポニンにはベッドサイドで迅速診断が可能なキットがあります.
●胸痛などの症状から心筋虚血が疑われますが, 心電図で ST 上昇を認めないとき, 心筋のバイオマーカーが有用で, 心筋トロポニンが推奨されています. 異常があれば再灌流療法 (心臓カテーテル検査) の適応を検討します.
●心筋虚血が疑われますが心筋トロポニンに上昇がない場合は, 偽陰性を考慮して, 高感度心筋トロポニン T なら 1〜3 時間後に再検します.

四谷メディカルキューブ 内科診療部長 　伊藤愼芳

ビリルビン

bilirubin

| 基準値 | 総ビリルビン：0.4〜1.5 mg/dL，
直接型：0〜0.3 mg/dL，間接型：0〜0.8 mg/dL |

ビリルビンとは？

●ビリルビン（bilirubin）は，生理的には，寿命がきた老化赤血球の破壊により生じたヘモグロビンが分解されることによって生成されます．

●網内系（主に脾臓）でヘモグロビンから生成されたビリルビン（非抱合型ビリルビン）は間接ビリルビンともいい，肝臓に運ばれ，肝臓でグルクロン酸抱合を受けて抱合型ビリルビン（直接ビリルビンともいいます）になり，胆汁中へ排泄されます．

●そのため，肝臓の疾患や，胆汁の排泄障害をきたす閉塞性黄疸などで血中に流出し，血中濃度が上昇します．

●血中ビリルビン値が2〜3 mg/dL以上の高値を呈すると，黄疸として視診で捉えることができます．

●ビリルビン値の測定は，ビリルビン排泄障害をきたす肝胆道疾患のほか，生成亢進をきたす血液疾患の診断・病態の把握にも重要です．

異常値を示す場合

●健常人の血清総ビリルビン値は，0.4〜1.5 mg/dLの範囲にあります．

●血清総ビリルビン値が1.2 mg/dLを超えて増加した状態（高ビリルビン血症）を黄疸といい，2〜3 mg/dL以上に増加すると，肉眼で捉えられる顕性黄疸となります．

●血清ビリルビン値上昇の原因は，肝前性，肝性，肝後性に大別されます．

●肝前性高ビリルビン血症は主に溶血によるため溶血性黄疸ともいわれ，間接ビリルビンの増加をきたした状態です．ビリルビンの産生増加に伴い尿中ウロビリノーゲンが増加しますが，非抱合型ビリルビンは尿中へは排泄されないので，尿ビリルビンは陰性です．

●肝性高ビリルビン血症は，体質性黄疸・肝細胞性黄疸・肝内胆汁うっ滞に分類されます．

●体質性黄疸ではビリルビン値は高くなりますが，通常，肝・胆道系酵素の異常はみられません．

●肝細胞性黄疸は肝細胞自体の障害，破壊によるもので，ウイルス肝炎やアルコール性肝炎，薬剤性肝炎などが原因となります．直接ビリルビンの増加が主です．

●肝後性高ビリルビン血症は閉塞性黄疸と同義であり，太い胆管レベルの胆汁流出障害が原因となります．胆汁流出の減少に伴い，灰白色便，尿中ウロビリノーゲンの陰性化，血清総コレステロール値の増加をきたします．

●新生児期は出生直後では肝機能の発達が未熟であるため，生理的に非抱合型ビリルビンが上昇傾向を示し，他の原因も加わって高頻度に高ビリルビン血症を呈します．生後2日までは母児血液型不適合による溶血，3〜7日では未熟な発達による生理的黄疸，1〜8週では，先天的な溶血性疾患，体質性黄疸，甲状腺機能低下症などにより間接型高ビリルビン血症を呈します．生後1〜2ヵ月になると胆汁排泄に関する代謝過程の未熟さに起因する黄疸や，ウイルス，細菌などの感染による肝炎，各種の代謝異常，胆道系の解剖学的異常，薬物性あるいは特発性の原因により新生児胆汁うっ

滞を生じます．高ビリルビン血症は光線療法で治療可能であり，生後48時間以内に総ビリルビン値が17 mg/dL以上になると適応となります．血漿交換は光線療法の進歩で適応が減少していますが，総ビリルビン値が20 mg/dLを超えるか，光線療法するにもかかわらずビリルビン値が上昇する場合に適応となります．

他の検査との関わり

● 肝障害で肝細胞の障害が主体のときは，AST，ALTも高値をとります．
● 肝内胆汁うっ滞や閉塞性黄疸など，胆汁の排出・流出障害が主体である場合は，胆道系酵素であるALPやγ-GTが上昇します．
● ビリルビンは腸管内でウロビリノーゲンに代謝され，その後便中に排泄されますが，腸肝循環をして一部は大循環に入り，腎臓から尿中に排泄されるため，ウロビリノーゲンは健常人でも弱陽性となります．
● 肝細胞障害や溶血性黄疸時には，尿ウロビリノーゲンは強陽性になります．
● 胆汁うっ滞・閉塞黄疸など，胆汁が胆道に排泄されない場合には，ウロビリノーゲンの産生がなくなるため，尿中ウロビリノーゲンは陰性となります．
● 溶血の際は間接ビリルビンが増加しますが，同時に赤血球に含まれるLDHが逸脱し，血中濃度が上昇します．またハプトグロビンはヘモグロビンと結合し網内系に取り込まれるため，溶血が存在する場合は低下します．

高値を示す場合（表1）

表1　考えうる原因と疾患

総ビリルビン	肝細胞障害：急性肝炎・劇症肝炎（ウイルス性，薬剤性），アルコール性肝炎，赤血球貪食症候群，慢性肝炎増悪期，自己免疫性肝炎活動期，肝硬変活動期，肝硬変末期，うっ血肝
	肝内胆汁うっ滞：胆汁うっ滞性肝炎，薬剤性胆汁うっ滞，原発性胆汁性胆管炎，原発性硬化性胆管炎
	閉塞性黄疸：胆管癌，胆管結石，乳頭部癌，膵頭部癌
	体質性黄疸：ジルベール症候群，クリグラー－ナジャール症候群，デュビン－ジョンソン症候群，ローター症候群
間接ビリルビン	溶血性貧血：薬剤性溶血性貧血，アルコール性肝硬変に伴う溶血性貧血（ジーヴ症候群），弁置換をした弁膜症，細小血管破壊性貧血，遺伝性球状赤血球症，自己免疫性溶血性貧血，異常ヘモグロビン血症，サラセミア
	重症肝障害：劇症肝炎
	体質性黄疸：ジルベール症候群，クリグラー－ナジャール症候群（成人の場合はⅡ型）
	肝炎後高ビリルビン血症
	生理的：長期の絶食
直接ビリルビン	肝細胞障害：急性肝炎（ウイルス性，薬剤性），アルコール性肝炎，赤血球貪食症候群，慢性肝炎増悪期，自己免疫性肝炎活動期，肝硬変
	肝内胆汁うっ滞：胆汁うっ滞性肝炎，薬剤性胆汁うっ滞，原発性胆汁性胆管炎，原発性硬化性胆管炎
	閉塞性黄疸：胆管癌，胆管結石，乳頭部癌，膵頭部癌
	体質性黄疸：デュビン－ジョンソン症候群，ローター症候群

異常値になるしくみ（図1）

● ビリルビンは，主に老化赤血球の破壊により生じたヘモグロビンの分解によって，脾・骨髄の網内系や肝のクッパー細胞でつくられます．血中に出たビリルビンは非抱合型ビリルビン（間接ビリルビン）と呼ばれ，水に不溶性で，通常アルブミンと結合しています．

●間接ビリルビンは肝臓に取り込まれ，肝臓においてグルクロン酸による抱合を受け，抱合型ビリルビン（直接ビリルビン）となります.

●直接ビリルビンは肝細胞から胆汁とともに胆道へ排泄され，代謝されて便中へ排泄されます.

●以上の過程で障害が生じるとビリルビンが血中に流出し，高ビリルビン血症を呈します.

●溶血の場合はビリルビンの産生過剰が原因となり，間接ビリルビンが高値となります.

●肝炎などの肝細胞障害では，肝細胞中に存在していた直接ビリルビンが血中に流出することと，間接ビリルビンを肝細胞が取り込めなくなることが原因です. そのため，直接ビリルビン優位の高ビリルビン血症となります.

●肝内胆汁うっ滞および閉塞性黄疸では，直接ビリルビンの排泄障害が原因となります. そのため，直接ビリルビンが高値となります.

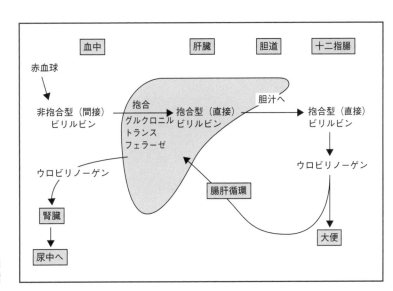

**図1　ビリルビンの生成とウロ
　　　ビリノーゲンの腸肝循環**

●視診で眼球結膜に黄疸を認めることができるのは，血清総ビリルビン値が2〜3mg/dL を超える場合です.

●黄疸を認めた場合，あるいは血清総ビリルビン値が高値である場合，総ビリルビン値だけでなく，間接型，直接型を測定して両者を区別することで，どの部位での障害かを把握することが必要です.

●間接ビリルビンが増加している場合は溶血性黄疸を，直接ビリルビンが増加している場合は肝・胆道疾患を考えます.

●直接ビリルビン優位の黄疸である場合は，肝細胞性の黄疸か閉塞性黄疸かを鑑別するために超音波検査を行い，総胆管や肝内胆管の拡張の有無を調べます.

●重症肝炎や劇症肝炎，非代償期肝硬変では，肝細胞の絶対数の減少に伴い間接ビリルビンの割合が増加してきます. 総ビリルビン（T）に対する直接ビリルビン（D）の比（D/T 比）は，劇症肝炎の重症度の指標として用いられています. 肝細胞性の高ビリルビン血症であるのに間接ビリルビンが高い場合は重症の肝障害を意味し，予後不良の指標です.

●ビリルビン値が高いのみで他の肝機能検査成績が異常でない場合は，体質性黄疸を考えます. 間接ビリルビンが高値をとる場合と直接ビリルビンが高値をとる場合があります.

●尿中には抱合型（直接）ビリルビンのみが排泄されます. 非抱合型（間接）ビリルビンは尿中には出ません. したがって，溶血性黄疸では尿中ビリルビンは陰性です.

●絶食が長時間であれば間接ビリルビン値が高くなります. 特に体質性黄疸であるジルベール症候群で顕著です.

●黄疸を生じる原因・病態によって黄疸の色調は異なります. 溶血性黄疸では淡黄緑色調（レモン色），肝細胞性黄疸ではオレンジ調を呈し，慢性胆汁うっ滞，閉塞性黄疸が長引くと暗緑色調になります.

●柑橘類（みかんなど）の多食による皮膚の黄染はカロチンによるものであり，黄疸とは区別します.

国際医療福祉大学 福岡保健医療学部 名誉教授　石橋大海

総コレステロール

基準値 酵素法：120〜220 mg/dL

総コレステロールとは？

- ●コレステロールは脂質の一種であり，細胞膜の成分，ステロイドホルモンや胆汁酸の前駆体として重要です．
- ●コレステロールは，血中では遊離コレステロールまたはコレステロールエステルの形をとり，アポ蛋白と結合してリポ蛋白として存在します．
- ●リポ蛋白のうち，LDL はコレステロールを末梢に運搬し，HDL は末梢から肝臓の逆転送に関与します．
- ●血中のコレステロールの約 75 ％は LDL コレステロールとして，約 25 ％は HDL コレステロールとして存在します．
- ●総コレステロールは，さまざまな種類のリポ蛋白と結合して存在するコレステロールをすべて合計したものです．

異常値を示す場合

- ●高コレステロール血症は，WHO の脂質異常症（高脂血症）の分類のうちⅡa 型，Ⅱb 型を呈することが多く，Ⅰ型，Ⅲ型，Ⅳ型，Ⅴ型を呈する場合もあります．
- ●コレステロールは，食事からの摂取過剰，カロリー摂取過剰，運動不足，肥満により上昇します．
- ●女性の場合，しばしば閉経後にコレステロールが上昇します．
- ●家族性高コレステロール血症は，ヘテロ接合体の頻度が 500 人に 1 人で，日常診療でよくみられる遺伝性疾患です．
- ●二次性の高コレステロール血症は，甲状腺機能低下症，ネフローゼ症候群，閉塞性黄疸，ステロイドホルモン薬の服用などで認められます．

他の検査との関わり

- ●トリグリセライド（TG），HDL コレステロール，LDL コレステロールを同時に測定します．
- ●保険診療では，コレステロール，HDL コレステロール，LDL コレステロールのうち，主な 2 項目のみ算定するとなっています．
- ●リポ蛋白分画，アポ蛋白を測定することがあります．
- ●リポプロテイン（a）〔Lp（a）〕を測定することがあります．
- ●レムナント様リポ蛋白（RLP）を測定することがあります．
- ●総コレステロール，HDL コレステロール，TG から，LDL コレステロールを計算することができます（LDL コレステロールの項目を参照してください）．
- ●総コレステロールから HDL コレステロールを引いた値を，non HDL コレステロールと呼びます．

高値を示す場合 (表1) / 低値を示す場合 (表2)

表 1　高値を示す場合，考えられる原因と疾患

原発性	二次性
家族性高コレステロール血症，家族性アポ蛋白 B-100 異常症，家族性複合型高脂血症，家族性Ⅲ型高脂血症，原発性高カイロミクロン血症，家族性Ⅴ型高脂血症，家族性高 HDL 血症	内分泌代謝疾患：甲状腺機能低下症，クッシング症候群，肥満，神経性食思不振症，ウェルナー症候群，妊娠 肝疾患：閉塞性黄疸，肝癌 腎疾患：ネフローゼ症候群 薬剤：ステロイドホルモン，サイアザイド

表 2　低値を示す場合，考えられる原因と疾患

原発性	二次性
合成・吸収障害：無βリポ蛋白血症，低βリポ蛋白血症，アポ蛋白 B 異常症 異化・排泄促進：アポ蛋白 B 異常症	合成・吸収障害：慢性肝炎，肝硬変，慢性膵炎，慢性腎炎，吸収不良症候群，アジソン病，悪性腫瘍の一部 異化・排泄促進：甲状腺機能亢進症，貧血，白血病，リンパ腫，脾腫，感染症

異常値になるしくみ

- リポ蛋白の代謝を図1に示します．コレステロールは肝臓で合成され，TG とともに VLDL として分泌されます．VLDL は末梢組織のリポ蛋白リパーゼ (LPL) により TG が水解され IDL となり，さらに肝性トリグリセライドリパーゼ (HTGL) により TG が水解され LDL となります．LDL は LDL 受容体を介して肝外組織に取り込まれ分解，利用されます．LDL の一部は，スカベンジャー受容体を介してマクロファージに取り込まれます．
- 高コレステロール血症，低コレステロール血症とも，原発性，二次性のものがあります．
- 家族性高コレステロール血症は，LDL 受容体の異常による LDL の異化障害が主な原因です．
- 家族性Ⅲ型高脂血症は，アポ E の異常をもとにレムナントの代謝障害により，異常なリポ蛋白である β-VLDL が著しく増加します．

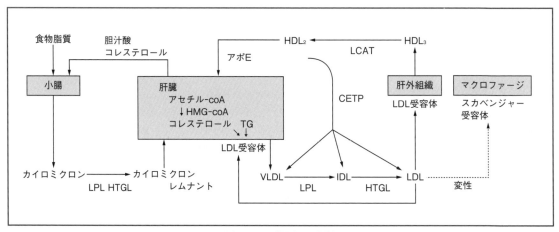

図 1　リポ蛋白の代謝

●コレステロールは，日内変動，食事の影響が少ないため，食後の採血でも評価できます.

●現在，動脈硬化のリスクの判定や治療効果の判定には総コレステロールではなく LDL コレステロールが用いられますが，総コレステロールは脂質異常症のスクリーニング検査と位置づけられます.

市立札幌病院 糖尿病・内分泌内科 部長　和田典男

HDL コレステロール

high density lipoprotein-cholesterol

基準値 酵素法：40〜70 mg/dL

HDLコレステロールとは？

● HDL コレステロール（HDL-C）は，血清コレステロールのうち，高比重リポ蛋白（HDL）分画中に存在するコレステロールを測定したものです．
● HDL は比重 1.063〜1.210 の高密度のリポ蛋白で，コレステロールの末梢から肝臓への逆転送を行っています．
● HDL は比重によって，軽く大きい HDL_2 と，重く小さい HDL_3 に分けられます．
● HDL コレステロールは，コレステロールの測定値に影響を及ぼします．
● HDL は抗動脈硬化作用をもちます．

異常値を示す場合

● HDL コレステロールは，食事内容，運動不足，肥満，喫煙によって低下します．
● HDL コレステロールは，運動，体重減少，妊娠によって上昇します．
● 原発性高 HDL 血症の代表的な原因である家族性コレステロールエステル転送蛋白（CETP）欠損症は，日本人の 30 人に 1 人以上に認められます．

他の検査との関わり

● コレステロール，LDL コレステロール，トリグリセリドを同時に測定します．
● HDL_2 コレステロール，HDL_3 コレステロールを測定することがあります．
● リポ蛋白分画，アポ蛋白を測定することがあります．
● CETP 活性，LCAT 活性，リポ蛋白リパーゼ（LPL）活性，肝性トリグリセリドリパーゼ（HTGL）活性を測定することがあります．

高値を示す場合（表1）/ 低値を示す場合（表2）

表1　高値を示す場合，考えうる原因と疾患

原発性	二次性
家族性 CETP 欠損症，HTGL 欠損症，アポ C-Ⅲ異常症	原発性胆汁性肝硬変，薬剤（ニコチン酸，クロフィブレート，インスリン，フェニトイン，エストロゲン），妊娠，運動，やせ

表2　低値を示す場合，考えうる原因と疾患

原発性	二次性
アポA-Ⅰ欠損症，アポA-Ⅰ/C-Ⅲ/A-Ⅳ欠損症，アポA-Ⅰ異常症，タンジール病，魚眼症，家族性低HDL血症，LCAT欠損症	薬剤（プロブコール，サイアザイド，βブロッカー，男性ホルモン），喫煙，食事（高糖質食，多価不飽和脂肪摂取過多），運動不足，肥満，急性および慢性肝炎，慢性膵炎，腎不全，貧血，感染症，アミロイドーシス

異常値になるしくみ

● HDLの代謝を図1に示します．末梢組織の遊離コレステロールは幼弱HDLに引き抜かれHDL$_3$になり，HDL$_3$はLCATにより遊離コレステロールがエステル化され，粒子の大きなHDL$_2$になります．HDL$_2$は肝臓に取り込まれます．一方，HDL$_2$のエステル型コレステロールはCETPによってVLDL，IDL，LDLへ転送され，末梢組織で利用されるか肝臓に取り込まれます．

● HDLの代謝はLCAT，CETP，HTGLなどの活性に規定されています．これらの遺伝性の異常または二次性の変化によりHDL，コレステロールの異常をきたします．またアポ蛋白（アポA-Ⅰ，アポC-Ⅲなど）の異常によりHDLの異常が起こります．

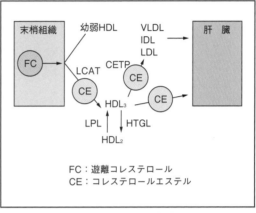

FC：遊離コレステロール
CE：コレステロールエステル

図1　HDLの代謝

看護に役立つ知識

● HDLコレステロールは，日内変動，食事の影響は少ないので，食後の採血でも評価できます．

● HDLコレステロール低値は，単独で動脈硬化性疾患の危険因子です．

● 空腹時の採血でHDLコレステロール40 mg/dL未満の場合，脂質異常症と診断されます．

● HDLコレステロール40 mg/dL未満はメタボリック症候群を診断する項目の一つです（トリグリセリドの項を参照してください）．

● 動脈硬化性疾患予防のためのHDLコレステロールの管理目標値は，40 mg/dL以上です．

● HDLコレステロールが40 mg/dL以下の場合，摂取カロリーの制限，アルコールの制限，運動の励行，禁煙を勧めます．

● HDLコレステロールが高値であれば寿命が長いといわれますが，家族性CETP欠損症などによる100～120 mg/dL以上の高値は動脈硬化を助長します．

市立札幌病院 糖尿病・内分泌内科 部長　和田典男

LDL コレステロール

low density lipoprotein-cholesterol

基準値 酵素法（ホモジニアス法）：140 mg/dL 未満

LDLコレステロールとは？

● LDL コレステロール（LDL-C）は，血清コレステロールのうち，低比重リポ蛋白（LDL）分画中に存在するコレステロールを測定したものです．

● LDL は比重 1.019〜1.063 に分画されるリポ蛋白で，肝臓で合成され，コレステロールの末梢への運搬を行っています．

● 血清中のコレステロールのうち，LDL コレステロールは約 75 ％を占めます．

● LDL コレステロールは，動脈硬化性疾患の危険因子として最も重要です．

● LDL コレステロールは，計算によって求める場合と，直接測定法で測定する場合があります．

● 動脈硬化のリスクの判定や治療効果の判定には，LDL コレステロールを用います．

異常値を示す場合

● LDL コレステロールと総コレステロールは，通常並行して増減します（異常値を示す場合については，総コレステロールの項を参照してください）．

● 高 HDL コレステロール血症の場合は，LDL コレステロールと総コレステロールは並行しません．

他の検査との関わり

● コレステロール，HDL コレステロール（保険診療ではこれらに LDL コレステロールを加えた 3 項目のうち 2 項目のみ算定されます），トリグリセリドを測定します．

● 計算により LDL コレステロールを求める場合は，以下のように行います．

> **Friedewald の換算式**
> **LDL コレステロール＝総コレステロール － HDL コレステロール － トリグリセリド/5**
> （ただし，12 時間以上絶食した空腹時採血である必要があり，トリグリセリドが 400 mg/dL 以上の場合は，正確に評価できません．）

● 食後採血の場合またはトリグリセリドが 400 mg/dL 以上の場合，non-HDL-C（＝TC － HDL-C）を参考にします．

高値を示す場合 (表1) / 低値を示す場合 (表2)

表1　高値を示す場合，考えられる原因と疾患

原発性	二次性
家族性高コレステロール血症 家族性アポ B-100 異常症 家族性複合型高脂血症 家族性Ⅲ型高脂血症 原発性高カイロミクロン血症 家族性Ⅴ型高脂血症	内分泌代謝疾患：甲状腺機能低下症， 　クッシング症候群，肥満，神経性食 　思不振症，ウェルナー症候群，妊娠 肝疾患：閉塞性黄疸，肝癌 腎疾患：ネフローゼ症候群 薬　剤：ステロイドホルモン，サイア 　ザイド

表2　低値を示す場合，考えられる原因と疾患

	原発性	二次性
合成・ 吸収障害	無βリポ蛋白症，低βリポ蛋白 血症，アポ蛋白 B 異常症，アン ダーソン病，カイロミクロン停 滞病	慢性肝炎，肝硬変，慢性膵炎， 慢性腎炎，吸収不良症候群，ア ジソン病，悪性腫瘍の一部
異化・ 排泄促進	アポ蛋白 B 異常症	甲状腺機能亢進症，貧血，白血病， リンパ腫，脾腫，感染症

異常値を示すしくみ

●リポ蛋白の代謝，異常値を示すしくみについては，総コレステロールの項を参照してください.

●脂質管理目標値の決定方法は以下のとおりです.

1. 冠動脈疾患の既往あり→二次予防とします.

2. 糖尿病, 慢性腎臓病, 非心原性脳梗塞, 末梢動脈疾患のいずれかあり→高リスクとします.

3. 吹田スコアによる冠動脈疾患発症予測モデルを用いたリスク分類を行います.

 ①年齢:35〜44　30点, 45〜54　38点, 55〜64　45点, 65〜69　51点, 70以上　53点,

 ②性別:男性　0点, 女性　－7点, ③喫煙:喫煙有　5点, ④血圧:至適血圧(＜120 かつ＜80)　－7点, 正常血圧・正常高値血圧(120〜139かつ/または80〜89)　0点, I度高血圧(140〜159かつ/または90〜99)　4点, II度高血圧(160〜179かつ/または 100〜109)　6点, ⑤ HDL-C:＜40　0点, 40〜59　－5点, ≧60　－6点, ⑥ LDL-C:＜100　0点, 100〜139　5点, 140〜159　7点, 160〜179　10点, ≧180　11点,

 ⑦耐糖能異常:あり　5点, ⑧早発性冠動脈疾患家族歴:あり　5点

 吹田スコア「40点以下」→低リスク,「41-55点」→中リスク,「56点以上」→高リスクとします.

4. 危険因子を用いた簡易版リスク分類を行うこともできます.

 危険因子(喫煙, 高血圧, 低HDL-C血症, 耐糖能異常, 早発性冠動脈疾患家族歴)の個数をカウントします.

表3　危険因子を用いた簡易版リスク分類

性　別	年　齢	危険因子	分　類	性　別	年　齢	危険因子	分　類
男性	40〜59歳	0個	低リスク	女性	40〜59歳	0個	低リスク
		1個	中リスク			1個	低リスク
		2個以上	高リスク			2個以上	中リスク
	60〜74歳	0個	中リスク		60〜74歳	0個	中リスク
		1個	高リスク			1個	中リスク
		2個以上	高リスク			2個以上	高リスク

5. 1〜4によって評価したリスク分類に応じて管理目標値を決定します.

表4　リスク区分別管理目標値

治療方針	管理区分	脂質管理目標値 (mg/dL)			
		LDL-C	non-HDL-C	TG	HDL-C
一次予防	低リスク	＜160	＜190	＜150	≧40
	中リスク	＜140	＜170		
	高リスク	＜120	＜150		
二次予防	冠動脈疾患の既往	＜100 (＜70*)	＜130 (＜100*)		

＊家族性高コレステロール血症, 急性冠症候群, 糖尿病で他の高リスク病態
(日本動脈硬化学会 編:動脈硬化性疾患予防ガイドライン 2017年版)

市立札幌病院 糖尿病・内分泌内科 部長　和田典男

トリグリセリド

基準値	酵素法：50〜150 mg/dL

トリグリセリドとは？

● トリグリセリド (TG) は，グリセロールに脂肪酸がエステル結合したもので，血中の中性脂肪 (モノグリセリド，ジグリセリド，トリグリセリド) の 90 % 以上を TG が占めます．

● TG はエネルギー源として重要であり，余剰の TG は脂肪組織に貯蔵されます．

● TG を多く含むリポ蛋白は，カイロミクロンと VLDL です．

異常値を示す場合

● 高 TG 血症には高カイロミクロン血症，高 VLDL 血症，およびその両方があります．

● 高 TG 血症は，WHO の脂質異常症 (高脂血症) の分類では I 型，IV 型，V 型を示しますが，II b 型，III 型でもコレステロールとともに TG が上昇します．

● 高 TG 血症，低 TG 血症とも，原発性，二次性のものがあります．

● TG は，糖質摂取の過剰，アルコールの摂取，薬物などにより上昇します．

他の検査との関わり

● 総コレステロール，LDL コレステロール，HDL コレステロールを同時に測定します．

● TG が高値の場合は，血清リポ蛋白分画を測定し，カイロミクロンの出現，VLDL の上昇の有無を検討します．

● TG リッチリポ蛋白の中間代謝産物であるレムナント様リポ蛋白 (RLP) を測定することがあります．

● アポ蛋白，リポ蛋白リパーゼ (LPL) 活性，肝性トリグリセリドリパーゼ (HTGL) 活性を測定する場合があります．

表1 高値を示す場合

原発性
家族性 LPL 欠損症, 家族性アポ C-Ⅱ 欠損症, 家族性複合型高脂血症, 家族性Ⅲ型高脂血症, 家族性高トリグリセリド血症, 家族性Ⅴ型高脂血症

二次性
食事性：高エネルギー食, 高脂肪食, 高飽和脂肪食, アルコール摂取 **代謝疾患**：糖尿病, 糖原病, 痛風, 肥満 **内分泌疾患**：甲状腺機能低下症, クッシング症候群, 末端肥大症, 下垂体機能低下症, 妊娠 **肝・胆・膵疾患**：ジーヴ症候群, 閉塞性黄疸, 急性および慢性膵炎 **腎疾患**：ネフローゼ症候群, 尿毒症 **血液疾患**：高度の貧血, 多発性骨髄腫 **その他**：LPL に対する自己抗体 **薬　剤**：サイアザイド, β遮断薬, コレスチラミン, エストロゲン, ステロイドホルモン

表2 低値を示す場合

原発性
無βリポ蛋白血症, 家族性低βリポ蛋白血症

二次性
内分泌疾患：甲状腺機能亢進症, アジソン病, 下垂体機能低下症 **肝・膵疾患**：慢性肝炎, 肝硬変, 慢性膵炎 **消化器疾患**：吸収不良症候群 **その他**：がんの末期, 心不全, 過度のダイエット (特に若年者) **薬　剤**：ヘパリン, デキストラン硫酸

異常値になるしくみ

●カイロミクロンと VLDL の代謝を図1に示します. 食事由来の TG は小腸粘膜でカイロミクロンとなって血中を運ばれ, 末梢組織の LPL により TG が水解されます. 一方, 肝臓で合成された VLDL は末梢組織の LPL により TG が水解され, IDL を経て肝類洞の HTGL により TG が水解され, LDL に変換されます.

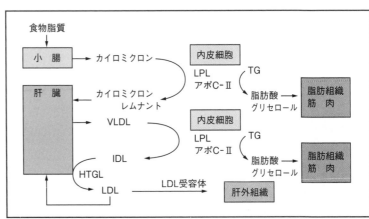

図1 カイロミクロンと VLDL の
　　代謝

- TG には明らかな日内変動があり，食後に著しく上昇するので，正確に評価するためには一晩絶食のうえ空腹状態で採血する必要があります．
- 空腹時の採血で TG が 150 mg/dL 以上の場合，脂質異常症と診断されます．
- TG が 500 mg/dL 以上の著明な高値になると，膵炎を起こす危険があります．
- 高 TG 血症は，HDL コレステロールの低下など他の因子と合併して，動脈硬化性疾患の危険因子となります．
- TG 150 mg/dL 以上は，メタボリック症候群を診断する項目の一つです．
- TG の管理目標値は 150 mg/dL 以下です．
- 高 TG 血症患者には，脂質摂取の制限，摂取カロリーの制限，アルコールの制限を行います．さらに運動療法や肥満の解消を勧めます．

表3　メタボリック症候群の診断基準

内臓脂肪蓄積 　ウエスト周囲径 　　（内臓脂肪量　男女とも≧ 100 cm^2 に相当	男性 ≧ 85 cm，女性 ≧ 90 cm
上記に加え以下のうち2項目以上	
高トリグリセリド血症 　　かつ / または 低 HDL コレステロール血症	≧ 150 mg/dL < 40 mg/dL
収縮期血圧 　　かつ / または 拡張期血圧	≧ 130 mmHg ≧ 85 mmHg
空腹時血糖	≧ 110 mg/dL

＊可能な限り CT スキャンなどで内臓脂肪測定を行うことが望ましい．
＊高トリグリセリド血症，低 HDL コレステロール血症，高血圧，糖尿病に対する薬物療法をうけている場合は，それぞれの項目に含める．

（日内会誌 94：794-809，2005 を参照して作成）

市立札幌病院 糖尿病・内分泌内科 部長　**和田典男**

3
血液生化学検査

血糖値

blood sugar, plasma glucose

基準値	73〜109 mg/dL

血糖とは？

● 糖はエネルギー代謝のマーカーのみならず，浸透圧にも影響する因子であり，糖尿病の診断，治療マーカーのみならず緊急時の患者アセスメントにも電解質などとならび必須の検査項目です．

● 基準範囲は算出されていますが，糖尿病の診断基準として用いられる臨床判断値が広く用いられており，空腹時血糖＜110 mg/dL が正常型，126 mg/dL 以上が糖尿病型を疑い再検あるいは HbA1c を確認，その間を境界型とします．随時血糖では 200 mg/dL を超えることがあれば再検あるいは HbA1c を確認し，糖尿病型であると判断します．

異常値を示す場合

● 血糖値の異常はインスリンの分泌不全，インスリンの作用低下（インスリン抵抗性）の他にもグルカゴン，成長ホルモン，ソマトスタチン，副腎皮質ホルモン，カテコラミン，甲状腺ホルモンの異常があります．グルカゴンはインスリンと相反して肝臓からの糖の放出を促進し血糖上昇作用があるため，グルカゴンの過剰産生は高血糖をひき起こします．同様にコルチゾールは筋肉などで糖新生を刺激します．これに対し成長ホルモン，甲状腺ホルモンはインスリン抵抗性を惹起します．レプチン欠乏はインスリン抵抗性を高め脂肪萎縮性糖尿病をひき起こします．また，ソマトスタチン，カテコラミンはインスリン分泌を直接抑制し，アルドステロンは低カリウム血症を介してインスリン分泌を阻害します．

他の検査との関わり

● 血糖は変動が大きいため平均値の指標として HbA1c やグリコアルブミンを併用します．糖尿病の診断のためにブドウ糖負荷試験を行うこともあります．また，インスリン抵抗性の指標として血中インスリンを測定し HOMA 指数（空腹時血糖×空腹時インスリン）/405（正常 1.6 以下，インスリン抵抗性 2.5 以上）を計算します．インスリン分泌尿は 75 g OGTT 時の 30 分でのインスリン増加量と血糖の増加量の比からインスリンインデックスを算出したり，C ペプチド，HOMA-β（空腹時インスリン×360）/（空腹時血糖-63）を計算します．インスリンインデックス＜0.4，血中 C ペプチド 0.5 ng/mL 以下あるいは尿中 C ペプチド 20 μg/日以下，HOMA-β 30 % 以下はインスリン分泌低下と診断します．

● 高血糖の場合は浸透圧が上昇するため低ナトリウムに注意します．

表1　血糖高値の場合の鑑別疾患

インスリン分泌低下	1型糖尿病，ソマトスタチン過剰，低カリウム血症，妊娠糖尿病，褐色細胞腫
インスリン抵抗性	2型糖尿病，甲状腺機能亢進症，末端肥大症，肥満，脂肪萎縮性糖尿病（レプチン欠乏）
糖新生亢進	クッシング症候群，クッシング病，グルカゴノーマ，飢餓
遺伝子異常	ダウン症候群，ターナー症候群，クラインフェルター症候群，ハンチントン舞踏病，シュミット症候群，嚢胞性線維症

低値を示す場合（表2）

表2　血糖低値の場合の鑑別疾患

インスリン分泌過剰	インスリノーマ，インスリン自己免疫症候群，ロイシン過敏性低血糖，糖尿病母体より生まれた産児
ホルモン異常	下垂体機能低下症，グルカゴン欠損症，副腎皮質機能低下
代謝異常	アルコール性低血糖，ガラクトースフルクトース代謝異常，グリコーゲン代謝異常，糖原病
糖吸収異常	胃切除後，膵外巨大腫瘍，特発性機能性吸収後低血糖症候群
薬　剤	レセルピン，プロプラノロール，テオフィリン，MAO阻害薬

異常値になるしくみ

●血糖を維持するためにインスリン，グルカゴン，カテコラミン，コルチゾールなどの多くのホルモンがかかわっていますが，臨床的にはインスリンの異常が最も多いです（図1）.

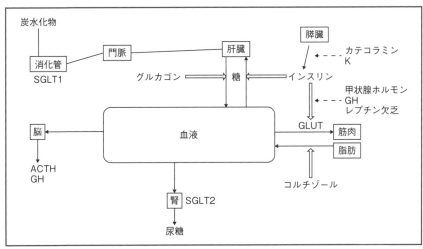

図1　血糖制御メカニズム

3
血液生化学検査

文　献
1) 日本糖尿病学会 編：糖尿病治療ガイド 2020-2021．文光堂，2020
2) 日本糖尿病学会 編著：糖尿病診療ガイドライン 2019．南江堂，2019

国際医療福祉大学医学部 臨床検査医学 主任教授　下澤達雄

糖負荷試験

glucose tolerance test

基準値 糖尿病の診断基準：負荷前血糖 140 mg/dL 以上あるいは 2 時間値 200 mg/dL 以上

糖負荷試験とは？

●空腹時血糖，HbA1c により糖尿病型の診断が行われますが，糖尿病のスクリーニング検査では空腹時血糖 100 mg/mL をカットオフとすると糖尿病診断の感度 83 ％，特異度 95 ％程度，HbA1c 5.3 ％をカットオフとするとそれぞれ 68 ％，93 ％程度と報告されており初期の糖尿病は空腹時血糖や HbA1c で見逃す危険があります．そのため家族歴濃厚，肥満など糖尿病発症リスクが高い場合には 75 g 経口ブドウ糖負荷試験を行います．診断基準は以下のとおりです．

●**正常**：空腹時血糖値が 110 mg/dL 未満かつ 2 時間後血糖値 140 mg/dL 未満．

●**糖尿病型**：空腹時血糖値が 126 mg/dL 以上または 2 時間後血糖値 200 mg/dL 以上．

●また，妊娠に伴う糖尿病の検査のためには 50 g 糖負荷試験によりスクリーニングを行い 75 g 経口糖負荷試験にて確定診断を行います．カットオフ値は随時血糖 95 mg/dL，50 g 経口糖負荷試験 2 時間値 140 mg/dL とします．75 g 経口糖負荷試験では　空腹時血糖 92 mg/dL，1 時間値 180 mg/dL，2 時間値 153 mg/dL がカットオフとされ，1 つ以上満たすものを妊娠糖尿病と診断します．

●肥満，家族歴，高齢妊娠，尿糖陽性，過去に巨大児出産歴，羊水過多，妊娠高血圧などリスクが高い場合にはスクリーニング検査を行わず 75 g 経口糖負荷試験を行います．

●前述の経口負荷試験に加え，インスリン感受性を検査する目的でグルコースクランプ試験を行う場合もあります．これは空腹後グルコースとインスリンを持続投与し，血糖を一定に保つのに必要なインスリン投与量を測定します．

異常値を示す場合

●経口投与した糖は消化管で吸収され血糖値に反映されます．インスリン分泌不全，インスリン抵抗性があれば血糖値の上昇が著明となり負荷試験で異常値を示します．

●グルコースクランプ試験では外因性にインスリンを投与するためインスリンの作用不全があると血糖を一定に保つために必要な投与インスリン量が増加します．

他の検査との関わり

●インスリン分泌能は 75 g 経口糖負荷試験時の 30 分でのインスリン増加量と血糖の増加量の比からインスリンインデックスを算出します．インスリンインデックス＜0.4 はインスリン分泌低下と診断します．

●この他血糖値の項を参照．

高値または偽性低値を示す場合

●甲状腺機能亢進では消化管からの吸収が促進されるため血糖の上昇が急峻で2時間値では正常に復している場合があるため1時間値も測定します．一方，高齢者では負荷後の血糖の上昇が緩徐になる傾向があります．

異常値になるしくみ

●経口糖負荷試験のカットオフ値はピマインディアンを対象とした疫学調査から将来の糖尿病発症リスクを鑑みて境界域糖尿病を定めました．糖尿病の重大な合併症である心血管イベントと負荷後血糖の関係はJカーブ現象が認められますが，2時間後血糖85 mg/dL以上では血糖値と比例して心血管イベントが増加するとの報告もあります．一方，糖負荷試験で境界型と診断されたのち糖尿病型に進行しない場合には心血管イベントは増加しないことも報告されており，糖負荷試験は1回で判断するのではなく，年余にわたる観察が必要といえます．

看護に役立つ知識

●経口糖負荷試験は境界型糖尿病患者に行うべき検査であり，空腹時血糖，HbA1cにて糖尿病型と診断された患者では高血糖のリスクを伴うため行うべきではありません．
●また糖負荷時にインスリンが分泌されるため低カリウム血症を誘発することがあります．低カリウム性の痙攣などの既往のある患者には行うべきではありません．
●向精神薬，コルチコステロイド，キノロン系抗生物質など薬物は血糖値に影響を及ぼすため結果の解釈に留意します．
●糖尿病以外には食後低血糖，末端肥大症，遺伝性フルクトース不耐症などの診断にも用いられます．食後低血糖の診断には負荷後5時間まで血糖値を測定します．末端肥大症では糖負荷時に成長ホルモンが抑制されません．フルクトース不耐症ではグルコース負荷時にインスリンが低値であるにもかかわらず血糖が低下します．

文献
1）日本糖尿病学会 編：糖尿病治療ガイド 2020-2021．文光堂，2020
2）日本糖尿病学会 編著：糖尿病診療ガイドライン 2019．南江堂，2019
3）WHO：Definition and diagnosis of diabetes mellitus and intermediate hyperglycemia：report of a WHO/IDF consultation.

国際医療福祉大学医学部 臨床検査医学 主任教授　下澤達雄

グリコヘモグロビン (HbA1c)

glycated hemoglobin

基準値 4.9〜6.0 %

グリコヘモグロビン (HbA1c) とは?

● グルコース，ガラクトース，フルクトースはいずれも非酵素的にヘモグロビンと結合します．ヒトヘモグロビンは 90 % が HbA，7 % が HbA1，0.5 % が HbF に分類され，HbA とグルコースの反応生成物である HbA1 はさらに A1a,b,c などに分類できます．このうち c が最も多いです．その生成は HbA β の N 末端のバリン基とグルコースのアルデヒド基がシッフ塩基結合反応を起こし，その後アマドリ転位反応により安定の HbA1c が生成されます．

● 赤血球の寿命が約 100〜120 日であるため，HbA1c はその間の血糖値を反映する指標として臨床的に用いられています．

● 共用基準範囲は 4.9〜6.0 % ですが，臨床判断値としては糖尿病の診断閾値として 6.5 % が用いられています．

異常値を示す場合

● 血糖値の持続的高値を示します．血糖と HbA1c が乖離する場合として**表1**のような病態があります．

表1　血糖と HbA1c が乖離する場合

HbA1c＞血糖	HbA1c＜血糖	どちらにもなり得るもの
急速に改善した糖尿病	急激に発症，悪化した糖尿病	異常ヘモグロビン症 (HbF など)
鉄欠乏，VitB$_{12}$，葉酸欠乏	鉄欠乏からの回復期	
甲状腺機能低下，ヨード過剰	赤血球寿命の低下（溶血,肝硬変など）	
VitC 過剰摂取	失血後，輸血	
	エリスロポエチン投与	

他の検査との関わり

● 血糖値が超急性の血糖の変化を示すのに対し HbA1c は長期の変化を反映します．HbA1c から平均の血糖値は，血糖値 (mg/dL) ＝ 28.7 X HbA1c-46.7 で概算できます．

高値または低値を示す場合

● 血糖が高いほど高値となります．

● インスリノーマなどの慢性低血糖のほかに，赤血球寿命が短くなる疾患，治療では低値となります．

● HPLC 法で測定する場合，異常ヘモグロビン症ではヘモグロビン分画の位置が異なるため HbA1c

が正確に測定できず高値や低値となります．一方，免疫法では変異部位が抗原認識部位でない場合は正確に測定することができます．

●腎不全などでヘモグロビンを修飾する物質が増加している場合，大量のビタミンCやアスピリンはHbと反応するためHPLC法ではHbA1cとして測定されるため高値となり，酵素法や免疫法で測定する必要があります．血漿蛋白やアミノ酸輸液は免疫法，酵素法にそれぞれ影響することが知られています．

異常値になるしくみ

●前述のように糖とヘモグロビンの反応により産生されます．
●HPLC法では**図1**のように分離されます．

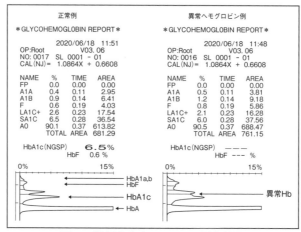

図1　糖尿病患者のHbA1c測定結果

看護に役立つ知識

●糖尿病患者の心血管イベント抑制のための血糖コントロールの目標値としてHbA1cが使われています．2013年の熊本宣言では7.0未満を目標としています．大規模臨床試験から厳格なHbA1cのコントロールは低血糖のリスクを伴うことが示唆されたためこの値が採用されています．

文　献
1）日本糖尿病学会 編：糖尿病治療ガイド2020-2021．文光堂，2020
2）日本糖尿病学会 編著：糖尿病診療ガイドライン2019．南江堂，2019

国際医療福祉大学医学部 臨床検査医学 主任教授　下澤達雄

血液ガス

基準値 動脈血での基準値：pH 7.40（7.38〜7.41），Pco_2 40（39〜43）mmHg，
HCO_3^- 24（24〜26）mEq/L

血液ガスとは？

●動脈血中の酸素分圧（PaO_2），炭酸ガス分圧（$PaCO_2$），pH，重炭酸イオン（HCO_3^-），酸素飽和度（O_2 sat）などを測定し，腎機能，呼吸機能，循環器機能，細胞代謝の異常を把握するために重要な検査です．

●血液の pH は 7.40 であり，細胞外液の水素イオン濃度（H^+）$10^{-7.4}$ mol/L（$10^{-7} \times 10^{-4} = 10^{-7} \times 0.4$），40 nmol/L にすぎません．

●血中の mol/L 単位で存在する他の電解質の 1/100 万にすぎない水素イオンですが，生体の蛋白質の三次元立体構造，荷電状態に影響し，細胞の機能を維持するために重要です．

●アシドーシス，アルカローシスともに病態を理解し，原疾患を適切に治療することが重要です．pH，$PaCO_2$，HCO_3^- は主に酸塩基平衡の評価に重要であり，$PaCO_2$，PaO_2，O_2 sat は呼吸，循環機能の評価に重要です．

異常値を示す場合

●酸塩基平衡の病態を理解するために，以下の 2 項目が重要です．

Henderson–Hasselbalch の式
$$pH = 6.1 + \log \frac{HCO_3^-}{0.03 \times Pco_2 (mmHg)}$$

血液の pH は腎で調節される HCO_3^- と肺胞換気によって調節される CO_2 の比によって決定されます．

anion gap
$$Na^+ - (Cl^- + HCO_3^-) \text{ mEq/L}, \quad 正常値 14 \pm 2 \text{ mEq/L}$$

①代謝性アシドーシス（pH 低下，HCO_3^- 減少）
　anion gap 増加：腎不全，糖尿病性ケトアシドーシス，乳酸アシドーシス，サリチル酸中毒
　anion gap 正常：腎尿細管性アシドーシス，下痢，尿管-腸瘻，アミノ酸投与
②代謝性アルカローシス（pH 上昇，HCO_3^- 増加）
　利尿薬投与，重曹投与，胃液喪失（経鼻胃管による持続吸引），バーター症候群，リドル症候群，クッシング症候群，アルドステロン症，甘草（漢方薬，グリチルリチン）の過剰投与
③呼吸性アシドーシス（pH 低下，$PaCO_2$ 上昇）
　肺疾患：肺炎，肺梗塞，慢性閉塞性肺疾患，喘息，肺水腫
　呼吸筋疾患：重症筋無力症，筋ジストロフィー，ギラン・バレー症候群，筋萎縮性側索硬化症

④呼吸性アルカローシス（pH上昇，$PaCO_2$低下）

　　過換気症候群，呼吸中枢の刺激（脳血管障害，脳炎）

表1　酸塩基平衡異常における代償性変化の予測範囲

病態	一次性変化	pHの変化	代償性変化	予測範囲
代謝性アシドーシス	HCO_3^-低下	pH低下	PCO_2低下，pH低下の是正	$\Delta PCO_2 = (1.0 \sim 1.3) \times \Delta HCO_3^-$
代謝性アルカローシス	HCO_3^-上昇	pH上昇	PCO_2上昇，pH上昇の是正	$\Delta PCO_2 = (0.5 \sim 1.0) \times \Delta HCO_3^-$
呼吸性アシドーシス	PCO_2上昇	pH低下	HCO_3^-上昇，pH低下の是正	慢性：$\Delta HCO_3^- = 0.35 \times \Delta PCO_2$ 急性：$\Delta H^+ = 0.75 \times \Delta PCO_2$
呼吸性アルカローシス	PCO_2低下	pH上昇	HCO_3^-低下，pH上昇の是正	慢性：$\Delta HCO_3^- = 0.50 \times \Delta PCO_2$ 急性：$\Delta H^+ = 0.75 \times \Delta PCO_2$

Δ：正常値よりの変動

$$[H^+]\,(nEq/L) = 24 \times \frac{P_{CO_2}\,(mmHg)}{HCO_3^-\,(mEq/L)}$$

動脈血ガス分析の読み方

① pHの変化が呼吸性によるものか（P_{CO_2}の変化による），代謝性によるものか（HCO_3^-の変化による）を判定します．

② anion gapの計算：anion gapが上昇していれば代謝性アシドーシスが存在します．

③代償変化が酸塩基平衡の異常に対して予想される範囲内にあるか否かを検討します．予測範囲を外れている場合は，複数の酸塩基平衡の異常な病態が合併しています（mixed acid-base disorder）．

異常値になるしくみ

●血液のpHを規定しているのは主として炭酸-重炭酸緩衝系であり，血液のpHはHenderson-Hasselbalchの式によって規定されます．

●HCO_3^-の変化によってpHが変化する場合は，代謝性の酸塩基平衡異常であり，P_{CO_2}の変化によってpHが変化する場合は呼吸性の酸塩基異常です．

●代謝性アシドーシスは，anion gapによって2つのグループに大別されます．anion gapは，$Na^+ - (Cl^- + HCO_3^-)$で計算し，Cl^-とHCO_3^-以外の陰イオン（SO_4，NO_3，ケトン体など）の増減を示す指標となります．正常値は$14 \pm 2\,mEq/L$です．

● anion gapが増加する代謝性アシドーシスの原因は，糖尿病性ケトアシドーシスなどのような有機酸の過剰生成か，腎機能低下による酸排泄障害です．増加する有機酸としては，乳酸，脂肪酸（飢餓に際して増加），β-ヒドロ酪酸（アルコールにより増加）などがあり，薬剤中毒でもさまざまな有機酸が増加します（図1）．

● anion gapが正常な代謝性アシドーシスの原因は，HCO_3^-の喪失か，Hイオンの排泄障害か，HCl添加のどちらかです．

●代謝性アルカローシスが成立している場合，HCO_3^-が過剰に負荷されるか，排泄障害が存在して

います．激しい嘔吐や下痢がある場合は，細胞外液量の低下により，腎血流が減少し，近位尿細管では Na，HCO_3 の再吸収が増加します．一方，レニン，アルドステロン系が活性化され，近位尿細管での H イオンの分泌が増加し，アルカローシスをもたらします．

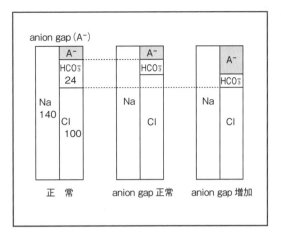

図1

市立札幌病院 糖尿病・内分泌内科 部長　和田典男
NTT 東日本札幌病院 院長　吉岡成人

Lp（a）

●リポプロテイン（a）〔Lp（a）〕は，LDL にアポ（a）が結合したリポ蛋白です．
● Lp（a）が 25〜30 mg/dL を超える高 Lp（a）血症は，独立した動脈硬化の危険因子です．
● Lp（a）の値は生活習慣よりは，遺伝的に規定されています．
●保険診療では 3 ヵ月に 1 回の測定が認められています．

市立札幌病院 糖尿病・内分泌内科 部長　**和田典男**
NTT 東日本札幌病院 院長　**吉岡成人**

Na

基準値　イオン選択電極法：136〜148 mEq/L

血清Naとは？

● 体液の浸透圧は，ほぼ 285〜295 mOsm/kgH$_2$O の狭い範囲に維持されています．

● 体液の浸透圧の調節は，中枢の浸透圧受容体の口渇による水分摂取と，ADH による腎からの水分排泄の調節により行われています．

● Na のほとんどは細胞外液中に存在し，血漿の浸透圧を構成する主要な陽イオンの一つです．

● 血漿浸透圧は，血清 Na 濃度と並行して変動します．血漿浸透圧は，2 ×血清 Na 値＋BUN／2.8 ＋血糖値／18 ですが，ほぼ Na（mEq/L）の 2 倍と考えてよいでしょう．ゆえに血清 Na 濃度の異常は，血漿浸透圧の異常を表しています．

● 糖尿病，腎疾患，肝疾患，心疾患，下垂体・副腎皮質機能異常時，利尿薬使用時，輸液療法時など，水電解質代謝異常の疑われるときには，血清 Na 濃度を測定し，病状を正確に把握し，的確な治療方針を立てる必要があります．

異常値を示す場合

● 低 Na 血症と高 Na 血症に大別されます．

■ 低 Na 血症

● 真性低 Na 血症は，細胞外液中の Na 量が水分量に比べて相対的に減少した状態です．Na の減少が優位な場合と水の増加が優位な場合とがあります．おおよそ次の 3 つに分類されます．

　1）細胞外液量の減少を伴う低 Na 血症——Na の摂取が極端に少ないか，Na の喪失が水の喪失を上回った場合で，低張性脱水と呼ばれます．

　2）細胞外液量が正常か軽度増加を伴う低 Na 血症——脱水や浮腫を認めず，ADH の分泌過剰による水貯留の希釈性低 Na 血症です．

　3）細胞外液量の増加を伴う低 Na 血症——体内総 Na 量の増加があり，それを上回る水分が貯留することによって生じる希釈性低 Na 血症で，浮腫を伴います．

■ 高 Na 血症

● Na 過剰または水の欠乏により起こります．次の 3 つに分類されます．

　1）水欠乏による高 Na 血症

　　①水分摂取不足

　　②マンニトールや高張糖液の輸液による浸透圧利尿による水分の喪失

　　③発汗，下痢，嘔吐などによる水分の喪失などで起こり，高張性脱水の病態を示します．

　2）Na 増加を伴う高 Na 血症

　　①ミネラロコルチコイドやグルココルチコイド過剰

　　②Na 過剰摂取や静脈内過剰投与（炭酸水素ナトリウムなど）で起こります．

　3）体内総 Na 正常の高 Na 血症——脳腫瘍や脳血管障害時の中枢性高 Na 血症があります．これは，

視床下部の器質的な病変による浸透圧調節系の障害を原因としています.

他の検査との関わり

● Na 代謝異常を明らかにするために，血漿浸透圧，他の電解質，血漿レニン活性，アルドステロン濃度，コルチゾール，ADH などを測定し，血液ガス分析も行います.

● FENa (fractional excretion of sodium) (尿 Na 排泄分画) とは，(尿中 Na ×血清 Cr) ／ (血清 Na×尿中 Cr) ×100 で表します. 糸球体で濾過された Na の何%が最終尿中に排泄されるかを表します. 通常は 1 ～ 2 %，腎前性急性腎不全と腎性急性腎不全の鑑別に有用です.

● 血糖値の上昇に伴い血清 Na 濃度は低下します. 血糖値 100 mg/dL の上昇に対し，血清 Na は概ね 1.6 mEq/L 低下します. それ故，高血糖時の補正 Na 濃度は，血清 Na＋1.6×［(血糖値－100)/100］で計算します.

低値を示す場合 (低Na血症) (表1)

表1　低 Na 血症

1．偽性低 Na 血症
高脂血症，高蛋白血症，高血糖

<table>
<tr><td colspan="2">2．真性低 Na 血症</td></tr>
<tr><td>①細胞外液量の減少を伴う低 Na 血症
　(i) Na 摂取不足
　(ii) 腎性 Na 喪失
　　　アジソン病，Na 喪失性腎症，利尿薬
　(iii) 腎外性 Na 喪失
　　　消化管からの喪失 (下痢，嘔吐)
　　　皮膚からの喪失 (発汗過多・熱傷)
　　　third space への移行 (急性膵炎，腹膜炎)
　　　CSW，MRHE</td><td>②細胞外液量が正常か軽度増加を伴う低 Na 血症
　SIADH，甲状腺機能低下症，グルココルチコイド欠乏症
　水中毒，無症候性低 Na 血症
　薬剤 (クロルプロパミド，バルビタール，NSAIDs など)
③細胞外液量の増加を伴う低 Na 血症
　心不全，肝不全，ネフローゼ症候群，腎不全</td></tr>
</table>

高値を示す場合 (高Na血症) (表2)

表2　高 Na 血症

<table>
<tr><td colspan="2">1．水欠乏による高 Na 血症</td></tr>
<tr><td>①水分摂取不足
　意識障害，嚥下障害
②腎からの水分喪失の増加
　中枢性尿崩症，腎性尿崩症
　浸透圧利尿</td><td>③不感蒸泄の増加，発汗過多
④下痢，嘔吐</td></tr>
<tr><td colspan="2">2．Na 増加を伴う高 Na 血症</td></tr>
<tr><td>①原発性アルドステロン症
②クッシング症候群</td><td>③高張 NaCl，$NaHCO_3$ の投与</td></tr>
<tr><td colspan="2">3．体内総 Na 正常の高 Na 血症
　中枢性高 Na 血症 (脳腫瘍，脳血管障害など)</td></tr>
</table>

● Na 代謝調節系を**図1**に示します．異常を示すメカニズムは各疾患・各病態により異なりますので，総合的に判断することが大切です．

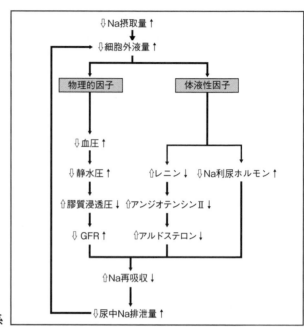

図1　Na 代謝調節系

●採血後，全血のまま放置すると，Na は赤血球に取り込まれ，血清 Na 値は低くなります．血清分離までに時間を要する場合は，冷所でなく室温に保存しましょう．

●血糖測定用試験管は，解糖反応を阻止して血糖値が低下しないように NaF を添加しています．容器を間違えて血糖測定用試験管に採取しますと，Na 異常高値となります．

●低 Na 血症は，臨床上最もよく経験する水電解質異常です．抗利尿ホルモン不適合分泌症候群（syndrome of inappropriate secretion of antidiuretic hormone：SIADH）を見落さないように注意しましょう．

● SIADH は，肺癌，消化管腫瘍，白血病，悪性リンパ腫などの悪性腫瘍，脳炎，脳血管障害などの中枢神経疾患，肺炎，肺結核などの肺疾患，抗腫瘍薬（シスプラチン，ビンクリスチン）や向精神薬（ハロペリドール）や抗けいれん薬（カルバマゼピン）などで起こることがあります．

●マンニトールや高張糖液などによる浸透圧利尿の状況では，Na 喪失による低 Na 血症が起こったり，Na に比し大量の水を排泄し高 Na 血症になったりします．

●炭酸水素ナトリウム（メイロン®）大量使用による高 Na 血症に注意しましょう．

●慢性高 Na 血症では，脳細胞は細胞内の浸透圧物質を高めて高浸透圧に対応しています．この高 Na 血症を是正するため急速に輸液をしますと，脳浮腫を起こすことがあり補正速度に注意が必要です．

●重症の低 Na 血症を急速に補正すると，浸透圧性脱髄症候群（osmotic demyelination syndrome：ODS）をひき起こすことがあり補正速度に注意が必要です．

●バソプレシン V_2 受容体拮抗薬（トルバプタン）は水の再吸収を抑制し，低 Na 血症合併の心不全，肝硬変に有効ですが，急激な補正で高 Na 血症にならないように注意しましょう．

● SIADH の鑑別疾患として，中枢性塩類喪失症候群 cerebral salt wasting syndrome（CSW）があります．CSW は中枢神経疾患を基盤に，腎性に Na 排泄亢進により細胞外液量が減少します．

●高齢者の低 Na 血症の中には，老年期鉱質コルチコイド反応性低 Na 血症（mineralocorticoid responsive hyponatremia of the elderly：MRHE）もあり，レニン・アンジオテンシン・アルドステロン系の作用障害が考えられています．

王子クリニック 腎臓内科 部長　鈴木隆夫

3　血液生化学検査

K

potassium

基準値	イオン選択電極法：3.5～5.0 mEq/L

血清Kとは？

● Kは細胞内の主なイオンで，体内の総K量（約 3,000 mEq）の 90％が細胞内にあり，血液中のKは 0.4％にすぎません．

● 細胞内外のK分布は酸塩基平衡によって大きく変動し，アシドーシスで血清K値は上昇し，アルカローシスで低下します．

● pHが 0.1 低下すると，Kは細胞内から血管内へ移動し，血清K値は約 0.6 mEq/L 上昇します．

● 糸球体で濾過されたKの大部分は，近位尿細管およびヘンレ係蹄において再吸収され，尿中へのK排泄は遠位尿細管における K^+ 分泌によって決まります．

● 細胞膜を介した細胞内外のK濃度は，細胞膜電位を規定し，興奮性細胞機能に大きく影響します．血清K値の異常は，まず神経・平滑筋・心筋細胞などの機能異常として現れます．

● 筋力低下，知覚異常，不整脈などの徴候がある場合や，利尿薬，インスリン，ステロイドなどの使用中にK濃度異常が現れた場合には，血清K値を測定し，迅速に対処する必要があります．

異常値を示す場合

● 血清K濃度の異常は，低K血症と高K血症に大別されます．

■低K血症

1）K摂取量の不足——飢餓，神経性食思不振症などです．

2）体外への喪失の増加

①下痢，嘔吐，消化液の吸引，下剤や浣腸の乱用などです．

②利尿薬（フロセミド，サイアザイド）

③ミネラロコルチコイドは，遠位尿細管における Na の再吸収と，K^+ および H^+ 分泌を促進します．原発性アルドステロン症やバーター（Bartter）症候群などです．

④原発性アルドステロン症に類似の徴候を示しながらアルドステロンの分泌が抑制されているもの．偽性アルドステロン症といい，リドル（Liddle）症候群などです．

⑤腎尿細管性アシドーシス I 型，II 型などです．

3）細胞外から細胞内への移行の増大——熱傷や発汗過多などです．

■高K血症

1）偽性高K血症——溶血などで，血球成分からのK遊出によります．

2）K負荷量の増加または腎からの排泄障害による体内K量増大——Kの過剰摂取，保存血の大量輸血，慢性腎不全，アジソン（Addison）病，K保持性利尿薬（スピロノラクトン）などです．

3）細胞内より細胞外への移行の増大——アシドーシスのとき，H^+ が細胞内に入り，それと交換に K^+ が細胞外に移行し，高K血症となります．

，他の電解質の測定，血漿レニン活性，アルドステロン濃度，コ...血液ガス分析も必須で，心電図も参考になります．
...TTKG (transtubular K gradient) があります．（尿 K/ 血清 K）÷...ただし尿浸透圧＞血漿浸透圧で尿中 Na が 25 mEq/L 以上の...す．

低値を...（表2）

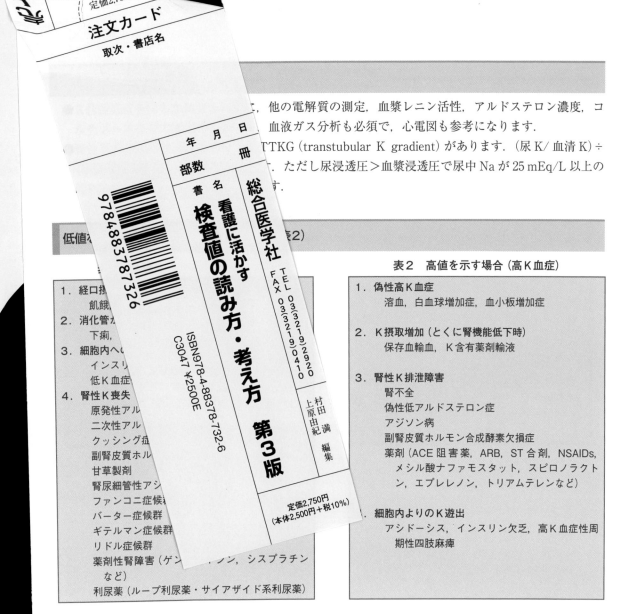

表2 高値を示す場合（高 K 血症）

1. 偽性高 K 血症
    溶血，白血球増加症，血小板増加症

2. K 摂取増加（とくに腎機能低下時）
    保存血輸血，K 含有薬剤輸液

3. 腎性 K 排泄障害
    腎不全
    偽性低アルドステロン症
    アジソン病
    副腎皮質ホルモン合成酵素欠損症
    薬剤（ACE 阻害薬，ARB，ST 合剤，NSAIDs，メシル酸ナファモスタット，スピロノラクトン，エプレレノン，トリアムテレンなど）

4. 細胞内よりの K 遊出
    アシドーシス，インスリン欠乏，高 K 血症性周期性四肢麻痺

左表（表1 低 K 血症，一部注文カードにより隠れている）

1. 経口摂...
    飢餓，
2. 消化管か...
    下痢，
3. 細胞内への...
    インスリ...
    低 K 血症...
4. 腎性 K 喪失
    原発性アル...
    二次性アル...
    クッシング症...
    副腎皮質ホル...
    甘草製剤
    腎尿細管性アシ...
    ファンコニ症候...
    バーター症候群
    ギテルマン症候群
    リドル症候群
    薬剤性腎障害（ゲン...ノン，シスプラチンなど）
    利尿薬（ループ利尿薬・サイアザイド系利尿薬）

異常値になるしくみ

●K 代謝調節系を図1に示します．異常値を示すメカニズムは各疾患，各病態により異なりますので，総合的に判断することが大切です．

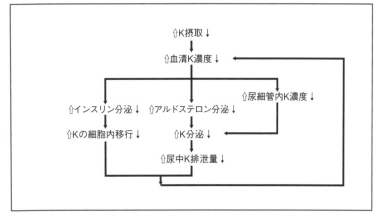

図1 K 代謝調節系
インスリンは細胞内への K 取り込みを促進する．アルドステロンは集合管主細胞における K 分泌を促進し過剰な K を尿中に排泄する．

⇧K 摂取↓
⇧血清 K 濃度↓
⇧尿細管内 K 濃度↓
⇧インスリン分泌↓ ⇧アルドステロン分泌↓
⇧K の細胞内移行↓ ⇧K 分泌↓
⇧尿中 K 排泄量↓

●採血後，全血のまま放置すると，Kは赤血球から血清中に遊出して，血清K
示します．とくに全血を冷蔵保存した場合に顕著です．採血後は速やかに血清
清の状態で冷蔵保存することが大切です．血清分離ができず全血で保存する場合
でしたほうが良いでしょう.

●Kを含む輸液直後に同一部位で採血した場合，輸液成分の一部がそのまま測定され，高
血症を呈しますので注意しましょう.

●低K血症時には，ジギタリスの中毒作用が出現しやすくなりますので注意しましょう.

●フロセミド投与時の低K血症では，バーター（Bartter）症候群と類似の病態を呈しますの
で，間違えないようにしましょう.

●漢方薬，甘草の主成分であるグリチルリチンによる低K血症を見落さないようにしましょ
う.

●低K血症が消化管の平滑筋の収縮力を低下させ，便秘やイレウス症状を呈したりすること
があります．横紋筋に対して筋力低下，横紋筋融解症 rhabdomyolysis を生じることもあ
ります.

●高K血症時には，心電図でT波の増高をチェックし，心停止を予防することが大切です.

●腎機能低下時に ACE 阻害薬，ARB，NSAIDs，スピロノラクトンを使用しますと，高K
血症を呈しやすいので注意しましょう.

王子クリニック 腎臓内科 部長　鈴木隆夫

Cl

chloride

| 基準値 | イオン選択電極法：96〜107 mEq/L |

血清Clとは？

● Cl は，その大部分が細胞外液中に存在し，Na とともに細胞外液の量と浸透圧を規定する重要な因子です．

● 血清 Cl 濃度は，一般には血清 Na 濃度と並行して変動し，HCO_3^- とは逆方向に変化します．

● 血清 Cl と Na の比は，ほぼ 10：14 の関係にあります．酸塩基平衡異常を伴う場合は，この関係はくずれます．

● Cl は，胃液の塩酸成分としても重要です．

● Cl はレニン分泌調節にも関与し，腎の macula densa における Cl 濃度が上昇すると分泌は抑制され，低下すると亢進します．

● 血清 Cl 測定は，水電解質代謝異常や酸塩基平衡障害時に大切です．

他の検査との関わり

● 通常 Cl は単独で測定されることはなく，Na，K，HCO_3^- などと同時に測定します．

低値を示す場合 / 高値を示す場合（表1）

表1　低 Cl 血症 / 高 Cl 血症

低値を示す場合（低 Cl 血症）	高値を示す場合（高 Cl 血症）
1．低 Na 血症に随伴する低 Cl 血症 　　過剰な低張液輸液，SIADH 2．消化管からの Cl 喪失 　　嘔吐，消化管ドレナージ 3．腎よりの喪失の増加 　　原発性アルドステロン症，クッシング症候群， 　　利尿薬投与，Na 喪失性腎症，バーター症候群， 　　ギッテルマン症候群 4．代謝性アルカローシス 5．呼吸性アシドーシス	1．高 Na 血症に随伴する高 Cl 血症 　　高度脱水症，下痢，熱傷，発熱，尿崩症（中枢性， 　　腎性）利尿薬治療 2．Cl の過剰投与 　　高張食塩水の投与，高 Cl 性アミノ酸輸液 3．anion gap が正常な代謝性アシドーシス 　　炭酸脱水酵素阻害薬（アセタゾラミド），尿細管 　　性アシドーシスⅠ型・Ⅱ型・Ⅳ型 4．呼吸性アルカローシス（過換気症候群）

看護に役立つ知識

● 高 Cl 血症の存在は，HCO_3^- の減少，すなわち，代謝性アシドーシスの存在を考えます．

● 高 Cl 血症性代謝性アシドーシスには，膵液・腸液の喪失，アセタゾラミドなどによる HCO_3^- の喪失がありますが，この場合は anion gap $[Na^+ - (Cl^- + HCO_3^-)]$ は正常です．

● 腎不全のように anion gap の増加する代謝性アシドーシスは，一般に血清 Cl は正常ないし低 Cl 性ですが，時に高 Cl 血症を示すことがあります．

● 呼吸性アルカローシス時，代償性に腎からの Cl 排泄が減少し，高 Cl 血症がみられます．

● 嘔吐・胃液吸引など，HCl 喪失による低 Cl 血症性代謝性アルカローシスに注意しましょう．

● 下痢が持続すると消化液中の HCO_3^- が失われ，血漿 HCO_3^- が低下し，代償性に血清 Cl が増加します．

● 低 Cl 血症性代謝性アルカローシスの治療はまず生理的食塩水から始め，低 K 血症性代謝性アルカローシスの共存を見失わないように注意することが大切です．低 K 血症の状態では H^+ が細胞内へ移動しますので，低 K 血症性代謝性アルカローシスが共存しやすいためです．

王子クリニック 腎臓内科 部長　鈴木隆夫

Ca / P

calcium / phosphorus

| 基準値 | 各項参照 |

Ca

基準値

OCPC 法：8.4〜10.0 mg/dL

血清Caとは？

- 血清 Ca 濃度は，副甲状腺ホルモン（PTH），$1,25 (OH)_2D_3$，カルシトニンなどにより調節されています．
- 血清 Ca の約 50 ％はアルブミンと結合していますが，生理的に重要なのは残りの遊離 Ca イオン（Ca^{2+}）です．
- Ca^{2+} の恒常性は，腎尿細管で行われる Ca^{2+} 再吸収調節と，骨での形成と吸収による Ca^{2+} の調節により保たれています．
- 骨 Ca 代謝異常が疑われる場合や，悪性腫瘍で高 Ca 血症を伴う場合など，血清 Ca 濃度の測定は不可欠です．

異常値を示す場合

- 低 Ca 血症と高 P 血症を伴う場合は，副甲状腺機能低下症か腎不全を考えます．
- 特発性および続発性副甲状腺機能低下症では PTH は低値ですが，偽性副甲状腺機能低下症では PTH が高値となります．
- 低 Ca 血症と低 P 血症を伴う場合は，ビタミン D 欠乏を考えます．
- 高 Ca 血症の場合，原発性副甲状腺機能亢進症か悪性腫瘍を考えます．
- 悪性腫瘍に伴う高 Ca 血症は，腫瘍の産生する PTH 関連蛋白（PTHrP）による HHM（humoral hypercalcemia of malignancy）と，悪性腫瘍の産生する IL-6，TNFα などの局所因子が破骨細胞を活性化し骨融解させる LOH（local osteolytic hypercalcemia）に大別されていますが，最近は MAH（malignancy associated hypercalcemia）と一括する傾向にあります．

他の検査との関わり

- 血清 P，PTH，PTHrP，ビタミン D，骨型アルカリホスファターゼ（BAP），オステオカルシン（OC），デオキシピリノリジン（DPD），NTX（Ⅰ型コラーゲン架橋 N テロペプチド），TRACP（酒石酸抵抗性酸性ホスファターゼ）などの測定が，疾患鑑別のため必要です．

表1　低 Ca 血症

1. 偽性低 Ca 血症
2. 特発性副甲状腺機能低下症（PTH や Ca 感知受容体遺伝子異常）
   続発性副甲状腺機能低下症（頸部手術後，放射線照射後など）
   偽性副甲状腺機能低下症
3. 日光不足
4. 吸収不良症候群
   ネフローゼ症候群

　　慢性腎不全，高度肝疾患，低 Mg 血症，ビタミン D 欠乏症
　　ビタミン D 依存性くる病 I 型，II 型
5. 骨硬化症，骨形成性がん転移
   ハングリーボーン症候群
6. 薬剤（ビスホスホネート製剤，シナカルセト塩酸塩，エテルカルセチド塩酸塩，抗 RANKL モノクローナル抗体，カルシトニン製剤，抗痙攣薬（フェノバルビタール，カルバマゼピンなど））
7. 横紋筋融解症，急性膵炎

表2　高 Ca 血症

1. 原発性副甲状腺機能亢進症
2. 悪性腫瘍に伴うもの（HHM，LOH），骨融解性癌転移
3. ビタミン A 過剰，ビタミン D 過剰，Ca 製剤過剰
   サイアザイド，リチウム，副甲状腺ホルモン製剤
4. サルコイドーシス，結核
5. ミルク‐アルカリ症候群
6. 家族性低 Ca 尿性高 Ca 血症
7. 長期臥床
8. 甲状腺機能亢進症，副腎不全
9. 多発性内分泌腫瘍

看護に役立つ知識

- 血算用の採血管には，抗凝固薬として EDTA 塩が入っています．EDTA 塩は血漿中の Ca をキレートし，脱 Ca することで血液の凝固を防いでいます．間違ってこの採血管に検体を採取すると，血清 Ca は異常低値になりますので注意しましょう．
- 低アルブミン血症では，総血清 Ca 値は低下します．しかし，実際の遊離 Ca イオン濃度が正常であれば，低 Ca 血症の病態は起きず，治療を必要としません．イオン化 Ca は pH の影響を受け，アシドーシスで増加します．
- 低アルブミン血症（4 g/dL 未満）により遊離 Ca イオン濃度が低下している場合は，補正 Ca 値（mg/dL）＝〔4－血清アルブミン値（g/dL）〕＋血清 Ca 値（mg/dL）で計算します．
- アシドーシスでは低 Ca 血症の症状を起こりにくくし，アルカローシスでは起きやすくします．それゆえ，腎不全で血液透析を行いアシドーシスを改善すると，テタニーが起こることがあります．
- 高 Ca 血症で心電図の QT 間隔が短縮し，ジギタリスの効果が増強されます．
- 高 Ca 血症では血管を含めた異所性石灰化に注意しましょう．
- Ca 感知受容体作動薬（シナカルセト，エテルカルセチドなど）や抗 RANKL モノクローナル抗体（デノスマブ）使用時の低 Ca 血症に注意しましょう．
- 低 Ca 血症の治療に Ca 製剤やビタミン D 製剤を使用する際には，逆に高 Ca 血症を併発する場合もあり，注意しましょう．
- サイアザイド系利尿薬は尿細管での Ca の再吸収を促進しますので，低 Ca 血症ではサイアザイド系利尿薬が用いられます．
- Mg 不足が PTH 作用不足を引き起こすため，Mg の補正で低 Ca 血症の改善が見込まれます．

P

基準値

酵素法：2.5〜4.5 mg/dL

血清Pとは？

- Pの85％は骨に，14％は軟部組織に存在し，細胞外液中には1％以下が分布するにすぎません．
- 血中ではPの70％は有機P（主にリン脂質）で，無機P（Pi）は約30％です．一般に血清Pといえば，無機Pを意味します．
- 血清P濃度は，①小腸からの吸収，②細胞内外の移動，③腎からの排泄によって調節されています．
- 尿中P排泄はPTHとFGF23（線維芽細胞増殖因子）により調節されます．
- 知覚異常，筋力低下，痙攣などのP欠乏症状は見落されやすいので，血清P濃度を測定し，他の検査と総合して考えます．

異常値を示す場合

■低P血症

- 腸管の問題としては，P摂取不足，吸収不良症候群，P吸着薬（沈降炭酸カルシウムなど），嘔吐，胃液吸引による上部消化管からの喪失があります．
- 腎での場合は，ファンコニ（Fanconi）症候群，ビタミンD抵抗性くる病，腎尿細管性アシドーシスなどがあります．

■高P血症

- 細胞外液への大量のP負荷と，腎からの排泄障害の場合です．
- 腎不全では，糸球体濾過量が20〜25 mL/min以下に低下すると，血清Pが徐々に増加します．
- 腎機能は正常でも腎尿細管でのP再吸収閾値が上昇している場合は，血清Pは高くなります．

他の検査との関わり

- 血清Ca測定時の項（145ページ）を参照ください．
- 尿中P排泄量の評価にはP排泄率FEP（fractional excretion of phosphate）があります．

$$FEP = \frac{尿中P}{血清P} \bigg/ \frac{尿中クレアチニン}{血清クレアチニン} \times 100\ \%$$

基準値は病態により異なります．大量のPを摂取した場合や腎機能障害を有する場合はP排泄を亢進させる必要がありFEPは20％以上となります．それゆえ20％以下では尿中P排泄がうまく行われていません．P摂取不足の場合はP排泄を可能な範囲で抑制する必要がありFEPは5％以下となりますので5％以上では尿細管でのP再吸収がうまく行われていません．

- FGF23は骨から分泌され，腎に対しては老化関連蛋白であるクロト遺伝子（Klotho gene）の存在のもと，近位尿細管におけるP再吸収と$1,25(OH)_2D$産生を抑制し，P利尿作用を示し，作用過剰で低P血症となります．

低値を示す場合（低P血症）（表3）

表3　低P血症

1．腸管からのP吸収低下	
摂取不足，嘔吐，下痢，吸収不良症候群，P吸着薬，ビタミンD不足	
2．腎からの喪失	
原発性副甲状腺機能亢進症 二次性副甲状腺機能亢進症 ファンコニ症候群	ビタミンD抵抗性くる病 腎尿細管性アシドーシス
3．細胞内・骨への移行	
ブドウ糖負荷，高カロリー輸液 インスリン投与，低栄養状態からの回復 期（再栄養症候群） ハングリーボーン症候群（飢餓骨症候群）	白血病のblast crisis時 呼吸性アルカローシス 糖尿病性ケトアシドーシスからの回復期

高値を示す場合（高P血症）（表4）

表4　高P血症

1．細胞外液へのP負荷	
経口摂取の増加，P含有薬剤	
2．腎からのP排泄低下	
腎不全（急性，慢性） 副甲状腺機能低下症（原発性，続発性） 偽性副甲状腺機能低下症	甲状腺機能亢進症 末端肥大症 ビスホスフォネート製剤
3．細胞外へのP移行	
悪性腫瘍の化学療法後，腫瘍崩壊症候群，横紋筋融解症	乳酸アシドーシス，ケトアシドーシス

看護に役立つ知識

- 血清P値には生理的変動があり，若年者および閉経後の女性で高値，男性では高齢になるほど低値の傾向があります．
- 加工食品やインスタント食品などに無機Pを含む添加物が汎用されていますので，高P血症に注意しましょう．
- P吸着薬の中にはPPI（プロトンポンプ阻害薬）との併用でPHの変化により吸着の効果が減弱する場合があります．
- 必要量のPを含まない高カロリー輸液を続けると，横紋筋融解症が起こることがあります．
- 低栄養状態時に高カロリー輸液を行うと，高度の低P血症により，再栄養症候群（refeeding syndrome）（呼吸不全，横紋筋融解症など）をひき起こすことがあり注意が必要です．
- 重症な低P血症ではイライラ感に始まり，知覚異常，意識障害，痙攣など，あらゆる神経症状を呈してきます．
- 腎不全で高P血症のコントロールが不良の場合，血管石灰化や二次性副甲状腺機能亢進症の要因となります．

王子クリニック 腎臓内科 部長　鈴木隆夫

血清鉄/総鉄結合能

基準値 血清鉄：70〜160 μg/dL
総鉄結合能：250〜350 μg/dL

血清鉄，総鉄結合能とは？（図1，図2）

● 生体内には3〜4gの鉄があり，このうち約2.5g（60〜70％）は赤血球内のヘモグロビン鉄として，約1g（20〜30％）は肝臓，脾臓，骨髄などに貯蔵鉄として存在しています．

● 血清鉄はわずか4mg（0.1％）しかなく，鉄運搬能を有するトランスフェリンと結合して存在しています．

● 血漿中のトランスフェリンが結合できる鉄の総量を，総鉄結合能（total iron binding capacity：TIBC）といいます．

● TIBCの約1/3に鉄が結合していて，未結合のトランスフェリンと結合できる鉄量を，不飽和鉄結合能（unsaturated iron binding capacity：UIBC）といいます．したがって，図2のようにTIBC＝血清鉄＋UIBCの関係になります．

● 生体内の鉄は，1日あたりわずか約1mgの吸収と排泄があるだけで閉鎖系の代謝が行われています．

● 各種の血液疾患（特に鉄欠乏性貧血），肝障害，悪性腫瘍などでは，鉄代謝の異常がみられるために，血清鉄，TIBCが異常値を示します．

3 血液生化学検査

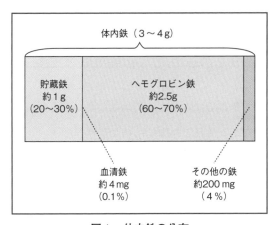

図1 体内鉄の分布

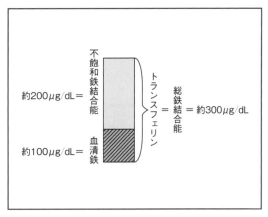

図2 血清鉄と血清鉄結合能の関係

異常値を示す場合（表1，図3）

● 血清鉄，TIBCが異常値を示す代表的な疾患である鉄欠乏性貧血では，血清鉄は減少し，TIBCは増加します．

● 二次性貧血でも鉄欠乏性貧血と同様に血清鉄は減少しますが，鉄欠乏性貧血とは異なりTIBCも減少します．

●再生不良性貧血では，造血の低下から鉄の需要が低いために，血清鉄は増加します．

●鉄過剰症であるヘモクロマトーシスでも血清鉄は増加し，TIBC は減少します．

●ネフローゼ症候群では，トランスフェリンの体外への喪失のために TIBC は減少します．

表1　血清鉄，TIBC の異常を示す疾患

	値	疾　患
血清鉄 （µg/dL）	低値（50 以下）	鉄欠乏性貧血 真性赤血球増加症 二次性貧血（感染症，悪性腫瘍，膠原病など）
	高値（180～250）	ヘモクロマトーシス，肝障害 再生不良性貧血，赤芽球癆 急性白血病 骨髄異形成症候群 鉄芽球性貧血
TIBC （µg/dL）	低値（200 以下）	二次性貧血（感染症，悪性腫瘍，膠原病など） ヘモクロマトーシス，肝障害 ネフローゼ症候群 低栄養状態
	高値（360 以上）	鉄欠乏性貧血

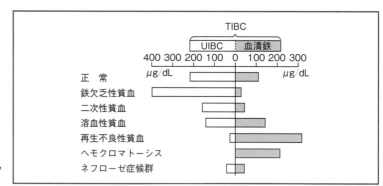

図3　代表的疾患における血清鉄，TIBC，UIBC の相互関係

看護に役立つ知識

●血清鉄は，鉄欠乏性貧血以外の疾患でも減少しますが，TIBC の増加は鉄欠乏性貧血だけです．

●鉄欠乏が進展すると，①貯蔵鉄の減少，②血清鉄の減少，③ヘモグロビンの減少，④赤血球数の減少，の順に進行し，鉄剤を投与すると ④→③→②→① の順に改善します（フェリチンの項を参照）．

西崎クリニック 院長　岡田　定

フェリチン

ferritin

基準値	男性：25〜250 ng/mL 女性：25〜250 ng/mL

フェリチンとは？

●フェリチンは，鉄とアポフェリチンとが結合した可溶性の鉄貯蔵蛋白の一種です．

●血清フェリチンは，組織や細胞の破壊と貯蔵鉄の2つの要因により規定されています．

●組織や細胞破壊のある悪性腫瘍では増加し，貯蔵鉄の著減する鉄欠乏性貧血では減少します．

異常値を示す場合 (表1)

●フェリチンが減少する代表的疾患は，貯蔵鉄が著減する潜在性鉄欠乏や鉄欠乏性貧血です．

●増加する代表的疾患には，貯蔵鉄が増加している鉄過剰症や各種の悪性腫瘍があります．

●著明な増加があれば，ヘモクロマトーシス，急性白血病，血球貪食症候群，成人発症スティル病などを考えます．

表1　血清フェリチンの異常を示す疾患

減　少		鉄欠乏性貧血 真性赤血球増加症 潜在性鉄欠乏
増加	貯蔵鉄増加	ヘモジデローシス（鉄剤，輸血） ヘモクロマトーシス 再生不良性貧血，赤芽球癆 鉄芽球性貧血
	悪性腫瘍	白血病 悪性リンパ腫 肝癌，腎癌，膵癌，肺癌など
	その他	肝炎，肝硬変 肺炎，膵炎，心筋梗塞，腎不全 血球貪食症候群，成人発症スティル病

他の検査との関わり

●鉄欠乏が進展していくと，図1に示すように，①フェリチン，②血清鉄，③ヘモグロビン，④赤血球，の順に減少していきます．

●鉄剤によって治療すると，上記の逆の④，③，②，①の順に改善します．

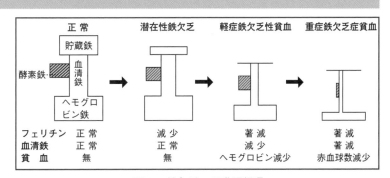

図1　鉄欠乏への進展経過

●フェリチンが減少していれば鉄欠乏状態であることは，ほぼ間違いありません．

●鉄欠乏性貧血に対する鉄剤の投与は，貧血が改善したからといってすぐに中止してはいけません．フェリチンが正常化するまで，さらに3ヵ月以上続ける必要があります．

西崎クリニック 院長　岡田　定

内分泌検査

甲状腺刺激ホルモン（TSH）

thyroid stimulating hormone

基準値 0.61〜4.23 μIU/mL

甲状腺刺激ホルモン（TSH）とは？

● TSH は甲状腺ホルモンを制御する下垂体性ホルモンであり，視床下部からの甲状腺刺激ホルモン放出ホルモン（TRH）による制御と甲状腺ホルモン T_4，T_3 によるネガティブフィードバックにより分泌調整が行われます．α サブユニットと β サブユニットの2つの部分からなりますが，α サブユニットは LH，FSH，TSH，HCG とも共通の構造をしており，β サブユニットの違いがホルモン活性の違いとなって表現されます．

● 甲状腺濾胞細胞に表出している TSH レセプターと結合し，アデニレートサイクラーゼ-cAMP 系を介して甲状腺ホルモン（T_3，T_4）の合成・分泌を促進します．

● 視床下部-下垂体-甲状腺系の機能判定に用いますが，甲状腺機能のスクリーニングでは必須の検査となります．

異常値を示す場合

● **視床下部の異常**：腫瘍などで視床下部機能が抑制されると TRH が低下するため TSH は低下します．

● **下垂体の異常**：免疫チェックポイント阻害薬による下垂体炎，放射線照射，シーハン症候群では TSH 分泌は抑制されますが TSH 産生腫瘍では TSH が亢進します．

● **甲状腺の異常**：甲状腺ホルモンが低下するとネガティブフィードバックで TSH は上昇し，ホルモンが亢進すると TSH は抑制されます．

他の検査との関わり

● 甲状腺ホルモン FT_4，FT_3 と密接に関連するため基礎分泌を診る際には FT_4 との同時測定を行います．下垂体機能を診る場合には TRH 500 μg 静注負荷により負荷後2時間まで TSH の上昇を観察します．男性で4〜15 μIU/mL，女性で6〜30 μIU/mL 上昇します．分泌抑制試験は T_4 製剤 400 μg/日を数日間内服後に TSH の抑制の程度を診ます．

● TSH が異常値を示した場合，甲状腺自己抗体の測定により甲状腺の疾患を鑑別しますが，TSH 受容体抗体はその名の通り TSH の受容体に対する自己抗体で TSH に置き換わり受容体を刺激します．バセドウ病では90％以上が陽性となります．

4
内分泌検査

表1　高値，低値を示す場合

		TSH	
		高　値	低　値
FT₄　FT₃	高値	TSH 産生腫瘍 甲状腺ホルモン不応症	バセドウ病 無痛性甲状腺炎 亜急性甲状腺炎 プランマー病
	低値	甲状腺機能低下症 （慢性甲状腺炎，橋本病，先天性甲状腺機能 低下症, 甲状腺摘出後, アイソトープ治療後）	中枢性甲状腺機能低下症 （腫瘍, 神経性食欲不振症）

薬剤の影響

●TSH 分泌を抑制するものにグルココルチコイド，L-DOPA，ドパミン，ベラパミル，ソマトスタチン，成長ホルモン，ブロモクリプチンがあります．
●分泌刺激する薬剤としてはスルピリド，プリンペラン，ドンペリドン，インスリン，バソプレッシン，メラトニン，エストロゲンがあります．
●甲状腺に直接作用するヨード，リチウム，アミオダロンは甲状腺機能状態に応じて TSH を増減させます．

異常値になるしくみ

●下垂体系ホルモンに共通の制御メカニズムとして視床下部と末梢からの2重支配があります．特に末梢からのネガティブフィードバックメカニズムを理解することで結果の解釈が容易になります（図1）．

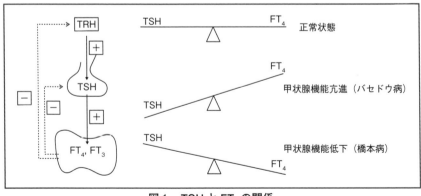

図1　TSH と FT₄ の関係

●TSH 測定は不安定で測定機器によるばらつきが大きいため標準化が行われていません. その代替として測定機器ごとに補正値を定めどの医療機関で検査してもほぼ同等の値が出るように (ハーモナイゼーション) を行っています. しかし, 臨床的に重要な 10 μIU/mL 近辺のデータはばらつきが大きいため医療連携を行う際には注意が必要です.

●一般成人では TSH>10 μIU/mL の場合甲状腺ホルモン補充療法を検討しますが, 繰り返す流産, 不妊の場合は TSH<2.5 μIU/mL, 妊娠中期には<3.0 μIU/mL にコントロールします.

文 献

1) 米国甲状腺学会ガイドライン 2011

国際医療福祉大学医学部 臨床検査医学 主任教授 下澤達雄

4
内分泌検査

甲状腺ホルモン (FT₄, FT₃)

thyroid hormone

基準値　FT₄：0.97～1.69 ng/dL
FT₃：2.00～4.90 pg/mL
ただし測定方法により異なるので注意が必要

甲状腺ホルモン (FT₄, FT₃) とは？

● 甲状腺ホルモンである T_3, T_4 はサイログロブリンを前駆体とし，チロシン残基がヨウ素化された後，ヨウ素化チロシン 2 残基間の酸化的なカップリングが分子内部の複数の箇所で起こり，ついで加水分解で切り出されて甲状腺から血中に放出されるホルモンです．

● T_4（サイロキシン）は甲状腺のみで産生され，1 日分泌量は約 100 μg（成人）です．血中 T_4, T_3 の大部分（99.97 %，99.7 %）は甲状腺ホルモン結合蛋白（TBG，アルブミン，プレアルブミン）に結合して残りが遊離型ホルモン（FT₄，FT₃）として存在します．T_4 に比し，T_3 の核受容体に対する親和性は T_4 の数倍から 10 倍高く，生物学的活性も同様です．また，T_4 は甲状腺でのみ産生されますが，T_3 は甲状腺から約 20 %が分泌され，残りの 80 %は肝臓，腎臓などの末梢組織で T_4 から脱ヨード酵素により転換されます．FT₃ は核内の甲状腺ホルモンレセプターに結合してホルモン作用を発現するため，FT₃ は甲状腺機能および末梢での T_4 代謝のより鋭敏な指標となります．また，T_3 は TBG 濃度の影響を受けますが，FT₃ はこれらの影響を受けません．血中の T_3，FT₃ 濃度の測定は，生体の甲状腺機能状態を知る指標として，また末梢組織における T_4 の代謝状態を知る指標としても重要です（**図 1**，**表 1**）．FT₄，FT₃ は臨床現場で頻繁に測定されていますが，TSH 同様検査方法によるばらつきが大きく，機器間差が 2 倍にもなることがあります．TSH はハーモナ

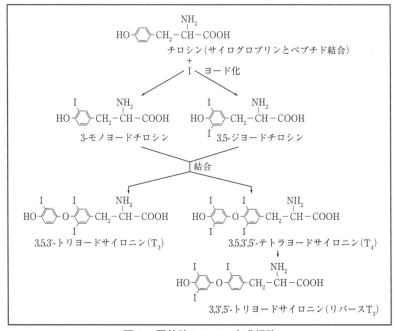

図1　甲状腺ホルモン合成経路

イゼーションが行われましたが，FT_4，FT_3については現在 LC/MS を用いた標準化方法が検討されていますがいつ実現するかはわかりません.

表 1　T_4，T_3 の比較

	T_4	T_3
効 果	1	10
蛋白結合	10〜20	1
半減期	5〜7 day	＜24 h
甲状腺からの分泌	100 μg/dL	6 μg/dL

異常値を示す場合

●甲状腺より産生されるホルモンであり通常 FT_4，FT_3 は並行して変化します. 甲状腺機能亢進症で高値，低下症で低値となります. 日常診療では FT_4 と TSH を測定することで甲状腺疾患のほとんどを診断することができます.

●T_4，T_3 を測定する臨床的意義はほとんどありません. T_4，T_3 はサイロキシン結合蛋白（TBG）により影響され，妊娠など TBG が上昇すると T_4，T_3 は上昇しますが，FT_4，FT_3 は変化しません. 逆にネフローゼ症候群や肝硬変で TBG が低下すると T_4，T_3 が低下し FT_4，FT_3 は変化しません.

他の検査との関わり

●TSH と必ず同時に測定する. 甲状腺機能のスクリーニングの際には TSH のみで十分です.

●甲状腺機能に異常が認められた場合にはさらに抗体の検査を行います.

●**抗サイログロブリン抗体（TgAb）**：甲状腺濾胞細胞内に貯蔵されている糖蛋白（サイログロブリン）に対する自己抗体. 慢性甲状腺炎（橋本病）で高頻度に陽性となりますが，バセドウ病でも陽性となります.

●**抗 TPO 抗体（TPOAb）**：甲状腺組織から抽出されたマイクロゾーム分画のペルオキシダーゼに対する抗体. 慢性甲状腺炎（橋本病），バセドウ病で陽性となります.

●**TSH 受容体抗体（TRAb，TBII）**：TSH レセプター抗体は，TSH 受容体に対する自己抗体で，バセドウ病では 90 ％以上が陽性となります. この抗体の結合により，TSH 受容体が刺激され甲状腺ホルモンが増加します.

高値または低値を示す場合（表2）

表2　高値または低値を示す場合

	高　値	低　値
甲状腺中毒症	甲状腺機能亢進症	T_3 製剤の過剰投与
	バセドウ病，プランマー病，TSH 産生腫瘍，胞状奇胎，絨毛上皮腫，新生児一過性甲状腺機能亢進症，下垂体型甲状腺ホルモン不応症	
	亜急性甲状腺炎，無痛性甲状腺炎，甲状腺ホルモン製剤（T_4 または乾燥甲状腺末）の過剰投与	
正常甲状腺機能	全身型甲状腺ホルモン不応症（一部），家族性異常アルブミン血症，T_4 結合プレアルブミン過剰症，抗 T_4 抗体，TBG 増加（先天性，妊娠，エストロゲン投与，急性肝炎など）	妊娠後期，低 T_3・T_4 症候群，T_3 製剤補充療法，TBG 減少（先天性，ネフローゼ症候群，肝硬変，アンドロゲン服用など）
甲状腺機能低下症	甲状腺ホルモン不応症（全身型，末梢型）	原発性
		先天性（形成異常，ホルモン合成酵素欠損，TSH 不応症）
		後天性（橋本病，特発性粘液水腫，術後，放射性ヨード治療後）
		下垂体性（二次性），視床下部性（三次性）
		亜急性甲状腺炎，無痛性甲状腺炎の回復期

異常値になるしくみ

● TSH と FT_4，FT_3 の濃度変化はほぼ鏡像をとります（TSH の項参照）．しかし，慢性消耗性疾患で甲状腺ホルモンによる蛋白分解が進まない場合の生理的代償反応として甲状腺に異常なく，甲状腺の数値のみ異常の（低 T_3 症候群）を認めます．末梢の１型５'-脱ヨード酵素活性低下，異所性３型５'-脱ヨード酵素活性亢進，甲状腺自体からの T_3 分泌低下が関与．rT_3（リバース T_3）が高値となります．進行すると低 T_3, T_4 症候群，低 T_3, T_4, TSH 症候群となり，中枢性甲状腺機能低下症，無痛性甲状腺炎の経過中と鑑別が必要となります．甲状腺ホルモン剤による補充療法は不必要です．甲状腺機能亢進症/バセドウ病に低 T_3 症候群を合併すると，低 T_3，低 TSH，高 T_4 となります．

● FT_4，FT_3 は新生児では出生直後は低値ですが，出生後急速に上昇し生後１～２週間では著明な高値となります．成人期まで FT_4，FT_3 は高めとなります．

●甲状腺クリーゼは甲状腺ホルモン過剰に対し生体の代償機構が破綻, 多臓器不全に陥った状態で死亡率は 10 ％程度です. 抗甲状腺薬の自己中断/不規則な服薬によるものが最も多いです. この他に, 未治療やコントロール不良甲状腺機能亢進症/バセドウ病に感染症, 外傷, 手術, ストレスが誘因となって発症する. 症状は中枢神経症状/意識障害・38 ℃以上発熱・頻脈・心不全/呼吸困難・嘔吐/下痢/黄疸などさまざまな症状を呈します. 橋本脳症と鑑別します.

●クリーゼの死亡率を低下させる β 遮断薬は T_4 から T_3 への変換を減少させることが実験的には示されていますが, 通常容量ではその主たる作用は心拍数の抑制とカテコラミンの抑制にあると考えられています.

文　献

1) 米国甲状腺学会ガイドライン 2011

国際医療福祉大学医学部 臨床検査医学 主任教授　下澤達雄

4
内分泌検査

カルシトニン,
PTH（副甲状腺ホルモン）

calcitonin, parathyroid hormone

基準値 各項参照

カルシトニン

基準値

RIA 法：20〜100 pg/mL（年齢により基準値に差がある）

カルシトニンとは？

●カルシトニンとは，32 個のアミノ酸からなるペプチドホルモンの一種です．甲状腺の傍濾胞細胞（C細胞）から分泌されます．ゆえに，C 細胞由来の甲状腺髄様癌，C 細胞過形成などで高値を示します．多発性内分泌腺腫症（Ⅱ型）の診断にも役立ちます．

異常値を示す場合

●高度異常値（500 以上）は，甲状腺髄様癌の進行状態でみられます．軽度（100〜500）上昇は，甲状腺髄様癌の早期，微小腫瘍，C 細胞過形成，慢性腎不全，肺癌の一部，カルチノイド腫瘍，健常者（若年）の一部，その他でみられます．甲状腺髄様癌の場合，カルシトニンと同時に CEA が高値を示しますので，診断や術後のフォローなどに，とても参考になります．

異常値になるしくみ

●甲状腺 C 細胞がつくる物質であるため，C 細胞由来の腫瘍，髄様癌で高値になりますが，神経内分泌細胞系由来の癌でも高い値を示す場合があります．つまり，肺癌のうち小細胞癌，カルチノイド腫瘍，肝癌，胆道・膵癌，乳癌などです．

看護に役立つ知識

●慢性透析患者で外来医学管理料を算定している場合は，カルシトニンの採血，検査値判断料などの保険点数の算定ができません．臨床的意義も少なめですが，がんの合併などが考えられる場合は注意が必要です．その他，髄様癌の術後経過観察，予後判定などに有用です．

PTH（副甲状腺ホルモン：parathyroid hormone）

基準値

intact PTH：10〜65 pg/mL　　高感度 PTH：74〜273 pg/mL
C 末端（PTH-C）：1.3 ng/mL

PTH（副甲状腺ホルモン）とは？

●副甲状腺ホルモン（PTH）とは，副甲状腺から産生・分泌され，カルシウム（Ca）代謝の調節に重要な働きをします．すなわち，高 Ca 血症の診断，原発性・二次性，がんの骨への転移，多発性内分泌腺腫症の診断に有力となります．

異常値を示す場合

●高度異常値は，副甲状腺自体の異常（腺腫，がん，過形成）により PTH 分泌が亢進する原発性副甲状腺機能亢進症，低 Ca 血症により二次性に PTH 分泌が亢進する続発性副甲状腺機能亢進症があります．標的組織の PTH 感受性低下による偽性副甲状腺機能低下症でも，低 Ca 血症により PTH は分泌亢進が起こります．つまり，慢性腎不全状態，腎透析をしている場合などに PTH の高値を示します．

●異常低値を示す場合は，副甲状腺自体の障害により PTH の分泌が低下する特発性，続発性（甲状腺摘出術後）副甲状腺機能低下症で，PTH 低値を示します．悪性腫瘍による高 Ca 血症，ビタミン D 中毒，サルコイドーシスなど原発性でないものは，PTH 分泌は抑制されて低値を示します．低 Mg 血症でも，PTH 分泌が抑制されて PTH 低値を示します．

看護に役立つ知識

●副甲状腺機能は，PTH，Ca，P，ビタミン D の相互関係で保たれているため，複雑です．例えば，PTH が高値を示す場合に Ca 濃度が高ければ，原発性副甲状腺機能亢進症が考えられるなど，相対関係を十分考慮していく必要があります．

日本大学 医学部 病理学分野 大学院講師 / みかわしまタワークリニック 顧問　岡野匡雄

インスリン/C ペプチド/グルカゴン

Insulin/c-peptide/glucagon

基準値 インスリン：2.2〜12.4 μU/mL
C ペプチド：〈血液〉0.5〜2.0 ng/mL（空腹時）〈尿〉50〜100 μg/ 日
グルカゴン：70〜174 pg/mL

インスリン, Cペプチド, グルカゴンとは?

- プロインスリンが分解されインスリンと C ペプチドが等量産生されます．インスリン値と C ペプチドはインスリン分泌を反映する指標です．インスリン製剤を使うとインスリン値は高くなるため，内因性のインスリン分泌を診るためには C ペプチドを用います．また，インスリン抗体陽性ではインスリンが測定できないので C ペプチドを用います．
- インスリン，C ペプチドは食事による変動が大きいため尿中 C ペプチドを測定することで 1 日のインスリン産生量を知ることができます．
- 早朝空腹時の C ペプチドインデックス（CPI）はインスリン治療を行うかどうかの指標として用いられます．
- CPI＝血中 C ペプチド/血糖×100 ＜0.8 でインスリン治療の適応となります．
- また 24 時間尿中 C ペプチドが 30 μg/ 日以下あるいは空腹時，血中 C ペプチドが 0.3 以下ではインスリン分泌不全を疑います．
- インスリンは膵 β 細胞より分泌されるのに対し α 細胞から分泌され血糖を上昇させるホルモンがグルカゴンです．グルカゴンは胃底部から主として分泌される膵外グルカゴンもあります．現在の測定方法は ELISA 法を用い，膵グルカゴンを特異的に測定しています．低血糖あるいは蛋白質摂取でグルカゴンの分泌が誘発されます．グルカゴンの基準範囲は空腹時 70〜174（pg/mL）で 1,000 pg/mL 以上ではグルカゴン産生腫瘍を疑います．アルギニン負荷で 250〜400 pg/mL，インスリン負荷で 200〜300 pg/mL まで上昇します．

異常値を示す場合

- グルカゴンは血糖を上昇させるために肝臓でグリコーゲン分解，糖新生を促進させます．その他にもアミノ酸代謝を促進し，脂肪組織では脂肪分解を促進することで全身へのエネルギー供給を正に向かわせます．そしてインスリンはグルカゴンによって生じた糖を細胞内に取り込ませることでグルカゴンと共同して臓器のエネルギー供給を行います（**図 1**）．
- グルカゴン分泌はガストリン，糖，アミン酸，カテコラミン，グルタミン酸，インスリンにより分泌が刺激され，ソマトスタチン，脂質，ケトン体，GABA（γ-アミノ酪酸），亜鉛により分泌が抑制されます．

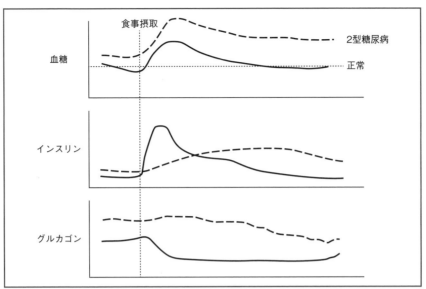

図1 血糖・インスリン・グルカゴンの変動，正常と糖尿病の差

高値または低値を示す場合

● 糖尿病の病態によりインスリン，C ペプチドは高値，低値のいずれもとり得ます.

● 腎機能低下時ではインスリン，C ペプチドの排泄が低下するため血中 C ペプチドが高値となり，尿中 C ペプチドが低下します.

● グルカゴン産生腫瘍の他にも 1 型糖尿病患者，肝硬変，飢餓などではグルカゴン分泌が上昇しています.

異常値になるしくみ

● 1 型糖尿病ではインスリンを介した膵島内でのグルカゴン分泌に異常が生じるのに加え，dipeptidyl peptidase（DPP）-4 活性が高いため GLP-1 の分解が亢進し GLP-1 によるグルカゴン抑制が十分に行えなくなっていることが考えられます.

他の検査との関わり

● ブドウ糖負荷試験時に参考となります（表1）.

表1 75 g ブドウ糖負荷試験に対する血糖，インスリン，C ペプチド，グルカゴンの参考基準値

時　間	血糖 (mg/dL)	インスリン (μU/mL)	C ペプチド (ng/mL)	グルカゴン (pg/mL)
負荷前	84 ± 10	10 ± 5	1.6 ± 0.4	102 ± 12
30 分	139 ± 25	67 ± 28	5.3 ± 1.6	76 ± 12
60 分	123 ± 39	47 ± 25	5.4 ± 1.7	82 ± 11
120 分	103 ± 18	38 ± 20	3.1 ± 1.2	78 ± 12
180 分	78 ± 19	13 ± 5	1.6 ± 0.5	92 ± 12

●またインスリン分泌，抵抗性の指標として血糖値とインスリン値を用いて算出します．

●HOMA-β（空腹時インスリン×360）/（空腹時血糖-63）（30％以下はインスリン分泌低下）．

●HOMA指数（空腹時血糖×空腹時インスリン）/405（正常1.6以下，インスリン抵抗性2.5以上）．

看護に役立つ知識

●従来インスリンの作用を中心に糖尿病の病態が検討されていましたが，グルカゴンに作用する薬物が使われるようになり，グルカゴンにも注目が集まっています．ELISA法により膵グルカゴンが測定できるようになり病態解明に貢献すると期待できます．

●グルカゴンは他のペプチドホルモン同様分解されやすいためEDTAにさらに蛋白分解酵素阻害剤のトラジロールを加えた採血管で検体採取する必要があります．

文　献
1）日本糖尿病学会 編：糖尿病治療ガイド 2020-2021. 文光堂，2020
2）日本糖尿病学会 編著：糖尿病診療ガイドライン 2019. 南江堂，2019

国際医療福祉大学医学部 臨床検査医学 主任教授　下澤達雄

副腎皮質刺激ホルモン (ACTH)

adrenocorticotropic hormone

基準値
5〜60 pg/mL
早朝に高い日内変動があるため採血時間に注意

副腎皮質刺激ホルモン (ACTH) とは？

● ACTH は 39 個のアミノ酸からなるポリペプチドで，下垂体前葉の ACTH 産生細胞から pro-opiomelanocortin（POMC）と呼ばれる前駆物質を経て産生，分泌されます．ACTH は副腎皮質のグルココルチコイド，アルドステロンを制御する下垂体性ホルモンであり，視床下部からのコルチコトロピン放出ホルモン CRH による制御とグルココルチコイドによる negative feedback に加え，日内リズム，ストレスや脳内アミンにより分泌調整が行われます．したがって，血漿 ACTH の測定はコルチゾールとともに視床下部-下垂体-副腎皮質系の機能および病態の診断に不可欠です．

異常値を示す場合

● 常に血清コルチゾール値と比較して判断します（表1参照）．
● **ACTH 高値，コルチゾール高値**：クッシング病を疑い下垂体機能異常を考え，画像検査，デキサメサゾン抑制試験を行います．これらで下垂体機能異常が認められない場合は異所性 ACTH 産生腫瘍の診断のための検査を行います．このほかに妊娠，アルコール依存などでも同様の検査結果となります．
● **ACTH 高値，コルチゾール低値**：アジソン病を疑い，副腎機能の異常の診断のために迅速 ACTH 負荷試験によるコルチゾール反応性を検査します．
● **ACTH 低値，コルチゾール高値**：クッシング症候群を疑い副腎腺腫の診断のための画像診断，デキサメサゾン負荷試験を行います．
● **ACTH 低値，コルチゾール低値**：下垂体機能低下症，ACTH 単独欠損症を考え下垂体機能の精査

表1　高値または低値を示す場合

	コルチゾール高値	コルチゾール低値
ACTH 高値	クッシング病	アジソン病
	異所性 ACTH 産生腫瘍	先天性副腎皮質過形成
	異所性 CRH 産生腫瘍	ネルソン症候群
	うつ病，神経性食欲不振症	ACTH 不応症
	アルコール依存症，ストレス，妊娠	
ACTH 低値	副腎性クッシング症候群（副腎腺種，副腎癌，異所性コルチゾール産生腫瘍，原発性副腎皮質結節性過形成）	下垂体前葉機能低下症（下垂体腫瘍，シーハン症候群，リンパ球性下垂体炎，下垂体茎切断）
	コルチゾール投与	ACTH 単独欠損症
		視床下部障害（脳腫瘍, サルコイドーシス）
		合成脂質コルチコイド投与

を行います．長期にわたるステロイド薬投与でも同様の検査所見となります．

他の検査との関わり

●ACTH，コルチゾールは日内変動があるため総産生量を知るために尿中 17-OHCS, 17-KS あるいは遊離コルチゾール排泄を測定します．
●クッシング病のスクリーニングとして DDAVP 試験が行われます．DDAVP 4 μg 静注後の血中 ACTH 値が前値の 1.5 倍以上を示します．確定診断には CRH 試験を行います．ヒト（CRH100 μg）静注後の血中 ACTH 頂値が前値の 1.5 倍以上に増加します．
●また，選択的静脈洞血サンプリング（海綿静脈洞または下錐体静脈洞）において血中 ACTH 値の中枢・末梢比（C/P 比）が 2 以上（CRH 刺激後は 3 以上）ならクッシング病，2 未満（CRH 刺激後は 3 未満）なら異所性 ACTH 症候群の可能性が高いです．

高値または低値を示す場合

●表1参照．

異常値になるしくみ

●下垂体系ホルモンに共通の制御メカニズムとして視床下部と末梢からの2重支配があります．特に末梢からのネガティブフィードバックメカニズムを理解することで結果の解釈が容易になります（図1）．

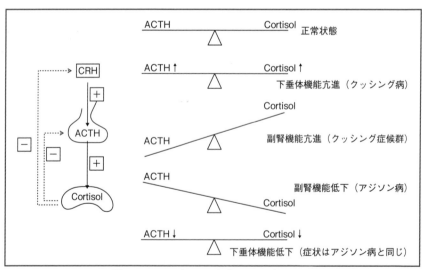

図1　ACTH とコルチゾールのバランス

●従来クッシング病のスクリーニングでは 1 mg の少量デキサメサゾン負荷試験が行われていましたが，最近は感度を上げるために 0.5 mg としています．

●ACTH は蛋白分解酵素阻害薬のトラジロールを添加した採血管を用いてサンプリングする必要があります．

●ACTH の日内変動は早朝 6〜8 時に頂値となり，午後 6 時〜午前 2 時に最低値となります．

●免疫チェックポイント阻害剤投与中の患者では下垂体炎から ACTH 単独欠損が多く報告されています．抗癌剤による直接の食思不振，だるさと ACTH 欠損による低ナトリウム血症による症状の鑑別が必要です．

●ACTH の抑制が軽度で身体所見がはっきりしないサブクリニカルクッシング症候群はクッシング症候群と同等の心血管病，代謝疾患のリスクがあるとされ，見逃さないことが大切です．

文　献

1）日本内分泌学会：クッシング病の診断と治療の手引き

国際医療福祉大学医学部 臨床検査医学 主任教授　**下澤達雄**

4
内分泌検査

コルチゾール, 尿中17-KS7分画

cortisol, urinary 17-hydroxycorticosteroid/urinary 17-ketosteroid

基準値 各項参照

コルチゾール

基準値

RIA 法：血中 4.0～18.3 μg/dL，尿中遊離コルチゾール：11.2～80.3 μg/ 日

コルチゾールとは？

- コルチゾールは，下垂体の ACTH の刺激により副腎皮質束状層より分泌されるステロイドホルモンで，糖・蛋白・脂質代謝，水・電解質代謝，免疫機構などに関与します．
- 視床下部（CRH）- 下垂体（ACTH）- 副腎（コルチゾール）との間にフィードバック関係があります．
- 活性を有するのは遊離コルチゾールで，血中の 90 % 以上が肝で産生されるコルチゾール結合蛋白（CBG）との結合型として存在します．血中コルチゾールは肝や腎で代謝されますが，大部分は尿中に，17-OHCS や 17-KGS の形で排泄されます．
- 分泌されたコルチゾールの約 0.5 % が遊離コルチゾールとして尿中に排泄されます．血中・尿中コルチゾールの測定により副腎皮質機能がわかり，原発性（副腎性）・続発性（視床下部性または下垂体性）を含めた副腎皮質機能不全症やコルチゾール過剰症であるクッシング（Cushing）症候群の診断の指標として有用です．

異常値を示す場合

- コルチゾールと下垂体の ACTH の間にフィードバック関係があるため，ACTH とコルチゾールの両方の値が必要です．
- コルチゾール高値のときは，ACTH 値が高ければ，クッシング病（ACTH 産生下垂体腺腫），異所性 ACTH 産生腫瘍などを疑い，ACTH 値が低ければ，コルチゾール産生が自律的に多くなったと考え副腎腺腫などを考えます．
- コルチゾール低値のときは，ACTH 値が高ければ，副腎自体が問題で産生が低下していると考えアジソン（Addison）病，急性副腎不全などを考え，ACTH 値が低ければ，視床下部障害，下垂体前葉機能低下症などを考えます．

他の検査との関わり

- 血中コルチゾールを測定するときは，ACTH を同時に測定し，疾患の鑑別に役立てます．
- 尿中 17-KS，尿中遊離コルチゾール排泄量の測定は，簡便にコルチゾール産生量や副腎皮質機能

を知ることができます.

●クッシング病，クッシング症候群，異所性 ACTH 産生腫瘍などの鑑別診断には，デキサメサゾン抑制試験が有用です.

● ACTH 刺激試験は，副腎皮質予備能の評価と副腎不全の診断に有用です.

高値を示す場合 (表1) / 低値を示す場合 (表2)

表1

コルチゾール高値	
ACTH 高値	ACTH 低値
クッシング病（ACTH 産生下垂体腺腫），異所性 ACTH 産生腫瘍，異所性 CRH 産生腫瘍，コルチゾール不応症，神経性食思不振症，うつ病，ストレス状態	クッシング症候群（副腎腺腫，副腎がん，ACTH 非依存性両側副腎皮質結節性過形成），ヒドロコルチゾン製剤の投与

表2

コルチゾール低値	
ACTH 高値	ACTH 低値
アジソン病，急性副腎不全，シュミット症候群，ネルソン症候群，ACTH 不応症，先天性副腎皮質過形成	視床下部障害（脳腫瘍，Histiocytosis X など），下垂体前葉機能低下症（下垂体腫瘍，下垂体炎，シーハン症候群，シモンズ病，ACTH 単独欠損症），合成糖質コルチコイド投与（デキサメサゾン，プレドニゾロンなど）

異常値になるしくみ (図1)

●視床下部（CRH）– 下垂体（ACTH）– 副腎（コルチゾール）との間にフィードバック関係があるため，異常の原因を知るには ACTH，コルチゾール両方の値が必要です.

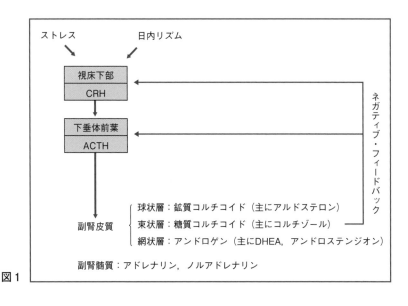

図1

●コルチゾールは顕著な日内変動を示し，早朝に高く夜間は低いです．ストレスにより容易に上昇します．CBG は妊娠により増加するのでコルチゾールは高値を示し，一方，肝硬変，ネフローゼ症候群は，CBG が低下するためコルチゾールは低値を示します．

尿中17-KS7分画

基準値

表3　基準値 酵素水解法

	男性（mg/day）	女性（mg/day）
アンドロステロン	1.10〜4.20	0.40〜3.00
エチオコラノロン	0.55〜2.60	0.30〜2.50
デヒドロエピアンドロステロン（DHEA）	0.12〜5.20	0.04〜2.60
11-ケトアンドロステロン	0.12 以下	0.07 以下
11-ケトエチオコラノロン	0.04〜0.65	0.03〜0.50
11-ヒドロキシアンドロステロン	0.04〜2.30	0.22〜1.60
11-ヒドロキシエチオコラノロン	0.03〜0.65	0.02〜0.65

尿中17-KS, 17-KS7分画とは？

● 17-KS は，男性ホルモンならびに副腎皮質ホルモンの代謝産物です．
●尿中 17-KS は，主に性ホルモンの代謝産物でアンドロゲン分泌の指標になります．
●尿中 17-KS は，男性ではその 1/3 が睾丸に由来し，残り 2/3 が副腎より産生されます．したがって男性では，尿中 17-KS は，睾丸と副腎皮質の両機能の異常を知るうえで有用です．
●小児や女性においては，大部分が副腎に由来するので副腎機能の指標となります．
●下垂体 – 性腺系，下垂体 – 副腎皮質系の疾患が疑われる場合に測定され，鑑別診断に使用されます．
●現在，尿中 17-KS 測定は行われておらず，より詳細にわかる 17-KS 7分画が測定されています．
●尿中 17-KS 7分画は，尿中に排泄される 17-KS のうち副腎皮質と性腺由来の 11-デオキシ-17-KS に含まれる，アンドロステロン（An）・エチオコラノロン（Et）・デヒドロエピアンドロステロン（DHEA）の3種と，副腎皮質由来の 11-オキシ-17-KS に含まれる 11-ヒドロキシ-An・11-ヒドロキシ-Et・11-ケト-Et・11-ケト-An の4種の合計7分画を指します．

異常値を示す場合

●尿中 17-KS が高値を示す場合は，ホルモン産生腫瘍と酵素欠損で起こる先天性副腎皮質酵素欠損症によるものがあります．
●先天性副腎皮質酵素欠損症は，酵素欠損の種類により低値を示すこともあります．
●尿中 17-KS が低値を示す場合は，汎下垂体機能低下症，ACTH 単独欠損症，アジソン病によるホルモン産生低下によります．

●副腎腺腫によるクッシング症候群では低下します.
●アンドロステロンが高値になるのは，多嚢胞性卵巣症候群，先天性副腎皮質過形成（21-ヒドロキシラーゼ欠損症，11β-ヒドロキシラーゼ欠損症）があります.
●DHEA が高値になるのは，クッシング病，異所性 ACTH 産生腫瘍，副腎癌，多嚢胞性卵巣症候群，先天性副腎過形成（21-ヒドロキシラーゼ欠損症，11β-ヒドロキシラーゼ欠損症）があります.
●アンドロステロンが低値になるのは，視床下部・下垂体性性腺機能低下症，原発性性腺機能低下症があります.
●DHEA が低値になるのは，視床下部・下垂体性性腺機能低下症があります.

他の検査との関わり

●尿中 17-KS が低値を示す場合，血中 LH，FSH 濃度を測定すると原発性および続発性性腺機能低下の鑑別になります.
●病態解明のため，ACTH 負荷試験，メトピロン試験（コルチゾール合成阻害薬を投与して ACTH 分泌予備機能をみる），デキサメサゾン抑制試験，ゴナドトロピン試験，デスモプレシン試験などを行い ACTH やコルチゾール，DHEA-S，テストステロンなどの血中ホルモン値を測定します.

高値を示す場合 / 低値を示す場合 (表4)

表4

高値を示す場合	低値を示す場合
副腎がん，クッシング病，異所性 ACTH 産生腫瘍，睾丸腫瘍，副腎過形成，21-ヒドロキシラーゼ欠損症，11β-ヒドロキシラーゼ欠損症，卵巣腫瘍，胞状奇胎，多嚢胞性卵巣	汎下垂体機能低下症，ACTH 単独欠損症，アジソン病，副腎不全，類宦官症，17αヒドロキシラーゼ欠損症，神経性食思不振症，ターナー症候群，バーター症候群

異常値になるしくみ (図2, 3)

●17-KS（17-ケトステロイド）は，C-17 位にケト基をもつ C_{19} ステロイド代謝産物の総称です. 高値を示せば，ホルモン産生腫瘍と酵素欠損で起こる先天性副腎皮質酵素欠損症を疑います.

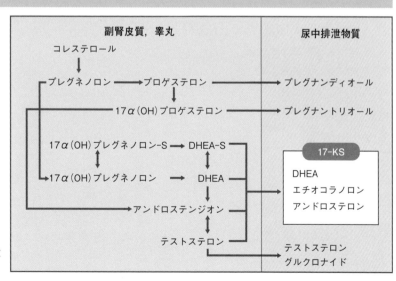

図2 アンドロゲンの生成と排泄

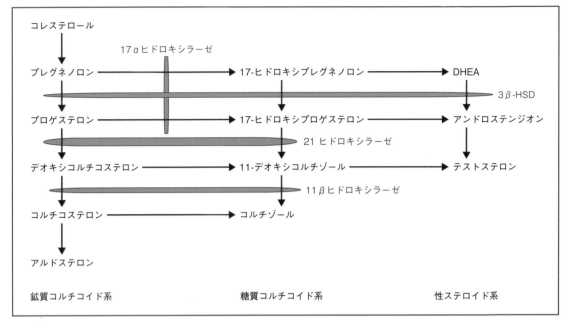

図3　副腎ホルモンの合成経路

看護に役立つ知識

- 尿中 17-KS の値に影響を与える薬剤として，抗生物質，降圧薬，精神神経安定薬，性ホルモンなどがあります．
- 17-ケトジェニックステロイド（17-KGS）は，特定の化学的手法により測定される副腎皮質ステロイドホルモン群の総称です．尿中 17-KGS は副腎皮質ホルモンで最も多く分泌されるコルチゾールとその代謝産物を含み，その測定は副腎皮質機能を反映します．血中コルチゾールの動態を反映するので，早朝に高値，夜間に低値を示します．17-KS は含んではいません．

朝川内科クリニック 院長　**朝川秀樹**

カテコールアミン / 尿中VMA

catecholamine/vanilly mandelic acid

基準値	各項参照

カテコールアミン

基準値

HPLC 法：アドレナリン（AD）血中 100 pg/mL 以下　尿中 3.4〜26.9 μg/日

ノルアドレナリン（NA）血中 100〜450 pg/mL　尿中 48.6〜168.4 μg/日

ドーパミン（DA）血中 20 pg/mL 以下　尿中 365.0〜961.5 μg/日

カテコールアミンとは？

● カテコールアミン（CA）は，主に副腎髄質・交感神経・脳に存在するドーパミン（DA），アドレナリン（AD），ノルアドレナリン（NA）などの生体アミンの総称です．チロシンから DA，NA，AD の順に生成されます．

● AD は主に副腎髄質で産生されます．

● CA の分泌は，低血糖，出血などのさまざまなストレスによって起こります．

● 正常では，NA は交感神経の機能を反映し，AD は副腎髄質機能を反映します．

● CA は，血圧上昇作用の他に，血糖調節にも関与します．

異常値を示す場合

● 褐色細胞腫では，血中，尿中の CA の増加を認め，高血圧をひき起こします．

● 交感神経芽細胞腫でも高値を示します．

● NA と AD の総和が血中で 2,000 pg/mL 以上，尿中で 250 μg 以上なら褐色細胞腫を強く疑います．

● 狭心症や心筋梗塞では発作時に CA が増量し，予後判定に有用です．

● 慢性腎不全では，尿中 CA の排泄は低下し，血中 CA は増加します．

他の検査との関わり

● 褐色細胞腫では，尿中に代謝産物として蓄積されるメタネフリン，ノルメタネフリン，バニリルマンデル酸（VMA）の測定が有用です．

高値を示す場合 / 低値を示す場合 (表1)

表1

高値を示す場合	低値を示す場合
褐色細胞腫，交感神経芽細胞腫，本態性高血圧，心筋梗塞，うっ血性心不全，脳血管障害，慢性腎不全（血中値），甲状腺機能低下症，糖尿病（尿中値）	アジソン病，起立性低血圧，甲状腺機能亢進症（血中値），家族性自律神経失調症（尿中値）

異常値になるしくみ (図1)

●褐色細胞腫，交感神経芽細胞腫が産生する種々の CA の量により中間代謝産物，最終代謝産物の量に差が生じます．

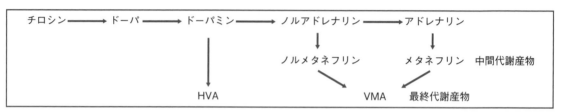

図1　カテコールアミンの生成と代謝

看護に役立つ知識

●CA は，正常人でも緊張などで上昇します．

●検査の説明を十分に行い，不安の軽減をはかることが必要です．

●検査前に 30 分は安静臥床が必要です．

●検査期間中は，バナナ，チョコレート，柑橘類などの摂取を避ける必要があります．また，アルコール類は CA の放出を促すため避ける必要があります．

●褐色細胞腫において，副腎由来では AD が，副腎外性では NA が高い傾向にあります．

●小児の神経芽細胞腫では，NA の分泌が著増，DA も増加しますが AD は正常域が多いです．

●尿中 CA は酸性蓄尿が必要で，あらかじめ 6N 塩酸 20 mL（小児では 5〜10 mL）を加えた蓄尿瓶に冷暗所にて蓄尿します．

●メタネフリンはアドレナリン，ノルメタネフリンはノルアドレナリンの代謝産物であり，カテコール-O-メチル転換酵素（COMT）の作用によりメチル化を受けて生成されます．褐色細胞腫の機能診断では，CA 分画よりメタネフリン2分画の方が正診率・感度・特異度が高いです．

●褐色細胞腫の診断は，まず外来で実施可能な血中カテコールアミン分画が正常上限の3倍以上あるいは，血中 AD と ND の濃度の総和が，2,000 pg/mL 以上の増加，随時尿中メタネフリン分画（メタネフリン，ノルメタネフリン）が正常上限の3倍以上あるいは，500 ng/mg・Cr 以上の増加を確認します．また，反復測定した血中遊離メタネフリン分画が正常であれば，パラガングリオーマはほぼ除外診断できます．次に 24 時間尿中カテコールアミンが正常上限の2倍以上，24 時間尿中総メタネフリン分画が正常上限の3倍以上を確認します．

●腫瘍の局在診断は，副腎 CT・MRI，123I-MIBG シンチグラフィなどを行います．

尿中VMA

基準値

HPLC 法：尿中 1.5～4.3 mg/日

VMAとは？

● VMA（バニリルマンデル酸）は，カテコールアミン（CA）の終末代謝産物です．

● CA は，メチル基転移酵素やモノアミン酸酵素などの作用を受けて化学的に安定した VMA として尿中に排泄されます．尿中に排泄される CA の割合は全分泌の 2～5 ％程度です．

● 尿中 VMA は，生体内の CA の分泌・合成の指標になります．

● 副腎髄質・神経堤由来の腫瘍（褐色細胞腫，神経芽細胞腫）の多くが CA 産生能を有するので，尿中 VMA はそれらの腫瘍マーカーとして用いられています．

異常値を示す場合

● カテコールアミンの代謝産物なので，カテコールアミン産生腫瘍およびカテコールアミンの上昇する病態で高値を示します．

他の検査との関わり

● 神経芽細胞腫の診断には，尿中ホモ馬尿酸（HVA）の測定も有用です．ドーパと DA の最終代謝産物の一つが HVA で，NA と AD の最終代謝産物が VMA です．

● 糖尿病，クッシング症候群，原発性アルドステロン症などでも増加することがあり，尿中カテコールアミン測定も併せて評価しなければなりません．

● 臨床症状から褐色細胞腫を疑った場合は，AD，NA，DA および代謝産物であるノルメタネフリン，メタネフリンも測定します．

高値を示す場合 / 低値を示す場合（表2）

表2

高値を示す場合	低値を示す場合
褐色細胞腫，神経芽細胞腫，先天性心疾患，脳血管障害，甲状腺機能亢進症，甲状腺機能低下症，糖尿病	家族性自律神経失調症，フェニルケトン尿症，シャイ・ドレーガー症候群，脳腫瘍

異常値になるしくみ

● NA，AD の最終代謝産物ですので，NA，AD 産生腫瘍では著増します．

●検査期間中は，CA と同様にバナナ，バニラ，柑橘類などの摂取を避ける必要があります．

●褐色細胞腫，交感神経芽細胞腫の，診断・治療効果の判定および経過観察の目的に有用です．

●AD のみ分泌する褐色細胞腫の場合，尿中 VMA が正常域を示すことがあり注意が必要です．

●尿中 VMA も尿中 CA と同様に酸性蓄尿が必要です．

朝川内科クリニック 院長　**朝川秀樹**

レニン・アンギオテンシン / アルドステロン

renin・angiotensin/aldosterone

基準値 各項参照

レニン・アンギオテンシン

基準値

RIA 固相法：血漿レニン濃度 3.2～36 pg/mL

RIA2 抗体法：血漿レニン活性；臥位 0.3～2.9，立位 0.3～5.4 ng/mL/時

アンギオテンシンⅠ 110 pg/mL 以下，アンギオテンシンⅡ 22 pg/mL 以下

レニン・アンギオテンシンとは？

- レニンは，腎臓の傍糸球体細胞から分泌される酵素の一つです．
- 糸球体小動脈の入口にある傍糸球体装置が，腎血流量の低下を感受してレニンの分泌を促します．
- 肝臓で産生されるアンギオテンシノーゲンは，レニンの作用でアンギオテンシンⅠに変化し，アンギオテンシンⅠは血管内皮細胞にあるアンギオテンシン変換酵素によってアンギオテンシンⅡになります．
- アンギオテンシンⅡには，①強力な血管収縮作用，②副腎皮質に働きアルドステロンの分泌を刺激する作用があります．分泌されたアルドステロンにより，腎臓でのナトリウムと水分の再吸収が高まり細胞外液が増加します．

異常値を示す場合

- 動脈硬化などにより腎動脈狭窄し腎血流が慢性的に減少すると，レニン分泌が高まり血圧が高くなります（腎血管性高血圧）．
- 有効循環血液量の低下する病態（肝硬変，心不全，ネフローゼ症候群，正常妊娠）などでも，循環血液量を維持するためにレニン分泌は高まります．

他の検査との関わり

- 二次性高血圧の鑑別には，レニン・アンギオテンシンの測定以外にアルドステロン，コルチゾール，甲状腺ホルモンなどのホルモン測定が必要です．

4 内分泌検査

高値を示す場合 / 低値を示す場合（表1）

表1

レニンが高値を示す場合	レニンが低値を示す場合
レニン産生腫瘍，腎血管性高血圧，悪性高血圧，肝硬変，正常妊娠，心不全，ネフローゼ症候群，バーター症候群，アジソン病	原発性アルドステロン症，DOC 産生腫瘍，リドル症候群

異常値になるしくみ（図1）

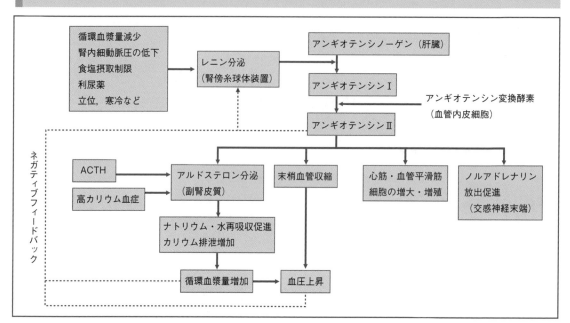

図1　生体内におけるレニン・アンギオテンシン・アルドステロン系の概略

看護に役立つ知識

- 二次性高血圧症には腎血管性高血圧（レニン・アンギオテンシン高値），褐色細胞腫（カテコールアミン高値），クッシング症候群（コルチゾール高値），原発性アルドステロン症（アルドステロン高値），甲状腺機能亢進症（甲状腺ホルモン高値），レニン産生腫瘍（レニン高値）などがあります．
- レニンの分泌は，午前に高く午後に低いという日内リズムがあり，これはアルドステロンの分泌にも同じリズムを起こさせています．
- レニン値は，利尿薬，降圧薬などの薬剤により影響されます．
- レニン・アンギオテンシン系は，血圧・水・電解質ときわめて密接な関係があるので，食塩摂取量，体位，体動などの影響を受けやすいです．

アルドステロン

基準値

RIA 固相法：安静臥位 30～159 pg/mL，3.0～15.9 ng/dL

アルドステロンとは？

● 副腎皮質の球状層から，副腎皮質刺激ホルモン（ACTH），アンギオテンシンⅡ，細胞外カリウム濃度の上昇による刺激によって分泌される鉱質コルチコイドです．

● 体液貯留作用，ナトリウム貯留作用，カリウム排泄作用があり，電解質の恒常性，循環血液量，血圧の維持に重要な役割を果たしています．

異常値を示す場合（表2）

● アルドステロンの過剰分泌により起こる疾患にアルドステロン症があります．

● アルドステロン症には，原発性と続発性があります．

● 原発性アルドステロン症は，アルドステロン産生腫瘍でコーン症候群ともいわれています．

● 続発性アルドステロン症は，レニン・アンギオテンシン系を介してアルドステロンの分泌が高まった状態で，心不全，肝硬変，レニン産生腫瘍，腎疾患などが原因となります．

他の検査との関わり

● 血漿レニン活性（PRA）が高値なら続発性，低値なら原発性と考えられます．

● 原発性アルドステロン症のスクリーニングには，血漿アルドステロン濃度（PAC）（pg/mL）/血漿レニン活性（PRA）（ng/mL/h）の比 ARP（Aldosterone to Renin Ratio）が＞200，PAC＞120 pg/mL であることを用いています（**図2**）．

表2

高値を示す場合	低値を示す場合
原発性アルドステロン症，続発性アルドステロン症（腎血管性高血圧，レニン産生腫瘍，バーター症候群など）	先天性副腎皮質酵素欠損症，低レニン性低アルドステロン症，アジソン病，DOC 産生腫瘍，コルチコステロン産生腫瘍

●副腎皮質刺激ホルモン（ACTH），アンギオテンシンⅡ，高カリウム血症によって刺激されます．

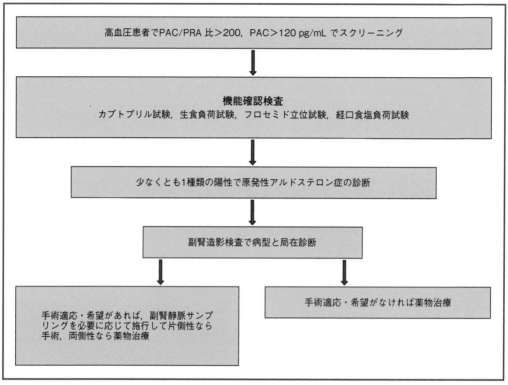

図2　原発性アルドステロン症の診断・治療チャート

看護に役立つ知識

●体液の調節には，①下垂体後葉 – ADH 系（抗利尿ホルモン），②腎糸球体 – レニン・アンギオテンシン系，③副腎皮質 – アルドステロン系から主な調節を受けており，血圧の調節に深く関わっています．
●食塩摂取量，体位の影響を受けます．高 Na 食で低値になり，低 Na 食で高値になります．また，立位が臥位より高値になります．

朝川内科クリニック 院長　**朝川秀樹**

ADH (抗利尿ホルモン)

antidiuretic hormone

基準値 RIA2 抗体法：4.2 pg/mL 以下

ADHとは？

● ADH はアルギニン・バゾプレシン（AVP）とも呼ばれ，視床下部 – 下垂体後葉系において合成分泌される 9 個のアミノ酸で構成されるペプタイドホルモンです．

●その作用は，腎集合管における水透過性を高め，水の再吸収を促進し，体液量と血漿浸透圧の調節を行っています．視床下部に浸透圧受容体があり，血漿浸透圧が高まると ADH の分泌を増加させます．また，循環血液量の減少が低圧系の容量受容器や動脈圧の圧受容体に感知され，視床下部に伝わると ADH 分泌は増加します．

● ADH の測定は，その分泌の減少した病態としての中枢性尿崩症および不適切に分泌の亢進している抗利尿ホルモン不適合分泌症候群（以下，SIADH）の診断に重要です．また，他の病態から惹起される二次的な ADH 分泌異常の各種浮腫性疾患で，その病態生理を水代謝の面から捉えるのに必要です．

異常値を示す疾患と病態

●血漿浸透圧は狭い範囲で維持されており，血漿浸透圧のわずかな上昇により ADH の分泌が刺激され，腎での水の再吸収が増加し浸透圧を正常化します．同様に血漿浸透圧が低下すれば，ADH が抑制され水利尿が起こります．

● ADH 欠乏は低張性多尿を生じ，分泌過剰では低ナトリウム血症となります．腫瘍，外傷などで視床下部・下垂体を傷害する原因があれば，ADH 分泌が低下し，続発性中枢性尿崩症が起こります．

●中枢神経疾患などにより ADH の分泌を調節する機能が異常になり，ADH の分泌が過剰になったり，肺癌などのがんが ADH を勝手に産生したりすると，SIADH が起こります．SIADH は，血清ナトリウム濃度が低値であるのに，生理的な濃度を超えて不適切に ADH が分泌され，希釈尿の生成が困難になって低ナトリウム血症が続く状態です．

他の検査との関係

●血清 Na，K 値，血漿浸透圧値，尿量，尿浸透圧などを同時に測定します．必要に応じて，レニン，アルドステロン，ANP，TSH，ACTH なども測定します．血中 ADH は，血漿浸透圧により厳密に調節されているため，ADH 分泌が正常か異常かを基準値からのみ判断することはできません．常に血漿浸透圧，血清 Na 値との相関をみることが必要です．

●尿崩症は，ADH の分泌不全またはその作用不足によって多尿をきたす一群の疾患です．原因により ADH の分泌不全による中枢性尿崩症と腎集合管における ADH 作用不足による腎性尿崩症とに分けられます．

●日常の生活では ADH 値には大きな変動はみられませんが，水の摂取量に影響されるといわれてお

4
内分泌検査

り，診断が困難な場合は各種の負荷試験が利用されます．ADH が低値の場合，特に中枢性尿崩症と心因性多飲症との鑑別のために水制限試験などが必要となります．水制限試験は，水制限中の尿量，尿浸透圧，血漿浸透圧，ADH を測定します．ADH の分泌が正常なら尿浸透圧の上昇，尿浸透圧と血漿浸透圧比が 2 以上，ADH 分泌の亢進が認められます．高張食塩水負荷は，血漿浸透圧の上昇に伴い ADH 分泌が亢進するかをみる検査で，多尿・口渇・多飲などの症状があり，高張食塩水を負荷しても血中 ADH に有意の上昇を認めない場合，中枢性尿崩症が疑われます．デスモプレッシン（DDAVP）試験は，投与により尿浸透圧が増加すれば中枢性尿崩症を，認めなければ腎性尿崩症を疑います．

高値を示す場合 / 低値を示す場合（表1）

表 1

高値を示す場合	低値を示す場合
ADH 分泌異常症候群，腎性尿崩症，うっ血性心不全，ネフローゼ症候群，アジソン病，下垂体前葉機能不全 など	中枢性尿崩症，多飲症 など

異常値になるしくみ（図1）

● 血漿浸透圧は狭い範囲で維持されており，血漿浸透圧のわずかの上昇・低下により ADH の分泌が刺激・抑制されます．

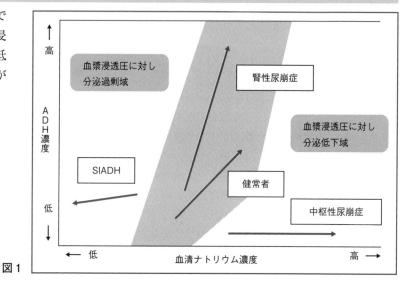

図 1

看護に役立つ知識

● 頭部 MRI 画像において，正常下垂体後葉は T1 強調画像において高信号を呈しますが，中枢性尿崩症ではこの高信号が消失します．カルバマゼピン，抗精神病薬などの薬剤も SIADH を起こすことがあります．
● 腎性尿崩症は，遺伝性の場合と，リチウム治療，低カリウム血症，高カルシウム血症，循環障害などの後天的な場合があります．
● ADH 受容体拮抗薬であるトルバプタン（サムスカ®）が上市され，既存の利尿薬で効果不十分・低ナトリウム血症合併心不全に使用されています．

朝川内科クリニック 院長　**朝川秀樹**

PRL (プロラクチン)

prolactin

基準値 RIA 法：男性 1.5〜9.7 ng/mL, 女性 1.4〜14.6 ng/mL

プロラクチンとは?

● 下垂体前葉から分泌されるホルモンです．黄体刺激ホルモン，乳腺刺激ホルモンともいわれます．
● プロラクチンの分泌は，視床下部の放出因子と抑制因子（主体はドーパミンである）により調節されています．甲状腺刺激ホルモン放出ホルモン（TRH）投与によりプロラクチンは増加します．
● 黄体に作用して黄体ホルモン（プロゲステロン）の分泌を維持し，乳腺に働いて乳汁分泌を促します．
● エストロゲンは下垂体細胞に直接作用してプロラクチン分泌を促進しますが，プロラクチンの乳腺細胞への作用を抑制して結果的に乳汁分泌を抑制します．
● 分娩後，女性ホルモンの量が減ってプロラクチンに対する乳腺の感受性抑制作用が解かれたときに始まります．
● プロラクチンが過剰に分泌されると，男女とも性機能が抑制されます．

異常を示す場合

● 高プロラクチン血症の原因としては，プロラクチン産生下垂体腺腫，視床下部障害によるプロラクチン抑制因子分泌不全，ドーパミン遮断薬投与などが考えられます．
● 100 ng/mL 以上の高プロラクチン血症は，産生下垂体腫瘍による可能性が高いです．
● 低プロラクチン血症の原因としては，下垂体機能低下症，ドーパミン作動薬投与などがあります．

他の検査との関わり

● 甲状腺刺激ホルモン放出ホルモン（TRH），スルピリド（抗ドーパミン薬）の負荷試験により，高プロラクチン血症の原因が視床下部か，プロラクチン産生下垂体腫瘍か鑑別できます．

高値を示す場合 / 低値を示す場合 (表1)

表 1

高値を示す場合	低値を示す場合
プロラクチン産生腫瘍（プロラクチノーマ），キアリ・フロンメル症候群，アルゴンス・デル・カスティヨ症候群，原発性甲状腺機能低下症，視床下部障害（機能性，器質性：トルコ鞍上部腫瘍，サルコイドーシスなどの肉芽腫，感染症），甲状腺機能低下症，薬剤服用の副作用，腎不全	シーハン症候群，非機能性下垂体腫瘍，下垂体機能低下症

4
内分泌検査

●視床下部障害では，プロラクチン分泌抑制因子が優位のため，結果的にはプロラクチン分泌は高まります．

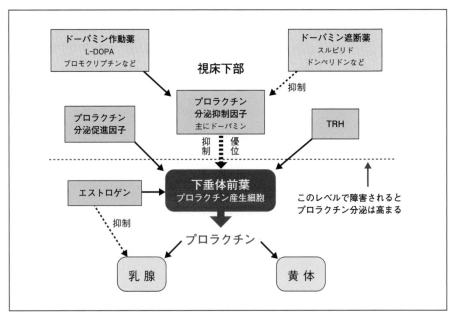

図1

看護に役立つ知識

●プロラクチンが過剰になると，女性では乳汁漏出，月経異常，不妊など，男性では性機能低下が起こります．これらの症状があれば，プロラクチンを測定します．
●下垂体腺腫の 30 ％はプロラクチン産生腫瘍であるので，下垂体腺腫を疑えばプロラクチンを測定します．
●薬剤（鎮吐剤，向精神薬など）で異常を示すことがあります．
●下垂体 MRI は，腫瘍の位置を知るために重要です．

朝川内科クリニック 院長　朝川秀樹

エストロゲン / プロゲステロン

estrogen/progesterone

基準値 表1, 2参照

表1　エストロゲン, プロゲステロンの血中濃度

		エストロン(E1) (pg/mL)	エストラジオール(E2) (pg/mL)	エストリオール(E3) (pg/mL)	プロゲステロン (ng/mL)
女　性	卵胞期	10〜60	10〜80	0〜20	0.3〜1.0
	排卵期	25〜100	50〜350	5〜40	1.0〜5.0
	黄体期	25〜80	30〜150	5〜40	5〜15
	更年期	20〜80	10〜30	0〜20	0.3〜0.4
男　性		30〜60	10〜40	0〜15	0.1〜0.3

表2　妊婦尿中 E3 値(mg/日)

妊娠週数	基準値	警戒値	危険値
32〜36	15 以上	10〜15	10 以下
37〜38	20 以上	10〜20	15 以下
39〜41	25 以上	15〜25	15 以下

エストロゲン

エストロゲンとは?

●エストロゲンは, 代表的な女性性ステロイドホルモンであり, 標的臓器の細胞質内レセプターと結合して作用します. 女性では, 月経, 妊娠という現象のため, 小児期・成熟期・老年期ではエストロゲンレベルは異なります.

●小児期では, 思春期発来まで視床下部 – 下垂体 – 性腺系は強い抑制を受けて, 血中では低ゴナドトロピン性低エストロゲン, 低プロゲステロンです. この時期は, まだ性差は認められません.

●第二次性徴発現に先立ち, 女性ではエストロゲンが著しく増加します. エストロゲンとしては多種確認されていますが, エストロン (E1), エストラジオール (E2), エストリオール (E3) が主要なエストロゲンです. その中で女性ホルモン作用が最も強く, しかも非妊娠女性の血中に最も多いエストロゲンが E2 で, 主として卵巣から産生され, 卵胞発育に伴い特徴的な分泌パターンを示します.

●排卵に至る卵胞期には卵胞から E2 が分泌され, 排卵を境に黄体期には E2 とプロゲステロンが黄体より分泌されます. 黄体の退行とともに血中濃度は減少するため, E2 は卵胞発育状態, そして, E2 とプロゲステロンにより排卵の有無や黄体機能を把握できます. E3 は, E1, E2 の代謝物で尿中に最も多く出現し, 卵巣での生成は少ないです.

●妊娠時は, 胎盤での E2 の合成・分泌も増加しますが, ことに E3 の上昇が著明で, 尿中にも多量排泄され, 正常妊娠においては経過とともに増加することから, 胎児や胎盤機能の把握に尿

中 E3 が有用です．更年期に入り，卵巣機能の低下とともに血中 E2 も低下します．

異常値を示す疾患と病態

● エストロゲン値は，性差・個人差・年齢変動・月経周期変動が大きいので，これを考慮して検討しなければなりません．

● 血中 E2 は卵巣機能を反映するため，無月経，無排卵症の卵巣機能検査として測定されます．

● 妊娠経過とともに妊婦血中・尿中エストロゲンは著増し，妊娠末期には血中で非妊時の 100 倍，尿中では 500～1,000 倍となり，その尿中エストロゲンの 90％ は E3 です．妊娠中のエストロゲンの主な産生源は胎盤ですが，胎盤自体のみでその生成全経路を行っているのではなく，胎児または母体から供給されるアンドロゲンを材料としています．E3 は，胎児・胎盤両者の機能を反映しています．

● 妊娠中のエストロゲンが低値の場合は，胎児や胎盤に障害があると考えられ，例えば子宮内胎児死亡，無脳児，妊娠中毒症による胎盤機能不全などが疑われます．一方高値なら，多胎妊娠，巨大児が考えられます．

● エストロゲンは，女性の更年期，閉経期で低値を示し，更年期症状と深く関係しています．

他の検査との関係

● 基礎体温表，下垂体ゴナドトロピンの血中濃度，ゴナドトロピンや各種性ステロイドなどの負荷試験を併せて行います．

● 卵巣機能が低下しているとき E2 は低値をとりますが，卵巣自体の問題か，視床下部・下垂体レベルでの障害かの鑑別は，ゴナドトロピンの血中濃度や排卵誘発剤を用いた卵巣刺激に対する反応性で可能です．

● 異常高値を示す場合には，他のホルモン（FSH，LH，PRL）や卵巣関連の腫瘍マーカー，エコー，CT などの検査を行います．

● 胎児胎盤機能低下が疑われる場合には，血清中のヒト胎盤性ラクトーゲン（HPL）の測定を行います．HPL は胎盤絨毛細胞で作られ，血中半減期が短いため胎盤機能を迅速に反映します．

● 無月経の病因検索のため等には，HCG 負荷テスト，クロミフェン負荷テスト，プレマリン負荷テスト，ゲスターゲン試験などがあります．

高値を示す場合 / 低値を示す場合 （表3, 4）

表3　エストラジオール（E2）の場合

高値を示す場合	低値を示す場合
エストロゲン産生腫瘍，副腎皮質過形成，肝疾患，多嚢胞性卵巣症候群，卵巣過剰刺激症候群，思春期早発症など	卵巣機能低下（無月経），卵巣低形成，シーハン症候群，シモンズ症候群，ターナー症候群，神経性食思不振症など

表4　エストリオール（E3）の場合

高値を示す場合	低値を示す場合
多胎妊娠，巨大児	胎盤機能不全，子宮内胎児発育遅延，妊娠高血圧症候群，子宮内胎児死亡，無脳児など

●エストロゲン値は，性差・個人差・年齢変動・月経周期変動が大きいので，これを考慮して検討します.

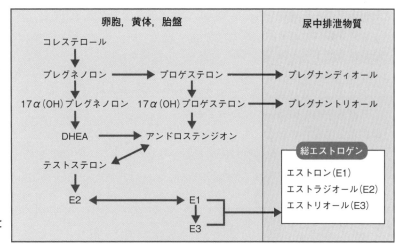

図1　エストロゲンの生成と排泄

看護に役立つ知識

●思春期早発症は，9歳未満の女児に月経や二次性徴の初来をきたす状態で，E2 とプロゲステロンは成人女性の値を示します.
●胎児胎盤機能低下の評価は，尿中 E3 測定だけでは判断できません．分娩監視装置や超音波検査によるのが主流になっており，臨床的意義は薄くなってきています

プロゲステロン

プロゲステロンとは?

●プロゲステロンは，女性では卵巣から，また妊娠中には胎盤から分泌され，卵の着床や妊娠の維持などに重要な役割を担います．男性にもわずかながら認められ，男性は副腎皮質から分泌されていると想定されます.
●血中プロゲステロンの 90 ％は，コルチゾール結合グロブリン（CBG）やアルブミンと結合しています．子宮内膜は，月経周期による周期的な変化を起こしています．排卵後に形成される黄体から分泌されたプロゲステロンは子宮に作用し，子宮内膜を受精卵がより着床しやすい状態，すなわち子宮内膜は著しく肥厚し柔軟になり，血管に富む状態にします．この時期の子宮内膜は，分泌期と呼ばれています．プロゲステロンは体温中枢に作用し体温を上昇させるため，基礎体温は上昇し高温相となります.
●妊娠の経過に伴って血中プロゲステロンは著明に増加し，妊娠維持作用や乳腺発育作用を有します.
●血中プロゲステロン値測定は，黄体機能不全，妊娠初期の診断，切迫流産の予後判定，胎盤機能の評価などで有力な指標となります.

異常値を示す疾患と病態

●排卵期のプロゲステロンは，LHやFSHのピークに2～3日遅れて上昇し始め，7～9日目ころ頂値に達し，以後は徐々に低下，月経到来時には卵胞成熟期レベルまで減少します．
●視床下部－下垂体－性腺系の異常により卵巣機能が低下すると，排卵障害・無月経になりプロゲステロン値は低値を示します．
●黄体機能不全とは，排卵後に形成される黄体からのエストロゲンとプロゲステロンの分泌量の減少，分泌期間の短縮などにより，分泌期の子宮内膜の変化が起こらない状態を指しています．黄体機能不全では，黄体期中期の血中プロゲステロンが低値（10 ng/mL以下）を示し，不妊症，習慣流産，月経異常の原因の一つになっています．
●正常月経女性の場合にも，散発的に黄体機能不全の周期があることが知られています．そのため，たとえ黄体機能不全の月経周期が認められても単一周期で診断すべきでなく，数周期かけて診断すべきです．

他の検査との関係

●プロゲステロンにも日内変動，日差変動，律動分泌，個体差があり，また，性周期や妊娠週数でも変動し，1回の測定値では判断が困難な例も多く，分泌異常の把握には，LHやFSH，E2，17α（OH）プロゲステロン（17-OHP）値などとの総合判定が必要です．
●血中FSH，LHが高値を示せば性腺機能障害を意味します．
●シーハン症候群などの下垂体に問題があるケースは，甲状腺や副腎機能の評価も重要です．
●無月経無排卵症例では，LHやFSH，17-OHPと共にプロゲステロンも低値を示し，ピークは認められません．
●排卵障害の患者には，プロゲステロン製剤を投与して消退出血の有無をみるゲスターゲンテストが行われます．消退出血があれば第1度無月経です．なければエストロゲン－ゲスターゲンテストを行います．

高値を示す場合 / 低値を示す場合

表5

高値を示す場合	低値を示す場合
先天性副腎皮質過形成，クッシング症候群，副腎癌，妊娠，副腎男性化腫瘍，多胞性卵巣嚢腫，胞状奇胎，妊娠中毒症，副腎性器症候群	アジソン病，汎下垂体機能低下症，卵巣機能低下症，黄体機能不全，無月経，排卵異常，絨毛上皮腫

異常値になるしくみ

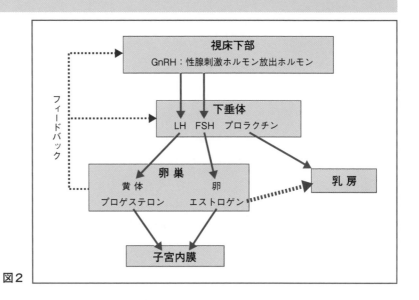

図2

看護に役立つ知識

●血中プロゲステロン値は，排卵の有無を知り黄体機能の指標になるため，排卵障害・不妊症・黄体機能不全では，排卵後の値が治療効果の目安になります．

朝川内科クリニック 院長　**朝川秀樹**

4
内分泌検査

hCG (ヒト絨毛性ゴナドトロピン)

human chorionic gonadotropin

基準値	EIA 法：尿中 および 血中 0.7 mIU/mL 以下

hCGとは？

- ●ヒト絨毛性ゴナドトロピン（hCG）は，胎盤絨毛から分泌される性腺刺激ホルモンです．
- ●卵巣の黄体形成，排卵誘発など，黄体形成ホルモン（LH）と類似の作用をもっています．
- ●健常人では通常検出されず，生理的には妊娠中に大量に分泌されます．
- ●尿中および血中 hCG は妊娠成立と同時に漸増し，妊娠第 12 週前後にピークになります．以後漸減して分娩あるいは妊娠中絶後，1〜2 週間で検出不能となります．
- ●妊娠の早期診断，妊娠の経過観察，流産や子宮外妊娠などの異常の早期発見に，超音波断層法とともに用いられます．
- ●胎盤で産生された hCG は，一部，胎児血中に移行して男性胎児の性分化を促す作用があります．

異常値を示す場合

- ●hCG が高値を示す疾患は，妊娠を除けば hCG 産生腫瘍です．

他の検査との関わり

- ●超音波断層法により胎児の状態を確認することが，異常妊娠，絨毛性疾患との鑑別に必要です．

高値を示す場合 / 低値を示す場合

表1

高値を示す場合	低値を示す場合
多胎妊娠，胞状奇胎，絨毛癌，異所性 hCG 産生腫瘍	健康男性，健康非妊娠女性では，血中尿中ともに検出されない．

異常値になるしくみ

- ●健康な男性，健康な非妊娠女性では，血中，尿中ともに検出されないため，検出されれば hCG の産生腫瘍があると考えます．

●尿中 hCG の測定は，妊娠反応として臨床上広く利用されています.

●不妊治療，体外受精時に排卵誘発あるいは黄体支持の目的で hCG 投与を行う場合，血中・尿中に検出されます.

●絨毛性疾患の術後管理や治療効果の判定としては，hCG 値の推移が一番敏感な指標となります.

●hCG 産生腫瘍として絨毛性疾患以外に，卵巣癌，子宮頸癌，胃癌，肺癌，膵癌，精上皮腫などの悪性腫瘍が知られており，腫瘍マーカーの一つとして利用されています.

朝川内科クリニック 院長　朝川秀樹

ANP / BNP（心房性／脳性 ナトリウム利尿ペプチド）

atrial natriuretic peptide/brain natriuretic peptide

基準値 各項参照

ANP（心房性ナトリウム利尿ペプチド）

基準値

CLEIA 法：43 pg/mL 以下

ANPとは？

● ナトリウム利尿ペプチドファミリーは，心房から単離同定された心房性ナトリウム利尿ペプチド（ANP），脳から単離同定された脳性ナトリウム利尿ペプチド（BNP），同じく脳より発見されたCタイプナトリウム利尿ペプチド（CNP）の３種類からなります．３種類の構造は類似しており，一つの鎖内ジスルフィド結合で形成される環状構造は，このファミリーの特徴です．これらは生物作用も類似しています．

● ANP は，正常では心房で合成・分泌され，心室での合成量は単位重量あたり約 1/100，総含有量では約 1/30 にすぎません．しかし，心不全状態になると心室における生合成・分泌が著増するため，心房でも増加しますが，生合成の割合は同等になります．

● ANP は腎臓に働き腎糸球体濾過率を上昇させ，尿細管での Na 再吸収を抑制することにより利尿作用を有し，末梢血管を拡張させることにより降圧作用を有します．また，レニン・アルドステロン分泌抑制，交感神経系抑制作用なども有し，血圧，体液量の調節に重要な働きを担っています．ANP 分泌は心房筋の伸展により増加します．頻脈も ANP 分泌を増加させます．

● 血中 ANP の測定は，浮腫を伴う疾患の診断に有用であり，特に，心機能，腎機能障害の診断および重症度の判定，血液透析における体液量の管理に重要な意義をもっています．

異常値を示す疾患と病態

● ANP は，心房内圧上昇とそれに伴う心房壁の伸展刺激により迅速に分泌されます．NYHA の心機能分類による心不全の重症度に比例して増加しますが，必ずしも心疾患でなくても体液貯留の亢進のみで上昇することもあります．浮腫性疾患，体液量が増加する内分泌疾患，腎疾患で増加し，特に維持透析中の慢性腎不全患者の体液量評価に有用です．

● 急性心筋梗塞時は，BNP に比し ANP の変化は小さいです．高血圧者では，ANP 分泌は増加していますが BNP の増加度が大きいです．心房の異常収縮を伴う心房性不整脈（発作性上室性不整脈，心房細動・粗動），心房ペーシングなどでは，ANP 分泌は亢進しています．

● ANP が高値あるいは増加する場合には，心房負荷や循環血液量増加など病態の増悪が考えられます．必要に応じて胸部 X 線撮影，心電図，心エコー，動脈血液ガス分析，腎機能検査などを行い，心腎機能低下，溢水傾向を評価し，臨床症状の推移あるいは治療の変更に対応して測定し，経過を観察します．浮腫を伴う疾患の診断には，血中 ANP 測定以外に，電解質，レニン・アルドステロン，ADH，カテコラミンなどの測定も有用です．

高値を示す場合 / 低値を示す場合 (表1)

表1

高値を示す場合	低値を示す場合
慢性心不全，慢性腎不全，発作性上室性不整脈，発作性心房細動・粗動，僧帽弁狭窄症，原発性アルドステロン症，高血圧，SIADH	脱水，甲状腺機能低下症，腎不全透析後，尿崩症，出血

異常値になるしくみ (図1)

● ANP は，正常では心房で合成・分泌されますが，心不全状態になると心室における生合成・分泌が著増します．

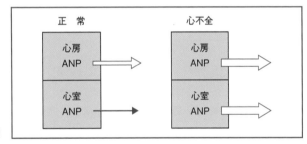

図1

看護に役立つ知識

●心房細胞では，合成されたペプチドは分泌顆粒に貯蔵されてから分泌される regulated pathway に従いますが，心室細胞では貯蔵されずに直接分泌される constitutive pathway に従って分泌されます．血中 ANP 測定は，体液量の増加による容積負荷を示すため，腎透析例での至適体重推定や除水の客観的指標として有用です．ANP は急性心不全治療薬として広く用いられています．

BNP（脳性ナトリウム利尿ペプチド）

基準値

CLEIA 法：18.4 pg/mL 以下

BNPとは？

●脳性ナトリウム利尿ペプチド（BNP）は環状構造を有する 32 個のアミノ酸残基から構成され，心

房性ナトリウム利尿ペプチド（ANP）に引き続き，第二の利尿ペプチドとしてブタの脳から単離同定されました．

●主として心室から分泌され，ANP と同様な作用を有しており，血管拡張作用，利尿作用をもち，体液量や血圧の調整に重要な役割を果たしています．

●BNP は，心室負荷に鋭敏に反応し，左心室拡張末期圧や心室容量と正相関し，左室駆出率と負相関するため，左室機能や心不全の有用なマーカーです．

●BNP の測定は，左室収縮機能低下症のスクリーニング検査，心不全の診断，心不全の重症度判定，心不全の予後判定，心不全の治療効果判定に活用できます．

異常値を示す疾患と病態

●健常人における血中 BNP 濃度は極めて低いですが，心不全患者では重症度に応じて心室からの分泌が増加し，その増加率は ANP よりはるかに大きいです．

●BNP は，心不全の治療に伴い低下します．低下しない症例は予後が悪いです．

●BNP は，急性心筋梗塞の発症後上昇し 24 時間以内にピークを示します．梗塞領域が大きい場合は再上昇し，二峰性を示すことがあります．BNP 上昇の程度や経過は症例によりかなり異なりますが，重症度診断・予後判定に有用です．

●高血圧症例においては，WHO の高血圧病期分類と並行して増加します．特に高血圧性肥大心では，肥大心室より多量の BNP が分泌され，心室重量係数と強い正相関を示します．レニン・アンギオテンシン・アルドステロン系，ADH などに拮抗するために増加していると考えられます．

他の検査との関係

●心疾患の有無の診断には，BNP，ANP に加え，胸部 X 線，ECG，心エコー，動脈血液ガス分析などを行います．BNP に比し ANP が明らかに高値を示す場合は，心房負荷の強い僧帽弁狭窄症などを考えます．

高値を示す場合 / 低値を示す場合 (表2)

表2

高値を示す場合	低値を示す場合
慢性心不全, 本態性高血圧, 慢性腎不全, 急性心筋梗塞, 心筋症, 急性肺障害など	健常人における血中 BNP 濃度は低いため特別な疾患はない

異常値になるしくみ (図2)

●主に心室から分泌されますが，心不全では分泌が著増します．

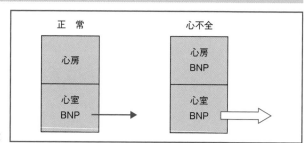

図2

●一般臨床では，心不全の診断に苦慮することがありますが，BNP 測定は非常に有用です．BNP は心機能を反映し上昇するため，症状が著明でない，他の検査でも検出しづらい心機能低下例でも簡便に捉えることができます．BNP 値は心不全の予後とよく相関し，治療しても BNP が低下しなければ予後が悪いです．

●NT-proBNP および BNP は，前駆体ホルモンである proBNP より合成される心臓ホルモンで，心負荷の増大により proBNP の生合成は急速に亢進し，蛋白分解酵素の作用により生理活性のない NT-proBNP（半減期 120 分）と生理活性を有する BNP（半減期 20 分）に分解され，循環血液中に放出されます．NT-proBNP は，BNP に比し保存検体で安定性が高く代用されています．

●日本心不全学会より BNP，NT-proBNP の閾値が以下のように示されています．① BNP 40〜100 pg/mL，NT-proBNP 125〜400 pg/mL の場合は軽度の心不全の可能性があるので精査，経過観察が必要です．② BNP 100〜200 pg/mL，NT-proBNP 400〜900 pg/mL の場合は治療対象となる心不全の可能性があるので精査あるいは専門医に紹介します．BNP 200 pg/mL 以上，NT-proBNP 900 pg/mL 以上の場合は治療対象となる心不全の可能性が高いので精査あるいは専門医に紹介します．

朝川内科クリニック 院長　**朝川秀樹**

4
内分泌検査

5

腫瘍マーカー

AFP

alpha-1 fetoprotein

基準値 RIA・固相法：10.0〜20.0 ng/mL 以下

AFPとは？

● AFP は，アルファフェトプロテイン（alpha-feto-protein）の略です．大腸癌などの腺癌患者の血中で高値を示す CEA（がん胎児蛋白）とともに，有力な腫瘍マーカーです．分子量 67 KDa の glycoprotein です．

●胎児の肝臓と卵黄嚢で産生されるため，妊婦の羊水や血中では高くなります．健康成人の血中には，ほとんど存在しません．したがって，肝臓癌や奇形腫の中の卵黄嚢腫瘍では高値を示すことが理解できます．

異常値を示す場合

●健康な人では 10.0〜20.0 ng/mL（RIA・固相法）を基準値とします．

●異常値は，AFP 産生細胞の再生・増殖，および AFP 代謝機構の障害で出てきます．

●急性肝炎や劇症肝炎回復期では，通常の肝機能検査に遅れて AFP の増減が認められ，肝細胞再生の良い指標となります．

●慢性肝炎の経過中に，AFP の増加を認める場合があります．肝炎の再燃を示しますが，軽快すると基準値へ復します．

●肝硬変症では 10〜15 ％程度で AFP の 200 ng/mL くらいの増加を認め，時に 1,000 ng/mL 以上の増加を示すことがあり，肝細胞癌の合併を疑わせますが，対症療法で AFP 値が下がれば，がんの合併は否定的です．

●肝細胞癌では 80 ％以上が AFP を産生しますが，腫瘍径が 2 cm 以下では半分の症例で 20 ng/mL 以下，40 ％の症例で 20〜200 ng/mL，10 ％前後で 200 ng/mL を超えます．進行して大きな腫瘤形成をすると，AFP は数十万 ng/mL 以上を示す場合もあります．

●乳児肝炎，先天性胆道閉鎖症では，AFP 高値を示し，肝芽腫，卵黄嚢腫瘍では，ほぼ 100 ％陽性となります．

●稀に，他の臓器の癌（胃・肺などの腺癌が多い）で AFP が高くなることもあります．

高値を示す場合／低値を示す場合

●軽度から中等度，さらに著しい増加を示す場合があります．肝細胞癌でも，陰性（基準値以内）を示すこともあります．胆管細胞癌では一般に陰性です．

●軽度から中等度（20〜200 ng/mL）の増加は，肝炎（急性・慢性），肝硬変症，原発性肝細胞癌（早期，進行ともに），転移性肝癌，先天性胆道閉鎖症，妊娠後半期，劇症肝炎回復期などでみられます．異常妊娠でも中等度の増加をみます．

●著しい（1,000 ng/mL 以上）増加は，原発性肝細胞癌，肝芽腫，卵黄嚢腫瘍，乳児肝炎などでみら

5
腫瘍マーカー

れます.

他の検査との関わり

●一般肝疾患のスクリーニング検査の生化学的検査，ウイルス検査，凝固系検査などで，すでに慢性肝炎・肝硬変症が診断されている場合には，腹部エコー検査とともに定期的 AFP 値のチェックは大事で，肝細胞癌の早期発見も可能となります．AFP 陰性例では，PIVKA-Ⅱ，BFP，γ-GTP アイソザイムなどが有力となります．すなわち，1 回の検査で原発性肝細胞がんのスクリーニングをするときは，AFP と PIVKA-Ⅱを同時に検査することを推奨します．

●近年，肝炎ウイルス（B，C）の治療が功を奏することが多くなり，肝炎から肝硬変，肝癌へのパターンが減ってきて，代わりに脂肪肝から肝硬変，肝癌の例が増えてきました．脂肪肝由来の肝癌では，AFP は約 50 ％の陽性率，PIVKA-Ⅱは 68 ％といわれています．

看護に役立つ知識

●成人の良性疾患では，糖尿病・腎疾患で AFP が増加する場合があります．女性では，妊娠に注意が必要です．

●他の臓器からのがんの肝転移では，AFP ばかりか，CEA や CA19-9 などの腫瘍マーカーが陽性のこともあります．

●内科・外科系の疾患と，婦人科・泌尿器科系の疾患で AFP が異常値を示しますので，次のような流れで診断していくのが良いと思います.

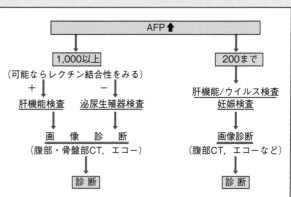

1,000 ng/mL 以上の高値が初めて指摘されることは珍しいが，小児では肝芽腫を考え，成人では肝硬変症を基礎とした肝細胞癌を考えて，一般生化学的肝機能検査と腹部CT，エコーなどの画像診断を進めていく．また，精巣/卵巣腫瘍のうち卵黄嚢腫瘍成分を含んだ胚細胞腫を考えて泌尿器・婦人科的検索を進める．もちろん，AFP の性質の差は初めに検索するのが望ましい．多くはほとんど 200 ng/mL 以下であるが，既往歴の注意深い聴取，成人ではウイルス検査を含めて生化学的肝機能検査および腹部CT，エコーなどの画像診断を行い，さらに胃癌などの悪性腫瘍の肝転移のチェックも必要である．女性では妊娠に関する検査を忘れてはならない.

図1　診断チャート図
人間ドックや，外来初診などで AFP 異常を指摘されたときの診断の進め方の例.

日本大学 医学部 病理学分野 大学院講師 / みかわしまタワークリニック 顧問　**岡野匡雄**

CEA

carcino embryonic antigen

基準値 2抗体法：5.0 ng/mL 以下
固相法（RIA 法）：2.5 ng/mL 以下

CEAとは？

● CEA（がん胎児蛋白）は carcino embryonic antigen の略です．大腸癌などの腺癌患者の血中で高値を示し，AFP とともに有力な腫瘍マーカーです．

● 胃癌・膵癌・肺癌などの，腺癌の多くで高値を示します．特異的ではありませんが，がんの存在を強く示唆します．

● 肺炎，肝疾患，胆道結石，腎不全，甲状腺機能低下症などの良性疾患でも，時に陽性を示します．

● 喫煙者，高齢者で，陽性になることもあります．

異常値を示す場合

● CEA 産生細胞の増殖によるものが重要で，がん細胞そのものが CEA を産生・分泌する場合と，がん組織・細胞の壊死によるものがあります．急速な腫瘍組織の増大時の壊死，化学・放射線療法によるがん組織・細胞への侵襲，リンパ節への転移なども大きく関与します．

● 肝・腎の機能異常で CEA の排泄異常/代謝障害などが起こり，高値を示す場合もあります．

高値を示す場合

● CEA が軽度に増加を示すのは，慢性肝炎・肝硬変症，腎不全，慢性膵炎，肺炎・気管支炎・肺結核，甲状腺機能低下症，潰瘍性大腸炎，喫煙者，高齢者などです．

表1 CEA 陽性疾患

CEA 高値を示す疾患	CEA 軽度増加を示す状況
大腸癌（直腸癌を含む）	肝硬変・慢性肝炎
胃癌	慢性膵炎
胆道系癌	腎不全
膵癌	甲状腺機能低下症
肺癌	肺炎・気管支炎・結核
原発性肝癌	潰瘍性大腸炎
転移性肝癌	喫煙者
食道癌	高齢者
乳癌	
甲状腺癌（髄様癌）	

5
腫瘍マーカー

表2　主な疾患の CEA 陽性率

悪性腫瘍全体：30〜40 ％陽性		良性疾患：12〜15 ％	
転移性肝癌	85 ％	甲状腺機能低下症	55 ％
膵癌	63 ％	腎不全	35 ％
大腸癌	55 ％	膵　炎	25 ％
肺癌	53 ％	肝硬変・肝炎	20 ％
胆道系癌	40 ％		
胃癌・原発性肝癌	32 ％		
食道癌・乳癌	25 ％		
甲状腺癌（全組織型）	13 ％		

● CEA が高値を示す疾患としては，大腸癌（直腸癌を含む），胃癌，胆道系癌，膵癌，肺癌，原発性肝癌，転移性肝癌，食道癌，乳癌，甲状腺癌などです．

他の検査との関わり

●一般消化器疾患では，通常の血液検査以外に，画像診断（バリウム検査・X線検査・CT/MRI 検査，エコー検査・内視鏡検査など）が有力です．便潜血反応も，消化管からの出血を発見できます．
●生化学的検査では，アミラーゼ，エラスターゼ，CA19-9 などとの関係，AFP も重要です．
●婦人科疾患の子宮・卵巣，乳腺などのチェックも必要でしょう．
●甲状腺髄様癌では，血中カルシトニンと同時に，CEA が診断に有力です．
●他に，SCC（扁平上皮癌），NSE（神経系），CYFRA（肺癌），PrGRP（小細胞癌）なども参考にしてください．

看護に役立つ知識

●表 1，2 のように，主な疾患と CEA 陽性率を知っておくと，臨床的に有力な診断武器となり得ます．

日本大学 医学部 病理学分野 大学院講師 / みかわしまタワークリニック 顧問　岡野匡雄

CA19-9

基準値 RIA・固相法：37.0 U/mL 以下

CA19-9 とは？

- CA19-9 は，糖鎖抗原 19-9（carbohydrate antigen 19-9）のことで，腫瘍マーカーとして有名な AFP や CEA のように，血中に存在したものを抽出して見つけたのとは違い，ハイブリドーマ法を用いて作成されたモノクローナル抗体により認識されるもので，初めて臨床に応用されました．
- 今まで，あまり有力な腫瘍マーカーがないとされてきた膵癌を中心に，特異性の高い消化器がんのマーカーとして注目されます．
- 若年女性，妊婦に，高めに出ることがあります．
- 胎児，成人唾液腺，気管支腺，膵胆管系上皮細胞にも CA19-9 が検出されます．
- 閉塞性黄疸になると，異常高値を示してきます．

異常値を示す場合

- 健康成人では 37.0 U/mL（固相法・RIA 法）を基準値とします．ただし，キット間の差が大きいので，測定法にも注意が必要です．
- CA19-9 は，消化器系では肝・胆道系・膵管上皮，胃・大腸粘膜上皮，唾液腺上皮などが悪性腫瘍（がん）化した場合と，気管支上皮や卵巣上皮ががん化した場合に血中に増加します．
- その半数は 1,000 U/mL 以上を示します．
- ただし，閉塞性黄疸をきたす膵頭部癌，胆管癌を併発した胆石症などでも高値を示す場合があります．
- 急性膵炎，肝硬変症，糖尿病などでも，時に高くなります．

高値を示す場合

- 悪性腫瘍では，**表 1**のように膵癌 80 ％，胆道癌 70 ％，大腸癌 40 ％，胃癌 30 ％，肝癌 20％が高値を示します．卵巣癌は 60〜70 ％高値を示しますが，ムチン性嚢胞腺癌では特に高値を示します．
- 良性疾患では，胆石症 5 〜15 ％，膵炎 10 ％前後，肝炎・肝硬変症 10 ％以下，卵巣嚢腫では約半数，気管支拡張症などでも 10 ％くらい，ヘビースモーカーでは 3 ％前後が弱陽性を示します．

5 腫瘍マーカー

表1　CA19-9 異常値を示す疾患

陽　性		疑陽性	
悪性疾患		**良性疾患**	
膵癌	80 %	胆石症	15 %前後
胆道癌	70 %	膵　炎	10 %前後
大腸癌	40 %	肝炎・肝硬変症	7〜 8 %
胃癌	30 %	卵巣嚢腫	50 %
肝癌	20 %	気管支拡張症	10 %
その他		ヘビースモーカー	2〜 3 %

他の検査との関わり

● CA19-9 と同系統の糖鎖抗原の CA50 とは，かなり相関します．

● DU-PAN-2，NCC-ST 439，CA 125，SPAN 1，KMO-1 などの腫瘍マーカーとも，多少なりとも似た動きがみられます．

●一般生化学検査，アミラーゼ，エラスターゼ，腹部画像診断（X線，エコー，CT 検査）などを参考にして鑑別していくことが重要です．

看護に役立つ知識

● CA19-9 は血液型物質の Lewis[a]（Le[a]）のシアル酸化合物であることがわかっていますが，日本人の約 10 ％は Le 酵素をもたないルイスＡおよびＢ陰性者〔Le(a-b-)〕で，前駆体にフコースを転位することができないため，血中 CA19-9 は5U/mL 以下となり，参考になりませんので注意が必要です．

●卵巣腫瘍では，良性のチョコレート嚢胞などでもかなりの高値を示し，がんとの鑑別が難しい場合もありますが，他の画像診断などを参考にして注意深く見ていくと，誤りも少なくなります．

日本大学 医学部 病理学分野 大学院講師 / みかわしまタワークリニック 顧問　**岡野匡雄**

PSA

基準値 CLIA 法：2.1 ng/mL 以下，IRMA 法：4.0 ng/mL 以下，
TR-FIA 法：2.0 ng/mL 以下

PSAとは？

● PSA とは前立腺特異抗原（prostate specific antigen）の略です．前立腺細胞によってのみつくられる糖蛋白ですので，よい腫瘍マーカーとなります．
● がん特異性は，進行病期により変化しますので注意が必要です．

異常値を示す場合

● 基準値は，高感度 PSA で 4.0 ng/mL（免疫化学発光法）以下です．
● 早期の前立腺癌でも陽性になる場合がありますが，一方で前立腺肥大症でも陽性になることもあります．
● 必ずしも腫瘍性病変のみに特異性が高いとはいえず，他の検査も参考にして，正確な診断を下す必要があります．
● PSA 値の高値はがんの存在を強く示唆しますが，15 ng/mL くらいまでで，数回の測定値が変動する場合，すなわち，上昇したり，下降したりを示す場合にはがんでないことが多く，前立腺炎や肥大症などを考えます．がんの場合には，未治療であれば，ほとんどの場合，高値が続き，次第により高い値を示します．

高値を示す場合

● 前立腺癌では進行病期（ステージ）により高値を示しますが，早期でも時に高値となります．
● 前立腺肥大症（BPH）では，20 ng/mL 程度の増加はみられます．そこで，BPH と鑑別するにはカットオフ値を正常・基準値より高めにすると，感度，正診率ともに上がり，誤陽性率が下がります．

他の検査との関わり

● 何らかの尿路の症状があるときは，他の画像診断を参考にして，さらに PSA のカットオフ値を上げて検討することが大事です．
● がん胎児性抗原の BFP（塩基性フェトプロテイン）や，腫瘍関連抗原である TPA（組織ポリペプチド抗原）は，時に有用です．

日本大学 医学部 病理学分野 大学院講師 / みかわしまタワークリニック 顧問　**岡野匡雄**

6

免疫血清学検査

CRP

C-reactive protein

基準値	半定量法：（−）（毛細管沈降法）
	定量法：0.3 mg/dL 以下（ラテックス免疫比濁法）

検査の意義

● CRP（C-reactive protein）は，急性期蛋白の代表的な成分です.

●肺炎球菌の細胞壁から抽出された C 多糖体と沈降反応を起こす血清蛋白です.

●その産生は各種炎症，組織障害，悪性腫瘍により生じた炎症性サイトカイン，特に IL-6 が肝細胞に働くことにより誘導され，血中濃度が上昇します.

● CRP は炎症の初期に補体古典経路の活性化，Fcγ リセプターとの結合，外来抗原の除去などに作用し特異免疫応答への橋渡しの重要な役割を担っています.

●血清 CRP の上昇は非特異的な反応ですが，組織損傷に鋭敏に反応するため炎症性疾患の活動性を把握する際の炎症マーカーとして最も広く利用されています.

異常を示す疾患と病態

●一般的に CRP 値は急性期反応蛋白として感染症をはじめとする炎症性疾患，悪性腫瘍，外傷，心筋梗塞などの組織壊死，膠原病などの多くの病態で増加し，その活動性の指標となります.

●しかし一部の悪性腫瘍（白血病，多発性骨髄腫，転移性前立腺癌など），膠原病（全身性エリテマトーデス（SLE），シェーグレン症候群，橋本病など）では上昇は軽度であったり，陰性を示すことがあります. また，ホルモン剤，ステロイド剤の投与により急速な異常低値をとることがあり，風邪症候群，尿道炎ではその上昇は軽微です. 逆に妊娠，喫煙で経度高値を示すことがあります.

●また近年 CRP 高感度定量（0.01 mg/dL 以下）が可能となり，冠動脈疾患イベントのリスクファクターとしての血清 CRP 測定の臨床的意義が注目されています.

●さらにこの高感度測定法により新生児，未熟児分野における感染症早期発見における有用性が指摘されていますが，炎症性疾患評価の目的以外の測定はいまだ一般的ではありません.

他の検査との関係

● CRP と同じ急性期反応蛋白である血清アミロイド A 蛋白（SAA）は，CRP と同様に刺激後 6 時間くらいから血中濃度の上昇が起こり，2〜3 日でピークとなります.

● CRP と SAA の測定値は高い相関を示し，その臨床的意義はオーバーラップしていますが，SAA はステロイド治療中には治療中炎症マーカーとして有用です. また免疫抑制療法，ウイルス感染症においても CRP より高値を示します.

●赤沈値（ESR）も CRP と同様に炎症マーカーとして頻用されますが，ESR を亢進させる蛋白の多くは血中半減期が長いため，ESR の正常化も CRP の正常化に比較しかなり遅れます. またネフローゼ症候群，貧血症（ESR の亢進），DIC，無 γ-グロブリン血症（ESR の遅延）など CRP との乖離を起こす状況が少なからず存在します.

6
免疫血清学検査

CRPが上昇する場合（表1）

●感染症，妊娠，喫煙，手術，出産後，外傷，組織障害（心筋梗塞など），悪性腫瘍（進行に伴い上昇することが多い），自己免疫性疾患（関節リウマチ，血管炎症候群，ベーチェット病など），各種炎症性疾患（急性膵炎など），なお異常高値（10 mg/dL 以上）をとるものとして敗血症，化膿性髄膜炎などの重症感染症，活動性関節リウマチなど炎症性疾患があり，異常高値の際はこれらの疾患に注意する必要があります．

表1　CRP が上昇する病態

高度（10 mg/dL）〜中等度増加（1〜10 mg/dL）
・感染症：細菌感染症，全身性／重症　真菌・抗酸菌・ウイルス感染症 ・感染症のアレルギー合併症：リウマチ熱，結節性紅斑 ・炎症性疾患：関節リウマチ，若年性突発性関節炎，強直性脊椎炎，乾癬性関節炎，全身性血管炎，リウマチ性多発性筋痛症，クローン病，家族性地中海熱 ・壊死：急性膵炎，心筋梗塞，腫瘍塞栓 ・悪性腫瘍：悪性リンパ腫，がん腫，肉腫
軽度増加あるいは増加を認めず
SLE，多発性硬化症，皮膚筋炎，潰瘍性大腸炎，白血病，ウイルス感染症（急性上気道炎，急性胃腸炎，インフルエンザなど），脳梗塞，熱射病

（文献 6 より改変）

正常値，または軽度上昇を示す病態

●かぜ症候群，尿道炎，自己免疫性疾患（SLE 非活動期，シェーグレン症候群，橋本病など），悪性腫瘍（転移性前立腺癌，ホルモン産生腫瘍，多発性骨髄腫，白血病など），ホルモン剤投与またはステロイド剤投与の状況下．

看護に役立つ知識

●CRP は炎症性サイトカインで産生が促進される急性期蛋白であり炎症の活動性を把握する有用なマーカーです．その反応は鋭敏ですが非特異的である点に注意が必要です．時に免疫抑制状態では低値をとることもあり得ます．

●現在は，関節リウマチなどの自己免疫性疾患に，施設によっては外来でも生物学的製剤（抗 IL- 6 作用をもつトシリズマブなど）が使用される機会が多くなり，CRP のみで炎症の活動性を把握することが以前より難しくなっています．

●つまり，患者のバイタルサインおよび全身状態の評価をし，その状況を加味しながら，時により他の検査項目（SAA，末梢血白血球数）などを組合せ総合的に判断していくことが必要になってきています．

文　献
1) Bari SF et al：C reactive protein may not be reliable as a marker of severe bacterial infection in patients receiving tocilizumab. BMJ Case Rep 31：2013, 2013
2) Vanderschuren S et al：Extremely elevated C-reactive protein. Eur J Intern Med 17：430-433, 2006
3) Simon L et al：Serum procalcitonin and C-reactive protein levels as markers of bacterial infection：a systematic review and meta-analysis. Clin Infect Dis 39：206-217, 2004

4）Kushner I et al：What should we regard as an "elevated" C-reactive protein level? Ann Intern Med 163：326, 2015
5）Ridker PM：Clinical application of C-reactive protein for cardiovascular disease detection and prevention. Circulation 107：363-369, 2003
6）Pepys MB et al：C-reactive protein：a critical update. J Clin Invest 111：1805-1812, 2003
7）〆谷直人：C反応性蛋白（CRP）．"広範囲 血液 尿化学検査 免疫学検査 第7版‐1" 日本臨牀社，pp493-495，2005
8）金井正光 編：臨床検査法概要 改訂第32版．金原出版，2005
9）大西宏明，Medical Practice 編集委員会 編：臨床検査ガイド 2020 改訂版．文光堂，pp627-630，2020

昭和大学横浜市北部病院 臨床病理診断科 講師　江原佳史

赤血球沈降速度

erythrocyte sedimentation rate

基準値 成人男性：2～10 mm/h　成人女性：3～15 mm/h（Westergren 法）
Westergren 法：基準対照法

検査の意義

●赤血球沈降速度（ESR）とは，血漿中の赤血球が重力で沈降する速度を測定するものです．

●赤血球の凝集（連銭形成）のできやすさに関係し，早く大きな凝集ができるほど ESR は促進します．連銭形成は，血漿フィブリノゲン，α_1，γ-グロブリン，血漿の粘度，赤血球形態，ヘマトクリット値など多くの因子に影響されます．

●複雑なメカニズムをもち非特異的な検査ですが，簡便で潜在している慢性炎症を検出するのに有用な検査です．

異常を示す疾患と病態

●赤血球の表面はゼータ電位により陰性に荷電しているために反発し合い，正常では凝集しにくい状況下にあります．

●慢性の炎症などで血漿中に陽性荷電のグロブリン（α_1，γ分画）やフィブリノゲンが増加すると，ゼータ電位が減少するため沈降速度は促進します．つまり感染症や自己免疫疾患による炎症反応，細胞組織の破壊などにより上記のような血漿蛋白の組成変化が生じるときは亢進しやすくなります．ESR が著明亢進を示すときは重症感染症，自己免疫性疾患の重篤な病態を反映していると考える必要があります．

●ピットフォールとしては，貧血が存在すると血漿粘度の低下により ESR は見かけ上の亢進を示します．一方，多血症，DIC のようなフィブリノゲンの低下する病態では ESR は遅延します．

他の検査との関係

●ESR は赤血球成分および血漿成分が規定因子であるので亢進を示すときは，貧血，血清総蛋白の異常および蛋白分画の異常を確認することが重要です．

●疾患特異性は低いですが，炎症のマーカーとして CRP とほぼ同様な病態で認められます．しかし両者が反映する病態背景は異なることから，同一には扱うことができません．

●CRP は急性期炎症マーカーとして日常的によく用いられ，一方，ESR は慢性炎症マーカーとして膠原病，結核などの活動性をモニタリングするのに有用です．しかしながら，その機序より ESR が亢進し CRP が陰性である病態（急性期炎症の回復期，貧血，ネフローゼ症候群，妊娠，高 γ-グロブリン血症）があることも念頭におく必要があります．

ESRが亢進する場合

●急性感染症（細菌感染症，敗血症，感染性心内膜炎，化膿性髄膜炎など），慢性感染症（結核など），

膠原病（関節リウマチ，SLE，サルコイドーシス，皮膚筋炎，リウマチ熱など）．

●悪性腫瘍（肺癌，胃癌，子宮癌，悪性リンパ腫），心筋梗塞，脳塞栓，脳梗塞，脳出血．

●血漿蛋白異常（多発性骨髄腫，マクログロブリン血症，橋本病，クリオグロブリン血症，低アルブミン血症），赤血球減少（重症貧血，再生不良性貧血，急性白血病），血漿量増加，腎不全，ネフローゼ症候群，肥満，うっ血性心不全，肝硬変．

●技術的な要因として：高室温．

正常値，または低値を示す病態

●血漿蛋白異常（無フィブリノゲン血症），赤血球数増加（真性多血症，呼吸器疾患，心疾患，ストレスによる二次性多血症），鎌状赤血球症，サラセミア，遺伝性球状赤血球症，凝固異常（DIC），重症肝障害，肺結核末期，悪性腫瘍末期，ショック，肥満，極端な白血球増多，悪液質，（技術的な要因として）血液検体の凝固，検査時間 2 時間以上の遅延，低室温，短い赤沈管．

看護に役立つ知識

● ESR の亢進は，何らかの病態の存在を示唆しています．亢進を示した場合は腫瘍，膠原病など慢性炎症の原因になるものの検索の重要な一助となり得る場合があります．

● しかしながら，非特異的な検査でありさまざまな因子に影響されます．よって，その異常を判断する場合，ESR 単独ではなく他の検査項目（白血球数，CRP，蛋白分画）を組合せて総合的に判断するとよいと思われます．

文　献

1) Zionis M：The mystique of the erythrocyte sedimentation rate. A reappraisal of one of the oldest laboratory tests still in use. Clin Lab Med 13：787-800, 1993
2) Sox HC Jr et al：The erythrocyte sedimentation rate. Guidelines for rational use. Ann Intern Med 104：515-523, 1986
3) Fincher RM et al：Clinical significance of extreme elevation of the erythrocyte sedimentation rate. Arch Intern Med 146：1581-1583, 1986
4) Leff RD et al：Obesity and the erythrocyte sedimentation rate. Ann Intern Med 105：143, 1986
5) Arik N et al：Do erythrocyte sedimentation rate and C-reactive protein levels have diagnostic usefulness in patients with renal failure? Nephron 86：224, 2000
6) 熊坂一成：赤血球沈降速度．"広範囲 血液・尿化学検査 免疫学検査，第 7 版 - 2" 日本臨牀社，pp619-621, 2010
7) 河合　忠：赤沈検査．"異常値の出るメカニズム，第 6 版" 医学書院，pp131-134, 2013
8) 大西宏明，Medical Practice 編集委員会 編：臨床検査ガイド 2020 改訂版．文光堂，pp534-537, 2020

昭和大学横浜市北部病院 臨床病理診断科 講師　江原佳史

6
免疫血清学検査

A 型肝炎ウイルス（HAV）関連の検査

hepatitis A virus

| 基準値 | IgM 型 HAV 抗体：陰性 |
| | HA 抗体　　　：陰性 |

A型肝炎ウイルスとは？

● A 型肝炎ウイルス（HAV）は急性肝炎をきたすウイルスの代表で，現在でも散発型急性肝炎の約 30 ％を占めるとされます．

● A 型肝炎ウイルスは糞便中に排泄され，糞口感染で伝播します．

● A 型肝炎は衛生状態の悪い発展途上国では蔓延していますが，先進国では上下水道などの整備により感染者は激減しています．

● しかし，日本においては感染症法の四類感染症に指定されており，新規発症はいまだゼロにはなっていません．また，40 歳以下での抗体陽性者は極めて少ないため，これらの年齢層では感染の危険があります．

● 衛生状態の悪い国への渡航歴や先行する貝類の生食などは，特にこのウイルスの感染を疑わせる病歴です．成人では典型的な急性肝炎となる率が高く，ウイルスが体内に入ると 50〜75 ％が発症します．

A型急性肝炎の臨床経過

● 感染から発症までの潜伏期は 2〜6 週間です．

● 発熱，倦怠感などに続いて食思不振，嘔吐，典型的な症例では黄疸，肝腫大，濃色尿，灰白色便なども認めます．

● 治療は安静や補液などで保存的に行われます．

● 稀に（1 ％程度）劇症化して死亡する例を除き，1〜2 ヵ月の経過の後，ほとんどの症例が慢性化せず回復します．

A型急性肝炎の診断

● 図 1 に HAV 感染に伴う臨床的，ウイルス学的，血清学的検査の推移を示します．

● 急性 A 型肝炎の血清学的診断としては IgM 型 HAV 抗体の測定が有用で，発症時の IgM 型 HAV 抗体が陽性であれば，急性 A 型肝炎と診断することができます．

● IgM 型抗体は発症前後から出現し，3〜4 週間目に抗体価が最高値となり，以後 3〜4 ヵ月かけて次第に低下します．

● IgG-HA 抗体を直接測定することも可能です．これは発症 4 週目頃から陽性となり，IgM 抗体が陰性となる時期に最高値となったのち，中和抗体として終生血中に検出されます．

● HA 抗体は各クラス抗体の総和ですが，ほぼ IgG-HA 抗体に相当します．2 週間の間隔をあけた急性期と回復期のペア血清を用いて HA 抗体を測定し，4 倍以上の上昇をもって HAV 感染と診断することも可能です．

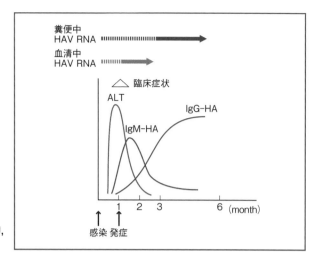

図1　HAV 感染に伴う臨床的，ウイルス学的，血清学的検査の推移

● 発症時にすでに HA 抗体あるいは IgG-HA 抗体が陽性で，IgM-HA 抗体が陰性の場合には，過去に（多くは 6 ヵ月以上前に）A 型肝炎ウイルスの感染があったことが示唆されますが，現在は急性期ではないと解釈できます．A 型肝炎ウイルスワクチン接種歴のある患者や IgG-HA をもつ母親から生まれた児でも，高値を呈する可能性はあります．

● IgA-HA 抗体は発症 1 〜 2 週目頃に陽性となり，1 〜 2 年間血中に残存しますが，A 型肝炎ウイルス感染の診断としては現在のところ一般的ではありません．

● 血中 HAV-RNA の検出，あるいは糞便中 HAV 検出によっても診断は可能ですが，現時点では簡便な血清学的診断が用いられることが多いです．

他の検査との関わり

● 血液検査においては，他の急性肝炎の場合よりも血清 AST，ALT，ALP，LD などが高値となる傾向がありますが，正常化するまでの期間は最も短いとされます．

● 正常化に 3 〜 6 ヵ月を要する例や，正常化後に再上昇する例もあります．

看護に役立つ知識

《 A 型肝炎ウイルスの予防 》

● A 型肝炎ウイルスの感染経路はウイルスの経口摂取であるため，感染予防には食事や調理前の手洗い，飲食物の加熱が重要です．

● 看護にあたっては図 1 を参照し，患者の排泄物や体液にはウイルスが含まれている可能性があると考え，取り扱いには標準予防策の徹底が要求されます．

● 予防には A 型肝炎ワクチンも有効です．0，2 〜 4 週，24 週経過後の 3 回のスケジュールで皮下または筋肉内接種を行えば，抗体獲得率はほぼ 100 ％であり，防御効果は少なくとも数年以上続きます．日本人の大半は A 型肝炎ウイルスに対する抗体をもたないため，流行地に出かける人はワクチン接種が推奨されています．

● ウイルス曝露後の予防としてヒト免疫グロブリン製剤の投与も有効ですが，その効果は一時的で 2 〜 6 週間と考えられ，必ず行われるものではありません．

聖路加国際病院 臨床検査科 部長 / 感染症科　上原由紀

6
免疫血清学検査

B 型肝炎ウイルス(HBV)関連の検査

B型肝炎ウイルス (HBV) とは?

● わが国には HBV 保有者（キャリア）が約 120～150 万人いますが，その多くは非活動性の無症候性キャリアで，肝硬変，肝細胞癌に進展するのはその 1 割です．

● 成人の HBV 初感染では通常は急性肝炎となりウイルスを排除して治癒しますが，HBV のタイプによっては慢性化する場合があります．

● 血液や体液を介して感染するため，医療現場でも，いわゆる「針刺し事故」や各種検査・処置における感染に注意が必要なウイルスです．

● HBV 感染の診断は，血清学的検査（抗原，抗体）と HBV 遺伝子検査があります．

● 具体的には HBs 抗原・抗体，HBe 抗原・抗体，HBc 抗体，IgM 型 HBc 抗体，HBV・DNA 検査などがあります．

検査の意義と結果の解釈

■ HBs 抗原，HBs 抗体

● HBs 抗原はウイルスの外被蛋白で，陽性は現在 HBV に感染していることを意味しています．

● HBs 抗体は HBs 抗原に対する抗体で，この抗体の存在は HBV 感染の既往を示します．

● HBs 抗体は HBV の中和抗体で，感染防御の働きをします．

● HBV ワクチン接種者は，HBs 抗体が陽性となります．

● 稀に HBs 抗原と HBs 抗体がともに陽性という場合がありますが，これは種類の異なる HBV（亜型）の重複感染といわれています．

■ HBe 抗原，HBe 抗体

● HBe 抗原は，血中の HBV 量と相関します．HBe 抗原陽性例では HBV の増殖がさかんでウイルス量は多く，慢性肝炎では肝炎の活動性が高い状態です．

● HBe 抗体陽性例は，その逆の傾向を示します．

● HBe 抗原が陰性化し HBe 抗体が陽性化することをセロコンバージョンといい，肝炎の鎮静化を示します．HBe 抗体陽性の慢性肝炎は非活動性であり，血中の HBV 量も少ないのが一般的です．

● HBe 抗原・抗体の測定は，病態の把握，治療効果予測や判定に有用です．

● 稀に HBe 抗原陰性かつ HBe 抗体陽性（セロコンバージョン）にもかかわらず活動性の肝炎を呈することがありますが，これは HBV の突然変異による肝炎の再燃のためです．

■ HBc 抗体，IgM 型 HBc 抗体

● HBc 抗原は HBs 抗原に覆われた HBV 内に存在し，血中では検出されないため日常の検査はされていません．

● HBc 抗体は HBc 抗原に対する抗体で，IgG, IgM の総和です．

● この抗体は HBV 感染後に IgM, IgG の順に感染早期から出現します．

● IgM 型 HBc 抗体は感染初期に一過性に出現し，2～12 ヵ月の間に陰性化するのが一般的です．また，慢性肝炎の急性増悪時にも上昇します．

● HBc 抗体が低力価持続陽性の場合（その大部分は IgG 型ですが）は，過去の HBV 感染を示し HBs

抗体も陽性であることが多いです.

● HBc 抗体が高力価の場合は HBs 抗原も陽性であることが多く，HBV のキャリア状態であることを示します.

■ HBV DNA 検査

● HBV・DNA 定量検査はウイルス量を示し，ウイルスの増殖状態を反映します.

● 高感度の定量法である PCR 法で行われ，ウイルス量（copies/mL）は log 値で表示されます.

● ウイルス量の測定は病態の把握，治療効果予測や判定に有用です.

● ウイルス量の変化を早く知ることは，肝炎増悪の予知に有用です.

● HBV の変異株の検出には，HBV プレコア，コアプロモーター検査があります.
すでにセロコンバージョンをきたしているにもかかわらず活動性肝炎が依然持続する場合は，ウイルスの変異株の存在（前述）が疑われ，その際の検査として有用です.

まとめ

● HBV 感染の診断，病態の把握，治療効果予測およびその判定には，上述の各種抗原・抗体，ウイルス量の測定などの組合せで行います.

● B 型肝炎ウイルスマーカーの臨床的意義を，**表1**に示します.

表1　B 型肝炎ウイルス関連検査

	検査方法	基準値	異常値 / 結果の解釈
HBs 抗原	CLIA	陰性（－）	HBV 感染状態
HBs 抗体	CLIA	陰性（－）	・HBV 感染の既往 ・ワクチン接種後
HBc 抗体　低力価	CLIA	1.00 未満（－）	過去の HBV 感染
HBc 抗体　高力価	CLIA		HBV 感染状態
IgM HBc 抗体	CLIA	1.00 未満（－）	・B 型急性肝炎 ・B 型慢性肝炎増悪
HBe 抗原	CLIA	1.00 未満（－）	・血中ウイルス量多い ・感染性強い
HBe 抗体	CLIA	50.0 未満（－）	・血中ウイルス量少ない ・感染性弱い ・肝炎鎮静化
HBV DNA	リアルタイム PCR （TaqMan 法）	2.1Log コピー /mL 未満；検出せず	・血中ウイルス量 ・病態把握，治療効果判定

6
免疫血清学検査

● HBV 感染が慢性化するのは新生児, 幼児期の感染で, この多くは母子感染によるものです. 1986 年に B 型肝炎母子感染防止事業が推進されるようになって HBV キャリア率は激減しています. 以前は健康成人では急性発症後に慢性化することはないといわれていましたが, 最近ウイルスのタイプによっては慢性化することが知られています. また, 免疫力が低下した状態 (担がん患者, AIDS 患者など) での感染は慢性化することが知られています.

● 医療現場での事故は感染経路として大きな位置を占めます. なかでも勤続年数の浅い医師および看護師の注射針による事故が, きわめて多いといわれています. 「針刺し事故」は, 注射針のリキャップ時に多発していますので, 注射針はリキャップせずに専用容器に直接捨てるようにします. しかし, 十分な注意が促されてもこれを完全になくすことは難しいので, 事故発生時の適切な対応が重要です.

● 万一, 針刺し事故が起こった場合は, 迅速な検査 (患者側と医療者の双方) とその結果に基づく処置 (HBIG やワクチン注射) が必要であるため, 速やかに医師に報告, 相談をしましょう.

城西病院 院長　藤田善幸

C型肝炎ウイルス(HCV)関連の検査

C型肝炎ウイルス (HCV) とは?

- HCV は，急性肝炎，慢性肝炎，肝硬変の原因病原体となり，また肝細胞癌の発症とも関連のある重要なウイルスです.
- わが国の HCV 感染者数は約 150 万人と推定されています.
- HCV に感染すると約 70 % の人が持続感染者となります.
- 主に血液を介して感染するため，輸血歴は重要です. 医療現場では針刺し事故による感染が問題で，注意が必要です.
- HCV 感染の診断は，血清学的検査 (抗体検査) と遺伝子学的検査 (HCV・RNA 測定) によって行われます.
- 感染が確認された場合，治療のためにウイルスのタイプ (セロタイプ，遺伝子型)，ウイルス量の検査も行われます.

検査の種類と結果の解釈

■ HCV 抗体

- HCV に対する抗体で，陽性の場合は現在あるいは過去の HCV 感染を示します (注：HBs 抗体と異なり中和抗体でないため感染防御効果はありません).
- HCV 感染のスクリーニングに用いられます. 現在，第 3 世代 HCV 抗体測定系が用いられていますが，ほぼ100 % に近い感度・特異度が得られています.
- 感染初期は抗体が陽性化していない場合もあり，遺伝子学的検査との併用が必要です.

■ HCV-RNA 検査

- ウイルスそのものの存在や量を知ることができます.
- 測定方法は，以前はアンプリコア法，DNA プローブ法が用いられていましたが，現在はリアルタイム PCR 法 (TaqMan 法) に統一されています. 定量結果は LogIU/mL 単位で表示され，下限は 1.2 です. それ以下の場合，増幅反応シグナルがあれば「検出」(ウイルスは 1.2 以下であるが存在する)，反応がなければ「検出せず」と表示されます.
- HCV 抗体産生前の初期の C 型肝炎の診断に有用です.
- 肝機能が正常の HCV 抗体陽性者について，現在の感染 (キャリア，HCV・RNA 陽性) か，過去の感染 (抗体陽性，HCV・RNA 陰性) かの鑑別に役立ちます.
- 治療効果予測および判定のために用いられます.

■ウイルス型の検査

- ウイルス遺伝子から分類したゲノタイプ (genotype) と，抗体反応で分類したセロタイプ (serotype) があります. 検査の簡便性，費用，結果までの時間が短いなどの理由で，後者が汎用されています. ゲノタイプ 1a, 1b 型はセロタイプ 1 群に，ゲノタイプ 2a, 2b 型はセロタイプ 2 群に対応しています.
- 日本人の約 70 % は，1b 型 (セロタイプ 1 群) です.
- 2014 年以降，インターフェロンを使わない直接型抗ウイルス薬の 2 種類併用による治療が主流と

なり，ウイルス排除率は 95 ％以上と好成績を収めています．どの薬剤の組合わせで治療をするか
はウイルス型によって異なりますので，治療前にタイプを知っておくことは大変重要です．

まとめ

● C 型慢性肝炎を疑う場合，あるいは術前など観血的処置を行う場合の感染のスクリーニングとして
　HCV 抗体検査を行います．
● これにより，95 ％以上の C 型慢性肝炎は診断可能です．
● C 型慢性肝炎と診断されたら HCV・RNA 量およびタイプを調べ，抗ウイルス治療の適応および治
　療効果予測を行います．
● C 型急性肝炎を疑う場合は，抗体検査のみでなく HCV・RNA 検査を行うことで，正確な診断が
　行えます．

看護に役立つ知識

● HCV は血液を介して感染するため，出血をきたす可能性のある検査，処置，手術での感
　染の危険があり，これらを行う前に，その感染の有無を確認する必要があります．
● 現在，HCV 陽性者の多くは，輸血あるいは消毒不十分な注射針による感染です．輸血歴の
　有無を確認することが重要です．
● 感染には十分な注意が必要ですが，過度の心配は患者さんの QOL を低下させることにつ
　ながります．HCV の感染性は比較的低く，感染者の食器などを分ける必要は原則としてあ
　りません．

城西病院 院長　**藤田善幸**

ヒト免疫不全ウイルス（HIV）-1/2 関連の検査

human immunodeficiency virus 1/2

基準値 ヒト免疫不全ウイルス（HIV）抗体（HIV-1/2 スクリーニング検査・確認検査）｝ いずれも陰性
HIV-RNA
CD4 陽性リンパ球数：数により日和見感染症のリスクを考慮

ヒト免疫不全ウイルス（HIV）とは？

- ●ヒト免疫不全ウイルス（human immunodeficiency virus：HIV）は，後天性免疫不全症候群（acquired immunodeficiency syndrome：AIDS）と呼ばれる重篤な全身性免疫不全をひき起こすウイルスです．
- ●2019 年には，生存している感染者数は世界で 3,800 万人，新規感染者は年間 170 万人，死者は年間 69 万人とされており，世界が直面する最も深刻な医療問題の一つとなっています．
- ●日本においても新規感染者が増加する傾向に歯止めがかからず，2013 年には無症候性キャリア・AIDS 発症例・その他を合計すると 1,590 名の新規診断例がありました．
- ●HIV はレトロウイルス科の RNA 型エンベロープウイルスで，RNA ゲノム，逆転写酵素などを含むコア（カプシド）と，これらを取り囲む球状エンベロープによって構成されています．
- ●CD4 をもつリンパ球（ヘルパー T 細胞）やマクロファージに感染し，その結果として細胞性免疫機構を破綻に至らせます．
- ●HIV は血清学的・遺伝学的性状の異なる HIV-1 と HIV-2 に大別され，HIV-1 は全世界に分布しています．これに対して，HIV-2 の分布は主に西アフリカ地域に限局しています．

ヒト免疫不全ウイルス（HIV）感染の臨床経過

- ●HIV 感染の自然経過は，急性初期感染期，潜伏期（無症候期～中期），AIDS 発症期の大きく 3 期に分けられます（図 1）．

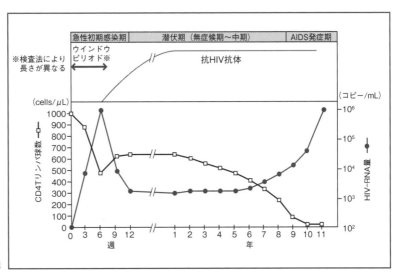

図1　HIV 感染症の自然経過

■急性初期感染期

●HIV 感染成立の 2〜3 週間後に HIV 血症は急速にピークに達しますが，この時期には発熱, 咽頭痛, 筋肉痛, 皮疹, リンパ節腫脹, 頭痛などのインフルエンザあるいは伝染性単核症様の症状が出現します．症状は全く無自覚の程度から，無菌性髄膜炎に至るほどの強いものまで，その程度はさまざまです．初期症状は数日から 10 週間ほど続き，多くの場合自然に軽快します．

■潜伏期（無症候期〜中期）

●感染後 6〜8 週で血中に抗体が産生されると，ピークに達していたウイルス量は 6〜8 ヵ月後に一定のレベルまで減少し，定常状態となり，その後数年〜10 年間ほどの無症候期に入ります．無症候期を過ぎ AIDS 発症前駆期（中期）になると，発熱，倦怠感，リンパ節腫脹などが出現し，徐々に免疫能の低下が進みます．

■ AIDS 発症期

●その後も抗 HIV 療法が行われないと HIV の増殖を抑制できなくなり，CD4 陽性 T 細胞の破壊が進みます．結果として AIDS を発症します．AIDS を発症した患者群では，AIDS を発症する前に抗ウイルス治療を開始した患者群に比較して予後が悪いことがわかっており，早期発見の重要性が啓蒙されています．

* * *

● HIV 感染イコール AIDS ではなく，日本では，HIV 感染に引き続く免疫不全の結果として起こる 23 種類の指標疾患（表1）のうち 1 つ以上が認められるときに AIDS と診断されます．

表1　特徴的症状

1. カンジダ症（食道，気管，気管支または肺）
2. クリプトコッカス症（肺以外）
3. クリプトスポリジウム症（1 ヵ月以上続く下痢を伴ったもの）
4. サイトメガロウイルス感染症（生後 1 ヵ月以上で，肝，脾，リンパ節以外）
5. 単純ヘルペスウイルス感染症（1 ヵ月以上継続する粘膜，皮膚の潰瘍を呈するもの，または生後 1 ヵ月以後で気管支炎，肺炎，食道炎を併発するもの）
6. カポジ肉腫（年齢を問わず）
7. 原発性脳リンパ腫（年齢を問わず）
8. リンパ性間質性肺炎 / 肺リンパ過形成：LIP/PLH complex（13 歳未満）
9. 非定型抗酸菌症（結核以外で，肺，皮膚，頸部もしくは肺門リンパ節以外の部位，またはこれらに加えて全身に播種したもの）
10. ニューモシスチス・カリニ肺炎
11. 進行性多発性白質脳症
12. トキソプラズマ脳症（生後 1 ヵ月以後）
13. 化膿性細菌感染症（13 歳未満で，ヘモフィルス，レンサ球菌等の化膿性細菌による敗血症，肺炎，髄膜炎，骨関節炎または中耳・皮膚粘膜以外の部位の深在臓器の膿瘍が 2 年以内に，2 つ以上，多発あるいは繰り返して起こったもの）
14. コクシジオイデス症（肺，頸部もしくは肺門リンパ節以外に，またはそれらの部位に加えて全身に播種したもの）
15. HIV 脳症（認知症または亜急性脳炎）
16. ヒストプラズマ症（肺，頸部もしくは肺門リンパ節以外に，またはそれらの部位に加えて全身に播種したもの）
17. イソスポラ症（1 ヵ月以上続く下痢）
18. 非ホジキンリンパ腫（B 細胞もしくは免疫学的に未分類で組織学的に切れ込みのない小リンパ球性リンパ腫，または免疫芽細胞性肉腫）
19. 活動性結核〔肺結核（13 歳以上）または肺外結核〕
20. サルモネラ菌血症（再発を繰り返すもので，チフス菌によるものを除く）
21. HIV 消耗性症候群（全身衰弱またはスリム病）
22. 反復性肺炎
23. 浸潤性子宮頸癌

※肺結核および浸潤性子宮頸癌については，HIV による免疫不全を示唆する症状または所見がみられる場合に限る．

●**図2**に，日本エイズ学会が推奨する HIV-1/2 感染症の診断法を示します.

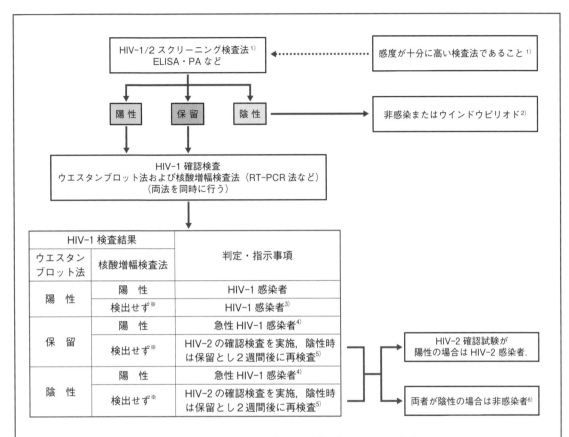

1）明らかな感染のリスクがある場合や急性感染を疑う症状がある場合は抗原・抗体同時検査法によるスクリーニング検査に
　加え HIV-1 核酸増幅検査法による検査も考慮する必要がある.（ただし，2012 年 1 月の時点では保険適応がない.）
2）急性感染を疑って検査し，HIV-1/2 スクリーニング検査とウエスタンブロット法が陰性または保留であり，しかも，
　HIV-1 核酸増幅検査法（RT-PCR 法）が陽性であった場合は，HIV-1 の急性感染と診断できるが，後日，HIV-1/2 スクリー
　ニング検査とウエスタンブロット法にて陽性を確認する.
3）HIV-1 感染者とするが，HIV-1 核酸増幅検査法（RT-PCR：リアルタイム PCR 法または従来法の通常感度法）で「検出せず※」
　の場合（従来法で実施した場合は，リアルタイム PCR 法または従来法の高感度法における再確認を推奨）は HIV-2 ウエ
　スタンブロット法を実施し，陽性であれば HIV-2 の感染者であることが否定できない（交差反応が認められるため）. こ
　のような症例に遭遇した場合は，専門医，専門機関に相談することを推奨する.
4）後日，適切な時期にウエスタンブロット法で陽性を確認する.
5）2 週間後の再検査において，スクリーニング検査が陰性であるか，HIV-1/2 の確認検査が陰性／保留であれば，初回の
　スクリーニング検査は偽陽性であり，「非感染（感染はない）」と判定する.
6）感染のリスクがある場合や急性感染を疑う症状がある場合は保留として再検査が必要である. また，同様な症状を来たす
　他の原因も平行して検索する必要がある.
注1　妊婦健診，術前検査等の場合にはスクリーニング検査陽性例の多くが偽陽性反応によるため，その結果説明には注意が
　必要.
注2　母子感染の診断は，移行抗体が存在するため抗体検査は有用でなく，児の血液中の HIV-1 抗原，または HIV-1 核酸増
　幅検査法により確認する必要がある.

図2　診療における HIV-1/2 感染症診断のためのフローチャート（The Journal of AIDS Research Vol.11 No.1：72, 2009）
〔HIV-1/2 感染症の診断法　2008 年版（日本エイズ学会・日本臨床検査医学会　標準推奨法）〕

6
免疫血清学検査

■抗体スクリーニング

●HIV 感染の診断には，まず血中の HIV 抗体検出が行われます．これを抗体スクリーニングと呼んでいます．

　・HIV-1 と HIV-2 を区別することはできません．

　・感染後抗体が陽性となるまでの期間をウィンドウ期と呼びます．よって，急性感染では抗体陽性とならないことが多いため注意が必要です．

　・ウィンドウ期は一般に 4～8 週ですが，近年では抗体と HIV-lp24 抗原を同時に検出し，ウィンドウ期を最短 17 日まで短縮する第 4 世代スクリーニングが広く使用されています．各施設でどのような測定法を用いているかを確認しておく必要があります．

　・ELISA 法や粒子凝集法（particle agglutination：PA 法）が用いられ，感度は非常に高いのですが，一方で偽陽性が 0.3 ％認められます．

　・イムノクロマトグラフィーを用いた迅速検査キットも緊急検査などで使用されますが，偽陽性率は約 1 ％とさらに高いです．

●抗体スクリーニングが陽性あるいは判定保留の場合や，陰性でも臨床状況から（ウィンドウ期の可能性がある場合など）HIV 感染が強く疑われる場合には，ウエスタンブロット（Western blot）法による抗体確認検査と血中 HIV 検出を同時に行うことが推奨されています．

■ウエスタンブロット（Western blot）法

●Western blot 法は，ウイルスの構造蛋白に対する血清中の抗体を検出する検査です．特異度が高いものの感度が低いため，スクリーニング検査には用いられず確認検査として利用されています．

●HIV-1, 2 それぞれについてキット化されており，例えば HIV-1 に関しては gp41, gp120, gp160 のうち 2 本のバンドが認められれば陽性と判断します．

■HIV-RNA 定量

●HIV 検出については，RT-PCR 法による HIV-RNA 測定が最も一般的です．

●HIV-1 と HIV-2 の識別が可能ですが，国内では HIV-1 がほとんどです．HIV-2 は一般の施設では測定できません．

●感染早期から検出可能ですが，偽陽性もあり得るため，抗体スクリーニング陰性の場合は適切な時期に Western blot 法による抗体確認検査を行う必要があります．現在の測定限界感度は 20 コピー /mL です．

他の検査との関わり

■CD4 リンパ球数

●表 2 に，CD4 リンパ球数と日和見感染症などの関連を示します．

●日和見感染症の危険度は末梢血中 CD4 陽性 T リンパ球数によって異なるため，診断時のみならず治療経過中にも経時的に測定を行う必要があります．

●CD4 リンパ球数が $200/mm^3$ 以下になるとニューモシスチス肺炎などの日和見感染症を発症しやすくなり，さらに $50/mm^3$ を切るとサイトメガロウイルス感染症，非定型抗酸菌症，中枢神経系の悪性リンパ腫などを発症する頻度が高くなり，食欲低下，下痢，低栄養状態，衰弱などが著明となります．

■各種日和見感染症の抗原・抗体検査

●様々な抗体や抗原の検査が，日和見感染症の診断や予防を目的として施行されます．

表2 CD4 count と予測される症状および疾患

CD4 count （cells/mm^3）	症状および疾患
＜400	単純ヘルペスウイルス感染症
＜300	帯状疱疹，口腔毛状白板症， 結核の再燃
＜200	クリプトコッカス症，カポジ肉腫， カンジダ症（食道），カリニ肺炎，ヒストプラズマ症， コクシジオイデス症
＜100	非ホジキンリンパ腫，痴呆（HIV 脳症） 進行性多発性白質脳症，HIV 消耗性症候群
＜50	トキソプラズマ症，サイトメガロウイルス感染症 非定型抗酸菌症

看護に役立つ知識

《 抗 HIV 薬の服薬指導と生活指導 》
- 抗 HIV 薬による治療の進歩はめざましく，適切な治療によって AIDS 発症を抑制することが可能となりました．
- 近年では診断後できるだけ早期に，複数の抗 HIV 薬を組合せた治療が開始されます．
- しかし，HIV の抑制には服薬アドヒアランス（1 回も欠かさず内服を続けられること）の維持が必要であり，アドヒアランス低下による耐性ウイルスの出現など，新たな問題も生じています．服薬や日々の生活の指導については，看護師や薬剤師が大きく関わっている病院が数多くあります．

聖路加国際病院 臨床検査科 部長／感染症科　上原由紀

6
免疫血清学検査

HTLV-1関連の検査

human T-lymphotrophic virus type 1

基準値	HTLV-1 抗体検査：陰性 HTLV-1 抗原検査；HTLV-1 プロウイルス DNA 測定：陰性

HTLV-1とは？

●HTLV-1（human T lymphotrophic virus type-I）は，HIV と同様にレトロウイルスの一種です．

●体内で CD4 陽性 T リンパ球に感染を繰返し，20〜30 年と長い潜伏期間の後に感染細胞の一部が腫瘍化して成人 T 細胞白血病（Adult T cell leukemia：ATL）を発症したり，HTLV-1 関連ミエロパシー（HTLV-I associated myelopathy：HAM）と呼ばれる痙性脊髄麻痺や HTLV-1 ぶどう膜炎（HTLV-1 associated uveitis：Hu）を起こしたりするウイルスです．

●全国の HTLV-1 キャリアは約 108 万人，ATL 発症数は年間 1,146 例と 2010 年に試算されています．

●九州, 沖縄地方は世界的にみても HTLV-1 地域集積性が高く，国内キャリアの 4 割を占めています．

●四国西南部もキャリアが多いですが，近年はこれらの地域と全く関連のない人にも陽性者が見つかることが増えています．

HTLV-1の感染経路

●感染経路は母乳による母子感染が主体です．

●キャリア母親の子どもの約 20 ％に感染が認められるとされています．

●現在は妊婦検診において HTLV-1 抗体検査が公費負担で実施されるようになり，母親がキャリアと判明した場合にも，計画的出産や人工乳哺育などによる母子感染予防が進むものと期待されています．

●他の感染経路は血液の移入（輸血，臓器移植，注射）と性交に限定されますが，日本では 1987 年に輸血用血液のスクリーニングが導入されて以来，輸血感染は認められなくなりました．性交による感染は，男性から女性の場合には結婚後 2 年で 20 ％ 程度に感染するといわれています．

HTLV-1感染後の経過

●幼少時に母乳感染した HTLV-1 キャリアの多くは生涯無症候で経過しますが，うち 2.5〜5 ％が ATL を発症します．

● ATL は発症後 2 年以内にほとんどが死亡するという致命率の高い疾患です．平均発症年齢は 60 歳前後です．

●診断のきっかけはさまざまですが，初発時の臨床所見として，リンパ節腫大，皮疹，肝脾腫などがよくみられます．

●一部には，早期から免疫不全の徴候を認めることもあります．

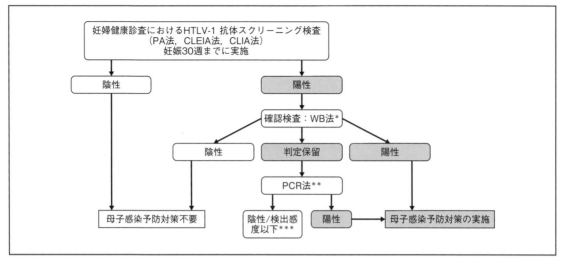

図 1　妊婦健診における HTLV-1 抗体検査の進め方
　＊保険適応
　＊＊保険収載［2016 年］
　＊＊＊現時点では PCR 法で陰性または感度以下の場合に，母子感染が成立しないというエビデンスは確立していない．
（HTLV-1 母子感染予防マニュアルより引用）

HTLV-1 感染の診断に用いる検査項目

●妊婦健康診断で HTLV-1 感染を診断するための検査の流れを**図 1** に示します．

■ HTLV-1 抗体検査

● HTLV-1 感染の診断は抗体検査によって行われます．

　a）抗体スクリーニング：PA 法，CLIA 法，CLEIA 法があります．いずれも感度が高いためスクリーニング検査に適していますが，自己免疫疾患などで偽陽性となることから，陽性となった場合には必ず Western blot 法で確認を行わなくてはなりません．

　b）ウエスタンブロット（Western blot）法

　　・最終の確認検査として用いられ，感度，特異度ともに高いです．

　　・抗体スクリーニングが陽性の場合には Western blot 法で確認検査を行います．

■ HTLV-1 抗原検査

●ほとんどの症例において，抗体陽性の結果だけで HTLV-1 感染と診断してよいでしょう．HTLV-1 の存在を証明する必要があるのは，抗体検査で判定が困難な場合に限られます．

　・HTLV-1 プロウイルス DNA を PCR 法で確認することができます．

　・非典型的な ATL や他と鑑別を要する ATL の診断では，腫瘍細胞の HTLV-1 プロウイルス DNA のクローン性が診断の決め手となることがあります．

他の検査との関わり

●残念ながら，ATL 発症時に初めて HTLV-1 感染が見つかる方がいまだ少なくありません．

● ATL 発症時の異常検査所見として，高カルシウム血症，末梢血液像検査で核の切れ込みを有する特徴的な異常リンパ球，が挙げられます．

●健康診断で末梢血液像の異常を指摘され，感染が発見されることもあります．

《 ATL 予防の重要性 》

- ATL の予後は化学療法が進歩した今日でも依然として良好とはいえず，ATL の制圧には HTLV-1 の感染予防が最善の方法と考えられています．
- 産前産後の母子に関わる医療従事者は，妊婦にはまず出身地にかかわらずきちんと HTLV-1 抗体検査を受けてもらうようにすること，また HTLV-1 キャリアと判明した場合には母子感染予防の方法について理論的に説明し，納得してもらわなくてはなりません．
- 特に自然分娩や母乳での養育を強く望んでいた妊婦については，十分な配慮が必要となります．
- また，全例が ATL や HAM を発症するわけではないことも，冷静にわかりやすく説明することが大切です．

文　　献

1) HTLV-1 母子感染予防対策マニュアル
2) 厚生労働省ホームページ HTLV-1
　　https://www.mhlw.go.jp/bunya/kenkou/kekkaku-kansenshou29/（2021 年 1 月 9 日閲覧）

聖路加国際病院 臨床検査科 部長 / 感染症科　**上原由紀**

単純ヘルペスウイルス

herpes simplex virus

基準値 表2参照

単純ヘルペスウイルスとは？

● 単純ヘルペスウイルス（herpes simplex virus：HSV）は α ヒトヘルペスウイルス科に属する DNA ウイルスで，1 型（HSV-1）と 2 型（HSV-2）の 2 つの亜型に分けられています．HSV-1 は口や眼などの上半身に，HSV-2 は性器を中心に下半身に感染する傾向があります．

● 初感染の 90 % 以上が不顕性感染ですが，ウイルスは三叉神経節，脊髄後神経節に潜伏感染し，紫外線，疲労，生理，外傷，熱性疾患などの誘因により再活性化されます．

● HSV-1 の再活性化により，口唇ヘルペス，ヘルペス瘭疽，ヘルペス結膜炎，多型滲出性紅斑など多彩な症状をひき起こします．さらに，ヘルペス脳炎や Bell 麻痺，再発性髄膜炎（Morraret's 髄膜炎）などの中枢神経感染症をひき起こし難治性の経過を辿ることもあり注意が必要です．細胞性免疫低下患者では，播種性感染に伴う肝炎や肝臓炎などの報告もあります．

● HSV-2 は性感染症として知られており，性器ヘルペスの主な原因です．また，性器ヘルペスに罹患した妊婦では，経胎盤あるいは産道感染によって新生児に初感染をひき起こし，眼皮膚粘膜型，播種型，中枢神経型ヘルペス感染など重篤な症状をきたすことがあります．

● HSV 感染の診断は，検査の感度から一般的には PCR や抗体検査では EIA 法が広く用いられています．EIA 法は IgM と IgG をそれぞれ測定でき，IgM 抗体価が上昇を示せば，単独で急性期感染が示されます．

● 感染後 IgG のセロコンバージョンには数週から数ヵ月かかります．また，IgM は通常感染初期に増加しますが，新規感染と再活性化を識別することはできません．

● 脳炎の診断には感度の高い髄液 PCR を用いますが（感度・特異度は 95 % 以上）[1, 2]，比較的早い段階（症状発症から 24 時間以内）で陽性となり，治療開始後も 1 週間は陽性のままです[3]．

● 上記 PCR のうち，最も感度の高い nested PCR 法（2 組のプライマーにより 2 回増幅を行う）は手

表1 HSV の検査法

	検査法	検体
抗原	シェルバイアル	水疱，咽頭ぬぐい液（抗原）
	FA	塗抹標本（特異抗原）
	PCR	血清，髄液，患部ぬぐい液，組織（HSV DNA）
抗体	EIA (enzyme immunoassay, 酵素免疫法)	血清，髄液
	CF (complement fixation test, 補体結合法)	血清
	NT (neutralization test, 中和試験)	血清，髄液

・EIA 法：感度が高く，IgG 抗体と IgM 抗体のサブクラス別の測定ができる．
・CF 法：広く普及しているが，感度が低い．IgG 抗体と IgM 抗体の複合抗体を測定する．
・NT 法：感度および型特異性が高く，ウイルス株の同定（HSV-1，HSV-2 の同定）に使用される．検査に時間を要する．

6 免疫血清学検査

間がかかり精度管理が難しいことから，主に髄液中のリアルタイム PCR が用いられます．リアルタイム PCR 法は nested PCR 法とほぼ同等の感度を有するうえに定量性もあるため，同法を用いることが勧められます[4]．

●髄液中の HSV 抗体は発症早期では陽性になることは稀であり早期診断としては適切ではありません．

表2　血清学的検査の基準値

判定	血清 IgG（EIA）	髄液 IgG（EIA）	IgM（抗体指数）	NT
−	2.0 未満	2.0 未満	0.80 未満	4 倍未満
±（判定保留）	2.0〜3.9	2.0〜3.9	0.80〜1.20	
＋	4.0 以上	4.0 以上	1.21 以上	4 倍以上

表3　HSV 感染症の血清学的結果の解釈

IgM（EIA）	IgG（EIA）	解釈
＋	＋	初感染・再活性化
＋	−	初感染の病初期
−	−	未感染，あるいは初感染の病初期

他の検査との関わり

●感度の低い HSV-CF は HSV-1，HSV-2，水痘・帯状疱疹ウイルスとの間で交差反応を認めることがあるので注意が必要です．

高値を示す場合

●表4参照．

表4　考えられる疾患と病態

初感染	再活性型
①不顕性感染（90 ％以上） ②顕性感染 　1）急性歯肉口内炎，口唇ヘルペス 　2）ヘルペス角結膜炎 　3）皮　膚：単純ヘルペス， 　　　　　　ヘルペス壊疽， 　　　　　　カポジ水痘様発疹症 　4）呼吸器：鼻炎，咽喉頭炎，扁桃炎， 　　　　　　気管支炎，肺炎 　5）消化器：肝炎，食道炎 　6）泌尿生殖器：性器ヘルペス 　7）神経系：脳炎，髄膜炎，脊髄炎， 　　　　　　神経炎，Bell 麻痺，神経痛 　8）新生児ヘルペス 　9）流　産：死産，先天奇形	①皮膚粘膜：口唇ヘルペス ②眼：ヘルペス角結膜炎 ③泌尿生殖器：性器ヘルペス ④中枢神経系：脳炎

> **看護に役立つ知識**
>
> ●HSV 感染の臨床症状がある場合はバラシクロビル 1,000 mg 分2内服を5〜7日間投与します．髄膜炎・脳炎などの中枢神経感染の場合には 10 mg/kg 8時間ごと点滴静注を行います．
>
> ●髄液 PCR に関して，感度の高い PCR 法を使用すれば偽陰性は少ないと一般的にいわれますが，米国感染症学会のガイドラインでは PCR 陰性であっても臨床症状が合致する，あるいは側頭葉の局在病変が画像診断で認められた場合には3〜7日後に再検することを勧めています[5]．

文　献

1) Lakeman FD et al：Diagnosis of Herpes Simplex Encephalitis：Application of Polymerase Chain Reaction to Cerebrospinal Fluid from Brain-Biopsied Patients and Correlation with Disease. J Infect Dis 171：857-63, 1995

2) Tebas P et al：Use of the polymerase chain reaction in the diagnosis of herpes simplex encephalitis：a decision analysis model▪▪ Access the "Journal Club" discussion of this paper at http://www.elsevier.com/locate/ajmselect/. Am J Med 105:287-95, 1998

3) Wildemann B et al：Quantitation of herpes simplex virus type 1 DNA in cells of cerebrospinal fluid of patients with herpes simplex virus encephalitis. Neurology 48：1341-6, 1997

4) Kawada J et al：Comparison of Real-Time and Nested PCR Assays for Detection of Herpes Simplex Virus DNA. Microbiol Immunol 48：411-5, 2004

5) Tunkel AR et al：The Management of Encephalitis：Clinical Practice Guidelines by the Infectious Diseases Society of America. Clin Infect Dis 47：303-27, 2008

聖路加国際病院 感染症科　**松尾貴公**

サイトメガロウイルス (CMV)

Cytomegalovirus

基準値	CMV 抗体 (IgG, IgM)：陰性 CMV アンチゲネミア (血中 CMV pp65 抗原)：陰性

サイトメガロウイルス (CMV) 感染とは？

● サイトメガロウイルス (CMV) はヘルペスウイルス科に属するウイルスであり，主に唾液腺，腎臓，前立腺，子宮頸管，白血球に潜伏感染します．

● CMV 感染症の臨床像は，患者の状態によって大きく異なります．

● 免疫能の正常なヒトが CMV に感染しても無症状あるいは軽度の発熱やリンパ節腫大などの伝染性単核症様の症状を呈する程度です．

● 免疫不全患者においては，CMV 感染は初感染・再活性化のいずれもさまざまな臨床所見（網膜炎，肺炎，脳炎，肝炎，消化管潰瘍など）を呈し，時に致死的となり得ます．

● 妊娠中の母体に CMV の初感染あるいは再活性化が起こると，胎児に先天性 CMV 感染をひき起こし，主に中枢神経，肺，肝臓に異常をきたして難聴や脳障害などの後遺症を残します．

CMV感染の診断

■抗体検査

● IgM, IgG の個別測定が可能な蛍光抗体法 (FA)，酵素抗体法 (ELISA) が頻用されています．

● 補体結合法 (CF) はスクリーニングに用いられますが，感度が低いです．

● CMV 特異的 IgM が陽性であれば最近の初感染の可能性が高いですが，IgM は初感染から 3 ヵ月程度陽性が持続するため，解釈には注意が必要です．

● また，IgG を少なくとも 2 週間以上間隔をあけて 2 回測定し，4 倍以上の上昇が認められれば，これも初感染あるいは再活性化の可能性が高いと解釈できます．ただし早期の診断には有用ではありません．

■ CMV アンチゲネミア

● 末梢血多核白血球中に含まれる CMV 抗原を検出する方法で，海外で使用される pp65 抗原のほか，日本では HRP-C7 法と C10/11 法があります．

● 抗原に対するモノクローナル抗体を白血球と反応させ，結果は陽性白血球数 / 観察した全白血球数で示されます．

● 血中のウイルス量と相関する半定量検査ですが，陽性白血球があったとしても即活動性感染を意味する訳ではなく，治療を要するかどうかは症例毎に免疫能や臨床所見と併せて判断しなくてはなりません．

■遺伝子学的診断

● ウイルスの定量性がある PCR 法 (Realtime PCR 法) が広く行われ，各種の PCR キットが市販されています．

● 特に臓器移植患者では，PCR 法によるウイルス量定量は CMV 感染の診断および治療効果の判定に用いられています．治療効果判定を目的とする場合，常に同一の検査方法を用いることが重要で

す.

● 感度はアンチゲネミア法より高いのですが, 一方で潜伏感染においても検出され, 治療後も陽性が持続することがあります.

■ 細胞学的診断

● 細胞診や病理組織診で, CMV 感染に特有な巨大封入体巨細胞（各臓器における細胞融解性感染）の像を検出します.

■ ウイルス分離培養

● 各種の体液や組織からウイルスを分離培養する方法ですが, 日常診療ではあまり行われません.
● 線維芽細胞を用いてウイルスを分離培養することが可能です.

他の検査との関わり

● CMV の急性感染の場合, 一般血液検査において軽度の肝障害や異型リンパ球出現といった伝染性単核症に類似した所見を示します.
● ただし EBV による急性感染に比較し, いずれの異常も軽微なことが多いです.

看護に役立つ知識

● 一口に免疫抑制状態といっても, 臓器移植後などに免疫抑制薬を使用している症例と病期の進んだ HIV 感染症の症例とでは, ひき起こされる CMV 感染症の臨床像は異なります.
● 一般に臓器移植後では肝臓や肺, 膵臓, 腸管, 脳髄膜, 稀には心筋など, 内部臓器に異常をきたします.
● 一方, HIV 感染症の場合は網膜炎が多くみられます.
● 目の前の患者さんが免疫抑制状態に陥っている原因を考えると, 発症に早く気づくことが可能となります.

聖路加国際病院 臨床検査科 部長 / 感染症科　上原由紀

6
免疫血清学検査

EBV (Epstein-Barr virus) 関連の検査

基準値	抗 VCA (virus capsid antigen) 抗体 (IgM, IgG)

抗 VCA (virus capsid antigen) 抗体 (IgM, IgG)
抗 EA (early antigen) 抗体 (IgG) 　　いずれも陰性
抗 EBNA (EBV nuclear antigen) 抗体 (IgG)

EBV (Epstein-Barr virus) 感染症とは？

- EBV はヘルペスウイルスの一種であり，B リンパ球に感染します．
- 大半のヒトが感染するウイルスで，感染経路は唾液を介するものが主体です．
- 初感染は生後半年から3歳までに80％以上が経験するとされ，成人では90〜95％以上が既感染の状態となります．
- 小児期の感染はほとんどが無症候性ですが，青年期や成人期の初感染は伝染性単核症（infectious mononucleosis：IM）をひき起こします．IM の90％以上が EBV 感染症によるものとされています．
- 稀に脾臓破裂や血球貪食症候群をきたして重篤な状態に陥ることもあります．
- 長期的には悪性リンパ腫やその他各種のリンパ増殖性疾患，鼻咽頭癌などの発生にも関与しています．

EBV感染の臨床経過

- EBV の潜伏期間は，ウイルスが体内に入ってから数週間とされています．
- その後 IM を疑わせる臨床所見が出現しますが，発熱，頭痛，咽頭痛などの上気道炎症状のほか，両側性の扁桃腫大および膿の付着，後頸部リンパ節の腫大と圧痛，肝脾腫が特徴的です．
- 多くは4〜6週間で回復しますが，稀に慢性感染となり，症状が長期間続くことがあります．
- 脾臓破裂も1,000人に1〜2人と稀な事象ですが，発症から数週間後までの間に最も多く起こるため注意が必要です．

EBV感染の診断

- 臨床所見から EBV 感染を疑った場合，日常臨床では各種抗 EBV 抗体の測定を行って確定診断とします．図1に各種検査について，病期との関連を示します．

■抗 VCA （viral capsid antigen）抗体 (IgM, IgG)
- EBV は潜伏期間が数週間と長いため，いずれの抗体も臨床所見が出現した時点ではすでに陽性となっていることが多いです．
- IgM は徐々に低下して約3ヵ月後に陰性化するため，急性感染の良い指標となります．
- IgG は生涯陽性が持続し，EBV 既感染の指標となります．

■抗 EA (early antigen) 抗体 (IgG)
- これも臨床所見が出現した時点では，すでに陽性となっていることが多い項目です．
- 2種類のサブセット（抗 –D，あるいは抗 –R）に分類されますが，抗 –D 抗体が主に用いられます（抗 R- 抗体は陽性率が低いため用いられることは少ないです）．

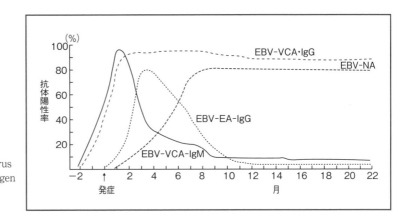

図1 EBV感染の病期と各種検査の関連

EBV：Epstein-Barr virus
VCA：viral capsid antigen
EA：early antigen
NA：nuclear antigen

表1 EBV感染における抗体陽性のパターン

	未感染	EBV初感染 （急性期）	回復期 （3ヵ月後）	既感染	再 燃 （慢性感染）
IgM-VCA	−	+	+ / −	−	−
IgG-VCA	−	+	+	+	+
EA-D	−	+*	+*	−	+*
EA-R EBNA	−	−	+	+	+

VCA：viral capsid antigen, EA-D：early antigen complex, diffuse component, EA-R：early antigen complex, restricted component, EBNA：Epstein-Barr nuclear antigen
+*：80％の患者は抗体価＜1：5
+ ：抗体価＞1：5

●回復時には陰性化するため急性感染の指標として有用ですが，終始陰性でも急性感染の否定はできないことに注意しなくてはなりません．

■抗EBNA（EBV nuclear antigen）抗体（IgG）

●臨床所見出現後6～12週した頃に陽性化し，生涯陽性が持続します．

●よってIM様症状を有する患者でこの抗体が陽性であれば，既感染状態であると判断でき，急性感染を否定することができます．

●慢性感染症では抗EA抗体と抗VCA-IgGの持続高値，および抗EBNA抗体の陰性が確認されることがあります．

■血中EBVのreal-time PCR法による検出

●日常臨床ではあまり測定されません．

●血球貪食症候群や慢性EBV感染症が疑われる場合，悪性腫瘍との関連が疑われる場合には，血中ウイルス量が病勢の指標として用いられます．

他の検査との関わり

■末梢血液検査（白血球数および分画，血液像）

●伝染性「単核球」症と呼ばれるように，IMでは50％の症例において，リンパ球数の実数が4,500/μL以上，あるいは白血球分画でリンパ球が50％を超える現象を認めます．

●また，異型リンパ球の有意な増加（全リンパ球数の10％を超える所見）がIM症例の75％におい

て認められます.

● ただし異型リンパ球の増加は，サイトメガロウイルス感染症，ウイルス性肝炎，急性 HIV 感染症，トキソプラズマ症，麻疹，風疹などでも認められるため，異型リンパ球の増加だけで IM の確定診断とすることはできません.

■血液生化学検査

● EBV 感染症では肝逸脱酵素の上昇がみられることがあります.

● 上昇の程度は CMV 感染症に比較して高いとされています.

■腹部エコー

● 肝脾腫は EBV 感染症を強く示唆する，特異性の高い身体所見です.

● 脾腫は 50〜60 % の症例で伴うとされています.

● 腹部触診における脾腫の検出率は低いため，腹部エコーは肝脾腫の有無を確認するために有用です.

■異種抗体の検出（Paul-Bunnel 反応）

● 異種抗体の検出は，IM 患者血清中のヒツジ赤血球に対する凝集素を検出するもので，従来から急性感染の目安として用いられてきました.

● 近年では EBV に特異的な抗体の測定が普及したこと，また異種抗体は他の疾患でも陽性となることなどから，ほとんど測定が行われなくなりました.

看護に役立つ知識

● IM と β-溶血レンサ球菌（溶連菌）による扁桃腺炎との鑑別は，時に困難です.

● 一般に溶連菌感染の場合は咽頭の発赤がより強く，リンパ節腫大は後頸部よりも顎下や前頸部に認められるという特徴があります. また，溶連菌による扁桃腺炎では著明な異型リンパ球増加や肝脾腫・肝障害は認められないのが普通です.

● 溶連菌感染症の項でも記載しましたが，EBV 感染症に対して溶連菌の治療に用いるペニシリン系抗菌薬（特にアンピシリン，アモキシシリン）を投与すると，高い確率で皮疹が出現します.

● 「ペニシリン系抗菌薬を使用中の扁桃腺炎疑いの患者」では，皮疹が出現しないか常に注意深く経過をみる必要があります.

● EBV によらない IM 様の臨床所見をきたす感染症として，サイトメガロウイルス感染，急性 HIV 感染症，トキソプラズマ感染などが挙げられます.

● 脾破裂は特に誘因なく起こり得ますが，重い物を持ち上げる，激しい運動をするなどといった，過度の外力がかからないようには注意します.

聖路加国際病院 臨床検査科 部長／感染症科　上原由紀

クラミジア

Chlamydia

| 基準値 | 表1参照 |

クラミジアとは?

● 人に疾患を引き起こす"クラミジア"は *Chlamydia pneumoniae*, *Chlamydia psittaci*, *Chlamydia trachomatis* の3種が代表です. この中で *C. trachomatis* は性行為感染症の, *C. psittaci*, *C. pneumoniae* は呼吸器感染症の原因となります. また *C. psittaci* はオウム病とも呼ばれ鳥類と人の双方に感染症を起こす人獣共通感染症です.

● 感染症の臨床検査には, ①病原微生物自体を検出する検査, ②病原微生物に対する生体の反応 (抗体価など), ③病原微生物の産生する物質やその活性を利用して検出する検査 (*Helicobacter pylori* 感染の検出の尿素呼気試験など) があります. これら3種類のクラミジアの診断には①と②の検査方法が行われます. ②の代表はクラミジア感染症では血清抗体が中心となります.

臨床病型

■ *C. trachomatis*

● *Chlamydia trachomatis* による感染症です. 血清型により疾患型が異なります. ①D〜K型:外性器, 尿道炎, 頸管炎, 結膜炎を起こす, ②L型:Lymphogranuloma venereum (LGV:性病性リンパ肉芽腫症), ③A-C型:トラコーマ. ①と②が性行為感染症です.

● ①は通常の尿道炎症状に加え, 時に眼球に体液を直接浴びることにより結膜炎を起こすことがあり, これらが受診動機となります. ②のLGVはリンパ節の病変が主ですが, 経過として初期は潜伏期3〜12日で侵入局所に潰瘍をきたしますがこれは自然治癒します. 2期症状として2〜6週間後に主に鼠径, 大腿部リンパ節腫脹をきたし, 疼痛を伴います. これが病名の由来となっています. いずれも病歴から疑い, 感染部位からの核酸増幅検査で診断可能です.

● 血清抗体検査は基本的に IgG 抗体, IgA 抗体, IgM 抗体が保険収載されており測定可能です. しかし, ペア血清を測定する煩雑さから感染部位からの核酸増幅検査が中心となります. 男性では初尿の核酸増幅検査, 女性では子宮頸管分泌物が原則的には感度が高いとされます. 女性初尿でも可能ですが, 感度が落ちる可能性も指摘されています[1]. *C. trachomatis* の核酸増幅検査については日本ではさまざまな方法が承認されています. 現時点において詳細な優劣を比較検討するには十分な情報がないと考えます.

● 保険収載されているものとしては PCR (polymerase chain reaction) 法 (ジーンキューブ®クラミジア・トラコマチス/ナイセリア・ゴノレア), TMA (transcription mediated amplification) 法 (アプティマ™ Combo 2 クラミジア/ゴノレア), TRC (transcription reverse-transcription concerted reaction) 法 (TRCReady® CT/NG), Real-time PCR 法 (アキュジーン®m-CT/NG), TaqMan PCR 法 (コバス®4800 システム CT/NG やコバス®6800 システム CT/NG), SDA (strand displacement amplification) 法 (BD プローブテック™ クラミジア・トラコマチス/ナイセリア・ゴノレア), などがあります. 自施設内で検査を行う場合は専用機械の必要性の有無などがあるため,

臨床検査部門と相談のうえ，採用を検討すべきです．

■ *C. pneumoniae*

●主に呼吸器感染症をひき起こします．直接塗抹検査（グラム染色など）で染色できないこと，通常の培地で培養できないことから*Mycoplasma pneumoniae* などと同じく異型肺炎とくくられています．これは通常の細菌培養，直接塗抹などでは同定できない微生物群による肺炎を総称します．治療薬として β ラクタム系が無効であり，一方，ある程度共通してマクロライドやテトラサイクリン系抗菌薬が有効であることから「確定診断できないが治療薬を選択でき，治療できる」という意味では便利な概念です．

●検査方法として培養は非常に困難であり現実的な手段ではありません．一方，核酸増幅検査は商業ベースでは行われてきませんでしたが，全自動遺伝子解析装置（FilimArray®）が医療機器承認を受け，他の微生物と同時に測定することが可能です．特に *C. pneumoniae* 単独を疑うというよりは原因不明肺炎の微生物同定のために使用することが一般的でしょう．

●一方，血清抗体キットしては，迅速キットとしての IgM 検出キットが発売されています．血清抗体として IgA，IgG，IgA を測定するキットが承認，発売されています．他の *Chlamydia* 属との交差もあることに注意が必要です．

■ *Chlamydia psittaci*

●下気道感染症を起こす点において *C. pneumoniae* と同様であり，いわゆる"異型肺炎"の原因微生物の一つです．日本の感染症法ではオウム病として分けられており，人獣共通感染症です．直接微生物を培養することは困難です．核酸増幅検査も一般的ではなく，前述の全自動遺伝子解析装置にも設定されていません．日本以外では気道分泌物の迅速検査のためのモノクローナル抗体キットも販売されています．

●血清抗体をペア血清で使用して診断することが 2021 年現在の日本においては最も一般的です．CF法が商業ベースで利用可能であり，1 ヵ月間間隔をあけてペア血清で 4 倍以上の上昇または低下を認めた場合に診断できます．

表1 異常値を示す場合（病歴，身体所見や検査所見から感染臓器を推定したうえで）

	C. trachomatis	*C. pneumoniae*	*C. psittaci*
核酸増幅検査 （感染部位より採取）	男性の尿道炎 女性の子宮頸管炎 男女の直腸炎 角結膜炎 トラコーマ	下気道感染症	下気道感染症
血清抗体	一般的ではない	下気道感染症	下気道感染症

看護に役立つ知識

●臨床の症状などの病歴と組合わせた診断が必要です．

文 献

1）Centers for Disease Control and Prevention：Recommendations for the laboratory C based detection of Chlamydia trachomatis and Neisseria gonorrhoeae-2014. MMWR Recomm Rep：63：1-19, 2014

神戸大学医学部附属病院 感染症内科 大路 剛

マイコプラズマ抗体価

Mycoplasma pneumoniae

基準値 表1参照

マイコプラズマ抗体価とは？

●*Mycoplasma pneumoniae*（Mp）は 0.1 μm〜数μm の大きさの細菌で，生きた細胞を含まない人工培地で自己増殖可能な最小の微生物です．第2次世界大戦時に流行し，当初はウイルス肺炎と考えられていましたが，Eaton agent の発見から十数年の時を経て 1961 年にウイルス説は否定され，1963 年に *Mycoplasma pneumoniae* と命名されました[1]．マイコプラズマ肺炎は市中肺炎で頻度が高く，免疫不全のない健常者で認めるのが一般的です[2]．飛沫感染であり，臨床経過は1〜2週程度続く発熱と乾性咳嗽を特徴とします．マイコプラズマ感染症は通常は自然軽快し，肺炎は3〜13％の患者に生じますが，肺炎像の広がりの割に低酸素血症が少なく聴診所見が乏しいのが特徴です[3]．また宿主側の免疫応答により肺炎の重症度や画像所見が異なることが推定されています[4]．

Mp 肺炎の血清診断

●診断のゴールドスタンダードは PPLO 培地での Mp 培養陽性ですが，培養期間に1〜2週を要するため現実的ではありません．血清抗体は IgM（IgG も含む）を主に検出する PA（particle agglutination）法，IgG（IgM も含む）を主に検出する CF（complement fixation）法が用いられます．急性期ではシングル血清で CF 法が 64 倍以上，PA 法が 320 倍以上を陽性と診断し，回復期血清で急性期の4倍以上を有意の上昇と診断します．血清寒冷凝集素は 64 倍以上を Mp 感染疑いとしますが，特異的所見ではなく診断には用いません．また EIA 法を用いた IgM 抗体は特に成人において PA 法の診断と一致しないとする報告がなされ，臨床現場ではあまり使用されていません．

表1　診断方法と基準値

診断方法	診断基準
抗体価	
PA 法	シングル血清　≥320 倍
	ペア血清　×4
CF 法	シングル血清　≥64 倍
	ペア血清　×4

表2　血清抗体が高値を示す場合

肺　炎		
肺外病変	神経疾患	脳炎
		脳脊髄膜炎
		神経根炎
		精神疾患
	心血管系	心外膜炎
		心筋炎
	皮　膚	スティーヴンス・ジョンソン症候群
		多形紅斑
	消化管	肝炎
	血　液	自己免疫性溶血性貧血
		血球貪食症候群
		播種性血管内凝固症候群（DIC）
	筋骨格系	関節炎
		横紋筋融解症
	その他	粘膜炎
		中耳炎
		糸球体腎炎

（文献5より改変）

- Mp の PCR 検査を施行できる施設は限られていますが，近年は迅速 PCR 検査や 23S rRNA の変異株までを 1 時間程度で検出できる機器がすでに臨床応用されています．またコロナ禍に伴い，鼻腔ぬぐい液による SARS-CoV-2 を含めた主たる呼吸器ウイルス 18 種と細菌 3 種（Mp, *Chlamydophila pneumoniae*, *Bordetella pertussis*）を検出可能な全自動遺伝子解析装置（Film Array®呼吸器パネル 2.1）が 2020 年 6 月に保険収載されました．この結果は 1 時間以内に判明し，大学病院など中核病院では少しずつ普及しつつあります．また咽頭ぬぐい液や喀痰を利用した LAMP 法は，Mp の DNA を検出する簡便で特異性が高い核酸増幅法です．外注検査として利用可能ですが結果判明まで数日を要します．
- 診療所では，咽頭拭い液による Mp 抗原キットが各社から販売されています．Mp 抗原と抗体反応を利用したものであり，15 分程度で迅速診断が可能です．偽陽性も考慮する必要がありますが，異型肺炎のスコアリングを満たした症例で検査陽性であれば，Mp 感染症として治療するのが極めて妥当です．

- Mp の血清特異的抗体価（IgG）が神経髄鞘へ反応しギランバレー症候群の原因となる可能性が示唆されています[6]．健常ボランテイアに対し施行された Mp の感染実験（当時はまだ Eaton agent と呼ばれた）では，Mp 感染後に Mp 特異的抗体価が高い症例に中耳炎の発症が多かったと報告されています[1, 7]．

文 献

1) Saraya T：The history of *Mycoplasma pneumoniae* pneumonia. Front Microbiol 7：364, 2016
2) Goto H：Multicenter surveillance of adult atypical pneumonia in Japan：its clinical features, and efficacy and safety of clarithromycin. J Infect Chemother 17：97-104, 2011
3) Saraya T et al：Correlation between clinical features, high-resolution computed tomography findings, and a visual scoring system in patients with pneumonia due to *Mycoplasma pneumoniae*. Respir Investig 56：320-325, 2018
4) Saraya T et al：Identification of a mechanism for lung inflammation caused by Mycoplasma pneumoniae using a novel mouse model. Results in Immunol 1：76-87, 2011
5) Saraya T：Mycoplasma pneumoniae infection：Basics. J Gen Fam Med 18：118-125, 2017
6) Saraya T et al：Novel aspects on the pathogenesis of Mycoplasma pneumoniae pneumonia and therapeutic implications. Front Microbiol 5：410, 2014
7) Rifkind D et al：Ear involvement（myringitis）and primary atypical pneumonia following inoculation of volunteers with Eaton agent. Am Rev Respir Dis 85：479-489, 1962

杏林大学医学部 呼吸器内科学教室 准教授　皿谷　健

ASO / ASK

基準値 表1参照

表1

ASO (anti-streptolysin O)
(Rantz-Randall 法)
乳児：100 Todd 単位以下
5 歳以上の小児：333 Todd 単位以下
成人：250 Todd 単位以下
ASK (anti-streptokinase)
1,280 倍以下

レンサ球菌感染症とASO / ASK

■レンサ球菌感染症とは？

●レンサ球菌のうち，β溶血と呼ばれる強い溶血性を示すものはβ-溶血レンサ球菌（溶連菌）と呼ばれます．

●β-溶連菌はその菌体抗原の種類に従って A 群，B 群…と分類されています．A 群，B 群がヒトのレンサ球菌感染症の大半を占めますが，C 群，G 群による感染症も注目を集めています．

●咽頭炎や扁桃腺炎，皮膚軟部組織炎，中耳炎，産褥熱などの化膿性感染症を起こすほか，時に全身性でショックや壊死性筋膜炎，臓器不全を伴う劇症型感染症をきたすことがあります．

●急性感染の後，数週を経てから，免疫学的機序によりリウマチ熱や急性糸球体腎炎をひき起こすこともあります．

■ ASO/ASK とは？

● ASO は溶連菌が産生する溶血毒素（ストレプトリジン O）に対する抗体です．感染後 1 週間で上昇し始め，3 ～ 5 週目に最高値となった後 2 ヵ月持続し，その後数ヵ月かけて元のレベルに戻ります．

● ASK も菌体外毒素であるストレプトキナーゼに対する抗体で，ASO と同様に感染後 1 週間で上昇し始めますが，その後の陽性持続期間は報告により差があります．

異常値を示す場合

● ASO や ASK が単独測定で上記の基準を超えた場合には，最近の溶連菌感染を強く示唆しますが，急性扁桃腺炎における ASO の陽性率は 50～100 ％と幅があります．

●また一般の抗体検査と同様に，2 週間以上間隔をおいたペア血清で 4 倍以上の上昇が認められれば最近の感染と見なすことができます．

他の検査との関わり

- 溶連菌の急性感染症においては，抗菌薬開始前に適切な検体（例：扁桃部の膿栓や発赤の強い咽頭粘液，軟部組織感染症では壊死組織や深部の膿など）の採取がなされ，培養が迅速に開始されれば，ASO や ASK の測定を行わずとも診断は難しくありません．
- また近年では，感染巣局所から迅速抗原検査（例：扁桃腺に付着する膿を用いた迅速抗原検査キット）が行えることから，ASO や ASK を測定して急性感染症の診断を行うことは少なくなりました．
- ほとんどの施設では緊急検査項目には含まれておらず，院外の検査会社に委託している施設も多いです．
- 感染後数週間してからリウマチ熱や急性糸球体腎炎が出現したときには，すでに初感染巣から溶連菌を検出することは難しいため，ASO や ASK を測定し，陽性の場合には溶連菌感染の重要な証拠となります．

高値を示す場合（表2）

表2

●真の感染	
急性扁桃腺炎	ASO 陽性率：50〜100 %
リウマチ熱	ASO 陽性率：80 %強・ASK 陽性率：60〜90 %
	ASO 陰性の症例では，ASK を追加測定することで診断率を 95 %程度まで高めることができる．
急性糸球体腎炎	ASO 陽性率：60〜100 %・ASK 陽性率：50 %
猩紅熱	ASO 陽性率：30〜90 %・ASK 陽性率：30〜50 %

●偽陽性
咽頭等の健康保菌者
高コレステロール血症
骨髄腫や慢性炎症などによる高 γ-グロブリン血症 など

低値を示す場合（表3）

表3

●真の陰性
溶連菌感染症ではない

●偽陰性
感染した菌の毒素産生能が弱い
宿主の抗体産生能が弱い（基礎疾患や免疫抑制剤などによる）
早期の抗菌薬治療で菌が毒素を十分産生する前に治癒した など

- 溶連菌感染症は，扁桃腺や咽頭炎などの上気道感染症の場合は主に飛沫感染，皮膚軟部組織感染症では接触感染により周囲の人や医療従事者に伝播します．よって，急性期の微生物検査検体の採取にはマスクや手袋，場合によってはエプロンなどの防護具を用いる必要があります．

- 一方，リウマチ熱や急性糸球体腎炎の時期にはすでに溶連菌は消失していることが多いため，特別な感染対策は不要です．

- 溶連菌による扁桃腺炎と鑑別が難しい疾患として，EB ウイルス感染症があります．溶連菌感染症ではペニリシン系抗菌薬が第一選択となりますが，もし EB ウイルス感染症であった場合には高い確率で皮疹が生じます．ペニシリン系薬剤を開始した患者に皮疹が出現した場合には，速やかに医師に報告・相談をするとよいでしょう．

聖路加国際病院 臨床検査科 部長 / 感染症科　上原由紀

6

免疫血清学検査

梅毒血清反応

Treponema pallidum

基準値 表1参照

梅毒血清反応とは?

●梅毒は,スピロヘータ門に属する *Treponema pallidum* subsp. *pallidum* によってひき起こされる,慢性の複数病期にわたる性感染症です[1].

●感染後の自然史により,第1期梅毒,第2期梅毒,潜伏梅毒(早期:感染後1年以内,後期:感染後1年以上),晩期(第3期)梅毒,神経梅毒(早期,晩期)に分類されます(**図1**)[2].

●梅毒の診断は,病期および臨床・検査基準を加味して行います[1].

●梅毒の血清診断は,「非トレポネーマ検査」と「トレポネーマ検査」という2つの異なる検査法を用います[3].

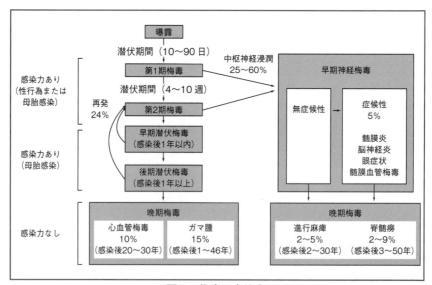

図1 梅毒の自然史

表1 基準値

検査法	定 性	定 量(倍数希釈法)
非トレポネーマ検査		
RPR法	陰性	<1倍
VDRL法	陰性	<1倍
トレポネーマ検査		
TPHA	陰性	<80倍
FTA-ABS	陰性	<20倍

●非トレポネーマ検査はSTS（serologic test for syphilis）とも呼ばれ，リン脂質の一種であるカルジオリピンを抗原とし，抗カルジオリピン抗体を検出する非特異的検査です．ワッセルマン（Wasserman）反応，ガラス板法のVDRL法（venereal disease research laboratory），RPR（rapid plasma reagin）法などが知られており，現在は自動分析装置によるRPR法が普及しています[4, 5]．

●RPR法において，従来の倍数希釈法と自動化法の値は相関します[6]．

●トレポネーマ検査は，*Treponema pallidum*の菌体成分に対する抗体を検出する特異的な検査です．FTA-ABS（fluorescent treponemal antibody-absorption）法，TPHA（*Treponema pallidum* haemagglutination assay）法，TPPA（*Treponema pallidum* particle agglutination）法，TPLA（*Treponema pallidum* latex agglutination）法などが知られており，RPR法と同様に自動化分析装置による測定が普及しています[4, 5]．

●血清診断検査の解釈は，非トレポネーマ検査とトレポネーマ検査の結果を組み合わせて判断します（**表2**）．

表2　一般的な梅毒血清診断検査における結果の解釈

		非トレポネーマ検査	
		陰性	陽性
トレポネーマ検査	陰性	①梅毒ではない ②梅毒感染の極めて初期 　（window period）	①非トレポネーマ検査の偽陽性 ②梅毒感染の初期
	陽性	①梅毒治療後 　（既感染で活動性なし） ②トレポネーマ検査の偽陽性	①活動性感染 　（RPR定量で8倍以上） ②梅毒治療中 ③ともに偽陽性

●同じ手法の非トレポネーマ検査を使用し，抗体価が4倍（2管差）以上変化した時は臨床的に有意であると判断します[1]．

●非トレポネーマ検査の有意な改善は，第1期・第2期梅毒で遅くとも1年以内，潜伏梅毒では遅くとも2年以内です[7]．

●トレポネーマ検査は，通常生涯にわたり陽性が続きます[1]．

異常値を示す場合[3, 8]

●梅毒以外の疾患において異常値を示す場合として，非トレポネーマ検査，トレポネーマ検査ともにさまざまな患者背景や基礎疾患により偽陽性を呈することが知られています（**表3**）．

●非トレポネーマ検査で1～2％程度，トレポネーマ検査ではさらに低頻度であると考えられています．

●一般に，偽陽性の大半は抗体価1：8未満であるとされており，長期間（6ヵ月間以上）にわたり陽性の場合はしばしば自己免疫性疾患や慢性炎症性病態と関連があります．

●*Treponema pallidum* subsp. *pallidum*以外の病原性トレポネーマ（ベジェル：*Treponema pallidum* subsp. *endemicum*，イチゴ腫：*Treponema pallidum* subsp. *pertenue*，ピンタ：*Treponema carateum*）は遺伝学的に近縁であり，通常の血清検査で区別することができません．

表3 非トレポネーマ検査とトレポネーマ検査の偽陽性

非トレポネーマ抗原に対する検査	トレポネーマ抗原に対する検査
加齢	加齢
妊娠	妊娠
細菌性心内膜炎	ブルセラ症
ブルセラ症	肝硬変
軟性下疳	薬物依存症
水痘	陰部ヘルペス
薬物依存症	高グロブリン血症
肝炎	ワクチン接種
特発性血小板減少性紫斑病	伝染性単核球症
ワクチン接種	レプトスピラ症
免疫グロブリン異常	ハンセン病
伝染性単核球症	ライム病
静注薬物使用者	回帰熱
ハンセン病	マラリア
鼠径リンパ肉芽腫症	強皮症
悪性腫瘍	SLE
麻疹	甲状腺炎
流行性耳下腺炎	ピンタ
肺炎球菌肺炎	イチゴ腫
ウイルス性肺炎	
結節性多発動脈炎	
関節リウマチ	
リウマチ性心疾患	
リケッチア	
SLE	
甲状腺炎	
結核	
潰瘍性大腸炎	
血管炎	
ピンタ	
イチゴ腫	

（文献3より）

他の検査との関わり[1,4]

● *Treponema pallidum* は人工的な培地上で発育させることができないため，検査診断は患者検体からの直接検出か血清反応に依存しています．

● 直接検出の方法として，暗視野法，パーカーインク法，蛍光抗体直接法，PCR 検査などが知られていますが，手技の特殊性，実施可能な施設の限定，保険適応などの観点から，血清学的検査がいまだ梅毒検査診断の中心です．

高値を示す場合

● 一般的な鑑別は表2に示したとおりです．

● 治療に成功していると考えられる患者の 15〜20 ％で，非トレポネーマ検査の抗体価が治療開始時と比較して有意な改善が得られない場合があり，"serofast reaction" と呼ばれます[9]．

低値を示す場合[1, 10]

● 一般的な鑑別は表2に示したとおりです.

● Window period にあたる感染後の極めて初期では，非トレポネーマ検査とトレポネーマ検査がともに陰性となる場合があります.

● プロゾーン（前地帯）現象と呼ばれる，主に抗体価高値が原因で抗原抗体反応が阻害され，偽陰性で報告される場合があることが知られています.

● 1〜2％の梅毒患者で起こるとされ，特定の病期（第1期・第2期梅毒，神経梅毒），患者背景（HIV，妊婦）がリスクとされています.

● 疑いがある場合は希釈再検となりますが，微生物検査室が関連する患者情報と臨床診断を把握している必要があり，平時から梅毒診断に関する臨床医とのコミュニケーションが重要です.

看護に役立つ知識

● 梅毒患者を見たら，少なくとも HIV 感染症を含む他の性感染症スクリーニング検査が実施されているかどうかを確認します.また，パートナー検診と必要に応じた治療も重要です[7].

● 血清診断検査は自動化法の普及が進む一方で，メーカーごとに多数の単位が混在しており，各試薬測定値の相関性が一致しない原因となり得ることが指摘されています[5].さらに，前述のように臨床病期や患者背景に応じて検査結果の偽陰性・偽陽性が生じ得ます.また，梅毒は "The Great Imitator" と称される多彩な臨床病型を特徴としています[11].したがって，梅毒診断において検査値のみに着目した discussion は危険であることを，臨床医，検査担当者ともに意識しておく必要があることを強調したいです.

文　献

1) Bennett JE, Dolin R, Blaser MJ eds：Mandell, Douglas, & Bennett's principles and practice of infectious diseases, 9th Edition. Elsevier, 2019
2) Golden MR et al：Update on syphilis：resurgence of an old problem. JAMA 290：1510-1514, 2003
3) Ratnam S：The laboratory diagnosis of syphilis. Can J Infect Dis Med Microbiol 16：45-51, 2005
4) 大里和久：梅毒の臨床像，診断と治療．臨床検査 62：168-175, 2018
5) 行正信康 他：梅毒検査法の現状．臨床検査 62：176-182, 2018
6) Tsuboi M et al：Usefulness of automated latex turbidimetric rapid plasma reagin test for diagnosis and evaluation of treatment response in syphilis in comparison with manual card test：a prospective cohort study. J Clin Microbiol 56：e01003-e01018, 2018
7) Workowski KA et al：MMWR Recomm Rep 64（RR-03）：1-137, 2015
8) Giacani L et al：The endemic treponematoses. Clin Microbiol Rev 27：89-115, 2014
9) Hook EW 3rd：Syphilis. Lancet 389：1550-1557, 2017
10) Liu LL et al：Incidence and risk factors for the prozone phenomenon in serologic testing for syphilis in a large cohort. Clin Infect Dis 59：384-389, 2014
11) Fitzgerald F：The great imitator, syphilis. West J Med 134：424-432, 1981

がん・感染症センター都立駒込病院 感染制御科 / 臨床検査科　**関谷紀貴**

6
免疫血清学検査

エンドトキシン

endotoxin

基準値	陰性

エンドトキシンとは?

● エンドトキシンとは,グラム陰性菌の細胞外膜に存在するリポ多糖体です.

● 血中では各種の蛋白質と結合した状態で存在し,単球やマクロファージに存在するレセプターである CD14 や Toll-like receptor に結合して病原性を発揮します.

● グラム陰性菌による敗血症のさまざまな臨床所見の原因となる物質であり,重篤なグラム陰性菌感染症の診断に補助として用いられています.

● 生体試料以外の分析では,血液透析に用いる透析液の清浄度管理に用いられています.

● エンドトキシンの測定は,エンドトキシンがカブトガニ血清抽出物である Lymulus lysate をゲル化させる反応 (リムルス反応) を用いて行われます.

異常値を示す場合

● 陽性となった場合には,グラム陰性菌の感染,特に菌血症を伴う重症の感染症をきたしていることが多いです.

● 測定の方法によって基準値が異なるため,結果の解釈にあたっては各施設で採用している測定法と基準値について確認が必要です.

● 偽陽性をきたす要因も多いため,別にまとめて記します.

高値を示す場合

● グラム陰性菌感染症

　　特に菌血症をきたすような重症感染例

● 消化管内細菌由来のエンドトキシンが処理されずに血中に流入

　　例:肝硬変,重症肝炎など

● 腸管粘膜の広範な損傷

　　例:炎症性腸疾患,粘膜障害の強い化学療法など

● 検体や採取容器,試薬のエンドトキシンによる汚染

　　検体採取から測定まで一貫してエンドトキシンが含まれていない器具や水を用いる必要があります.

● 血中の反応促進因子残留

　　蛋白質の種類によってはリムルス反応を促進することがあるため,前処置で蛋白除去を十分に行う必要があります.

● β-D- グルカンの混入

　　真菌抗原である β-D- グルカンもエンドトキシンと同様にリムルス反応をひき起こすため,エン

ドトキシンによるリムルス反応のみを検出できるように工夫された測定系も存在します.
●サルファ剤の使用

　　合成基質を用いて発色する測定方法では偽陽性となります.

低値となる場合

●グラム陰性菌以外の病原体による感染症
●偽陰性反応

　　偽陽性反応と同様，ある種の血中蛋白成分はリムルス反応を干渉するため，測定前の蛋白除去はやはり重要といえます.

他の検査との関わり

●血液培養
●他の細菌検査

　　・血中エンドトキシンが陽性となった場合にはグラム陰性菌感染が強く疑われますが，起因菌の菌名や抗菌薬感受性についての情報を得ることはできません.

　　・診断のためには血液培養をはじめとした各種細菌検査が必須です.

　　・検査の優先度としてはエンドトキシンよりも血液培養や感染巣からの検体採取および検査提出のほうが高いといえるでしょう.

　　・細菌検査なしにエンドトキシンのみを測定し，グラム陰性菌感染症と類推して広域スペクトラムの抗菌薬を使用し続けることは慎まなくてはなりません.

看護に役立つ知識

《 エンドトキシン吸着療法 》
●エンドトキシン吸着療法は，ポリミキシンBを充填したカラムに血液を通してエンドトキシンを吸着させた後に体内に戻すという，体外循環を用いた方法です.
●日本ではグラム陰性菌による敗血症性ショックなどに広く用いられ，ICUの滞在日数短縮や短期的な死亡率の改善が期待されていますが，海外では患者の生命予後に与える意義については疑問とされています.

聖路加国際病院 臨床検査科 部長 / 感染症科　上原由紀

6
免疫血清学検査

エンドトキシン　249

真菌抗原／抗体

基準値 表1参照

表1

β-D-グルカン	
●比色法	
ファンギテック®Gテスト MK	10 pg/mL 以下
βグルカンテストマルハ	11 pg/mL 未満
●比濁法	
βグルカンテストワコー	11 pg/mL 未満
カンジダ抗原	
クリプトコックス抗原	
アスペルギルス抗原	C, O, I 0.5 未満

真菌抗原／抗体検査とは？

●深在性真菌症は免疫不全患者における日和見感染症としてよくみられ，医療の高度化に伴い重要性が高まっています．

●感染巣から原因の真菌を培養・検出することが診断の基本ですが，深在性真菌症患者においては検体採取が困難な場合が多く，陽性率も低いため，診断に難渋することがしばしばあります．

●また，早急に適切な治療を要する免疫不全患者においては，培養同定には時間がかかり結果を待つことが難しいという問題があります．

●真菌抗原検査は血中や髄液中の抗原を検出する検査であり，その迅速性から深在性真菌症の診断に補助的に用いられています．

●一方，真菌抗体検査については，現段階では感度・特異度とも十分なものがないこと，保険収載もなされていないことから，ほとんど用いられていません．

●アレルギー疾患の一つである気管支肺アスペルギルス症の診断においても，アスペルギルス抗体測定は保険収載されていないのが現状です．

β-D-グルカン

●グルカンは真菌の細胞壁を構成するグルコースの重合体です．

●ヒトの生体内には元来存在しない物質であり，その測定が真菌抗原検査として深在性真菌症の診断に用いられるようになりました．

●グルカンはその構造から複数の種類に分類されていますが，検査で測定されているのは（1→3）β-D-グルカンです．

●血清あるいは血漿が検査に用いられますが，グルカンが含まれない専用容器を用いて採取する必要があります．

●測定法は，大きく比色法と比濁法に分類されています．

- ●深在性真菌症
- ●偽陽性
  - ・セルロース系透析膜を使用している患者の血液
  - ・抗腫瘍薬（レンナチン，シゾフィランなど）の非経口投与
  - ・血漿分画製剤（製造過程でセルロース膜が使用されたもの）
  - ・*Alcaligenes faecalis* 感染症
  - ・術後患者（術中に使用したガーゼからの血中への流入）
  - ・高 γ-グロブリン血症
  - ・溶　血
  - ・強い粘膜障害のある患者が大量に β-D-グルカンを含む食品（例：アガリクス）などを摂取した場合

■**β-D-グルカン**：β-D-グルカンによる各種真菌感染症の診断についてはさまざまな報告があります．
- ●深在性カンジダ感染症が証明されている患者群とコントロール群を用いた比較研究では，おおむね感度が 70〜90 ％程度，特異度が 80〜90 ％程度といわれています．
- ●侵襲性アスペルギルス症の診断においては，複数の研究結果のまとめでは感度が 77 ％，特異度が 85 ％と報告されています．
- ●ニューモシスチスは細胞性免疫不全状態患者において呼吸器感染症をきたす真菌で，特に HIV 感染者における有名な日和見感染症の一つですが，気管支洗浄液の検鏡でニューモシスチスが認められるかどうかと血中 β-D-グルカンの結果とを比較した研究では，感度は 92 ％，特異度は 86 ％と報告されています．
- ●ただし，β-D-グルカンを有さない，あるいは少量しか含まれない真菌（*Abisidia, Cunninghamella, Mucor, Rhizomucor, Rhizopus* など）の接合菌や *Cryptococcus* の診断は困難です．
- ●深在性真菌感染症が強く疑われている患者でない（検査前確率が低い）場合には，β-D-グルカンの感度および特異度は低くなるため，スクリーニングには用いられません．
- ●偽陽性をまねく原因物質や，薬剤が結果に影響を与える可能性があることを考慮し，感染の有無については臨床所見と合わせて総合的に判断する必要があります．

■**カンジダ抗原**
- ●血液中から，カンジダの細胞壁の主要成分であるマンナンを検出する方法と，カンジダの主要代謝産物である D-アラビニトールを検出する方法があります．
- ●いずれも感度は十分でないため，陰性でもカンジダ感染症を否定することはできません．
- ●逆に特異度は高いため，陽性なら抗真菌薬による治療の対象にすべきであると考えられます．
- ● D-アラビニトール測定では，D-アラビニトールを産生しないカンジダ（*C.glabrata, C.kefyr, C. krusei, C. lilplytica*）では陽性とならないことに留意しなくてはなりません．

■**クリプトコッカス抗原**：クリプトコッカスは日和見感染症のほか，健常人にも感染することがある真菌です．肺に初感染巣を作り，血流を介して髄膜炎を起こすほか，全身に播種性感染を起こすことがあります．
- ●クリプトコッカス抗原は，表面の莢膜多糖体であるグリクロノキシロマンナンを検出する方法で，血液のほか髄液でも測定することができます．
- ● HIV 感染者の場合，感度・特異度ともに 90 ％以上とされています．
- ●非 HIV 感染者においてもこれよりやや劣る程度の感度・特異度を有しています．

■**アスペルギルス抗原**：アスペルギルスは経気道的に感染し，肺に到達します．病変としては，アレル

ギー性と組織侵襲性のもの，空洞に菌塊を形成するものに大別されますが，区別が困難な，あるいは混在している場合もみられます.

●アスペルギルス抗原の検出には血液を用い，
・細胞壁構成成分であるガラクトマンナンを検出する方法
・PCR法を用いてmRNAやDNAを検出する遺伝子診断法
があります.

●侵襲性肺アスペルギルス症の患者における血清ガラクトマンナンの検出では，おおむね感度は30〜100％台，特異度75％以上とされています.

●遺伝子診断法はまだ標準的方法が確立されていませんが，感度は90％以上と考えられています.

他の検査との関わり

●培養検査
●病理診断
・いずれの真菌感染症も，血清学的診断だけに頼ることなく，培養検査や細胞診・病理組織診などを行い，できる限り微生物学な確定診断を得る努力を怠らないようにしなくてはなりません.
・できる限り抗真菌薬投与開始前に検体を採取するという基本は，一般細菌検査や抗酸菌検査と同じです.

看護に役立つ知識

●カンジダ菌血症には20〜40％で眼内炎を伴うとされ，失明率も高い疾患です.
●血液培養でカンジダが検出された場合には全例眼底検査を行います.
●血液培養や各種真菌抗原検査が陰性であっても眼底検査で典型的なカンジダ眼内炎の所見を認めることがあるため，真菌感染症のリスクが高い患者においては，積極的に眼底検査を行うべきであると考えられます.

聖路加国際病院 臨床検査科 部長／感染症科　上原由紀

抗核抗体

ANA:antinuclear antibody

基準値	血清希釈 80 倍以下

抗核抗体とは？

● ヒトの免疫のシステム（immune system）の目的は，自己を認識して，それとは異なる他のもの（他の微生物など）を攻撃して排除することです．自己に対しては免疫が働かないシステム（免疫寛容といいます）がつくられており，免疫システムが自己を攻撃することはありません．

● ところが，免疫寛容に何らかの問題が生じて（このあたりはなかなか明らかになっていないことも多いのですが），自己に免疫が働くことがあります．

● 免疫には，細胞性免疫と液性免疫があります．前者は，血液の細胞の中の一つＴリンパ球が主体となる免疫であり，例えば結核ワクチンである BCG によってもたらされる免疫はこれになります．液性免疫は，血液の細胞の一つＢリンパ球がさらに分化した形質細胞（プラズマ細胞：plasma cell）によって産生される抗体（antibody）が主体となる免疫です．例えば，Ｂ型肝炎ワクチンによってもたらされる免疫（HBs 抗体という抗体ができます）は，これになります．抗体は，別名免疫グロブリンとも呼ばれ，普通の人の血液中で多い順から IgG，IgA，IgM，IgD，IgE の 5 種類（クラスとも呼びます）が知られています．

● ヒトは細かく見ると細胞（cell）からできていますが，この細胞の中に遺伝子が入っている核（nucleus）という部分があります．これは細胞の生存・分裂に不可欠の大事な要素が入っていますが，これはヒトに共通のものです．核の成分に対しては通常免疫は働きませんが，何らかの異常により核の成分に対する抗体ができることがあります．核の成分といっても多種多様な要素から構成されていますが，それらが何であっても核の中の構成要素に対する抗体を総称して抗核抗体（antinuclear antibody：ANA）と呼んでいます．

● 血液中に抗核抗体があるかどうか調べるには，ヒトの細胞（HEp-2 細胞というヒトの喉頭癌から得られた分裂し続ける細胞が用いられます）を薄くガラス板に塗ったものを使います．この上にヒトの血液（実際には凝固した血液を遠心分離して細胞を取り除いた血清）をかけて反応させた後に洗浄し，細胞の核の部分に結合する抗体があるかどうかを，抗体に結合する抗体（二次抗体）に紫外線を当てると光る物質（蛍光物質）を結合させたものを反応させて，最終的に蛍光顕微鏡で細胞核に蛍光が見られるかどうかを観察します（**図 1**）．

● 抗体が多いのか少ないのかを知るために，患者さんの血液（血球を除いた血清）を生理的食塩水などで 40 倍，80 倍，160 倍，320 倍というように，倍々に希釈してどのくらいうすくても反応するかを見ます．核の部分に蛍光が見られる最大倍率が，検査結果となります．蛍光が見られた，見られないについては，観察者の目の判定となります．上述のように普通の人でも若干は核に結合する抗体がありますので，希釈 80 倍までは普通と考え，160 倍以上に薄めても蛍光が見られる場合を陽性とします．

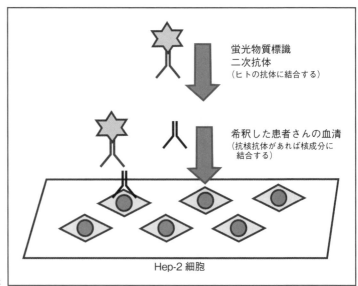

図1　抗核抗体の検査法

蛍光物質標識
二次抗体
（ヒトの抗体に結合する）

希釈した患者さんの血清
（抗核抗体があれば核成分に
　結合する）

Hep-2 細胞

異常値を示す場合

●種々膠原病で高い値を示す場合があります．我々の検討では，高校生の女子などの健常者でも結構高い値の人がいることがあります．

他の検査との関わり

●抗核抗体は，リウマトイド因子とならんで膠原病のスクリーニング検査と考えられており，これが高い場合は具体的にはどのような核成分に対する抗体なのかについて，個々の膠原病で自己抗体が出現しやすい核成分が知られていますので（疾患特異的抗核抗体），その検査を行うことになります．

●抗核抗体には，染色パターンという情報がついています．これは核の染色の様子を記したもので，均質型（homogenous），斑紋型（speckled），核小体型（nucleolar），散在斑紋型（discrete

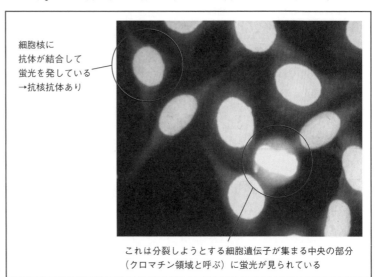

細胞核に
抗体が結合して
蛍光を発している
→抗核抗体あり

これは分裂しようとする細胞遺伝子が集まる中央の部分
（クロマチン領域と呼ぶ）に蛍光が見られている

図2　蛍光顕微鏡での見え方

speckled）などのパターンが知られています．このほかにも稀なパターンがあります．それぞれの
パターンによってどんな核成分に対する抗体なのか，あるいは疾患特異的抗核抗体の種類を推定す
ることができるので，重要な所見になっています（**図2**）．

●抗核抗体で注意すべき点は，膠原病を疑わせる症状がある人（発熱，皮膚症状，関節痛など）に検
査を行うべきであるということです．もともと健常者でも結構陽性になることがありますので，全
く膠原病を疑わせる症状がない人に検査を行っても偽陽性の結果ばかりが多くなってしまい，検査
の有効活用ができなくなってしまいます．

高値を示す場合

●全身性エリテマトーデス（SLE），混合性結合組織病（MCTD），強皮症（SSc），シェーグレン症候群，
多発性筋炎など膠原病の存在が疑われます．その他に，原発性胆汁性肝硬変（PBC）という免疫異
常が関与する肝疾患で高値を示します．

異常値になるしくみ

●上述のように，通常は抗体が産生されることのない自己の成分に対して，何らかの異常で抗体が産
生されますが，その詳細はいまだに不明で研究中です．

看護に役立つ知識

●抗核抗体は，膠原病でない人でも陽性になることがあるという意味で難しい検査です．抗
核抗体陽性というと，医療関係者で知っている人だと膠原病ではないかと考えてしまいま
す．しかしながら，次の段階の検査である疾患特異的抗核抗体が陽性でなければ，実のと
ころあまり心配しなくても大丈夫なことも多いのです．特にかぜをひくなど，感染症でも
全体的な免疫が活性化されますので，そのようなときは普通は出現しない抗核抗体も現れ
るのです．ですから，抗核抗体が陽性という結果をもらってがっかりしている患者さんに，
抗核抗体はあくまでも大雑把な検査であり，例えばDNA抗体などの疾患標識抗核抗体が
陽性でない限りそんなに心配しなくてもいい，ということを言ってあげられる機会がある
と考えます．

佐久市立国保浅間総合病院 健康管理科 部長　**今福裕司**

主な自己抗体

自己抗体とは?

●自己抗体とは,自己の構成成分(蛋白質が主体となりますがその他のものもあります)に対する抗体のことです(**図1**).本来の免疫機構からは,自己の構成成分に対する抗体はたくさんは生じないはずですが,量が多い自己抗体が検出された場合,疾患との関連が強いことが知られている,すなわちある病気をもっている可能性があると知られている自己抗体を**表1**に挙げます.ヒトは非常に多くの種類の構成成分からできていますので,その数だけ自己抗体がある可能性がありますが,ある自己抗体が非常に大量に血液中に見つかっても,病気とは何の関係もないという場合もあります.

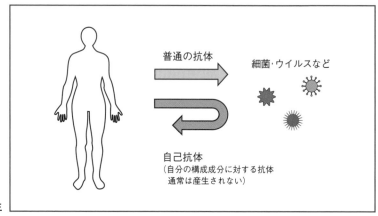

普通の抗体

細菌・ウイルスなど

自己抗体
(自分の構成成分に対する抗体
通常は産生されない)

図1 自己抗体の産生

●**表1**に記載しますのは,長年の研究によって病気との関連がありそうだと考えられている自己抗体,あるいはもっと直接的に自己抗体が産生されることが病気の原因であると考えられる代表的な自己抗体です.

●私たちは,かぜをひいたりすると,ウイルスから身を守ろうとして免疫反応を起こします.そうするとウイルスに対する抗体が産生されますし,以前にかかったことがある,あるいはワクチンを受けたことがある場合,より多くの抗体が産生されることが知られています.ところが,免疫反応では免疫系全体がある程度活性化されますので,自己に対する抗体は産生しないようになっているのですが,実際は短い間,量も少なくですが,産生されることになります.インフルエンザで関節が痛くなるなど,膠原病と類似した症状が現れるのは周知のことでしょう.通常はウイルスを退治し,かぜが治ったら抗体産生も必要なくなるので,免疫系がおさまってくるので自己抗体もなくなります.

●病気として問題となるのは,自己抗体が大量に,しかも何らかの理由で通常は一過性で終わる自己抗体の産生が持続する場合になります(**図2**).どのようなメカニズムの破綻によって,このような自己抗体の産生が持続するのか,についてはいまだに明らかになっておりません.

表1　自己抗体と関連疾患

自己抗体	関連疾患	自己抗体	関連疾患
リウマトイド因子（RF） （IgG-RF，CARF）	関節リウマチ（RA）	MPO-ANCA	ANCA関連血管炎
		PR3-ANCA	ウェジェナー肉芽腫症
抗CCP抗体	関節リウマチ（RA）	抗サイログロブリン抗体	橋本病
抗核抗体	膠原病	抗甲状腺ペルオキシダーゼ抗体	橋本病
抗DNA抗体	全身性ループス エリテマトーデス（SLE）	抗TSHレセプター抗体	バセドウ病
		抗ミトコンドリア抗体	原発性胆汁性肝硬変（PBC）
抗RNP抗体	混合性結合組織病（MCTD）	抗壁細胞抗体	巨赤芽球性貧血
抗Sm抗体	SLE	抗内因子抗体	悪性貧血
抗SS-A抗体	シェーグレン症候群，他	抗デスモグレイン抗体	天疱瘡
抗SS-B抗体	シェーグレン症候群	抗アセチルコリン受容体抗体	重症筋無力症
抗Scl-70抗体	強皮症（SSc）	抗糸球体基底膜抗体	Goodpasture症候群
抗Jo-1抗体	多発性筋炎（PM）	抗赤血球抗体	自己免疫性溶血性貧血
抗セントロメア抗体 （含む抗CENP-B抗体）	CREST症候群	抗血小板抗体	特発性血小板減少性紫斑病
		抗リン脂質抗体	抗リン脂質抗体症候群
		凝固因子インヒビター	凝固障害

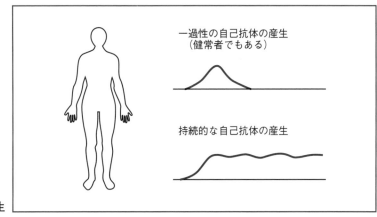

図2　自己抗体の産生

佐久市立国保浅間総合病院 健康管理科 部長　**今福裕司**

膠原病の自己抗体

基準値	下記参照

基準値 (参考:SRL)

抗 DNA 抗体 (IgG)	≦ 12 IU/mL	抗 SS-B 抗体	≦ 10 U/mL
抗 U1-RNP 抗体	≦ 10 U/mL	抗 Scl-70 抗体	陽性
抗 Sm 抗体	≦ 10 U/mL	抗 Jo-1 抗体	≦ 10 U/mL
抗 SS-A 抗体	≦ 10 U/mL		

膠原病の自己抗体とは?

- ●膠原病と関係が強い,すなわち,ある自己抗体の血液中の量が多い(陽性)場合,ある膠原病が疑われるという自己抗体が知られています.その代表として**表1**のようなものがあります(**図1**).
- ●抗 DNA 抗体,抗 U1-RNP 抗体,抗 Sm 抗体,抗 SS-A 抗体,抗 SS-B 抗体,抗 Scl-70 抗体,抗 Jo-1 抗体を,膠原病の存在を示唆する抗核抗体という意味で「疾患標識抗体」と呼んでいます.これらは,典型的な検査の流れでは,症状があって,膠原病のスクリーニングとして抗核抗体が検査されて,血清希釈 160 倍以上という陽性結果が得られた場合,そのパターンも考慮しながら疾患標識抗体が検査されます(**図2**).パターンは目による判定でもあり,代表的な疾患標識抗体の示すパターンと合わない場合もあります.
- ●リウマトイド因子(rheumatoid factor:RF)は,従来よりリウマチ因子とも言っていた検査ですが,典型的には関節リウマチ患者さんで高値を示す自己抗体で,壊れた IgG に対する自己抗体です.この場合に,「対応抗原」という言葉を使います.「リウマトイド因子の対応抗原は変性 IgG である」というふうに使用されます.

表1

リウマトイド因子 (RF)
抗 DNA 抗体
抗 U1-RNP 抗体
抗 Sm 抗体
抗 SS-A 抗体
抗 SS-B 抗体
抗 Scl-70 抗体
抗 Jo-1 抗体

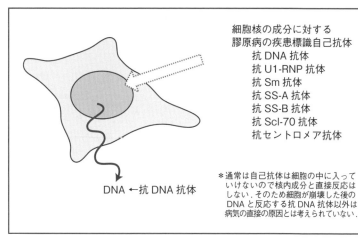

細胞核の成分に対する
膠原病の疾患標識自己抗体
　　抗 DNA 抗体
　　抗 U1-RNP 抗体
　　抗 Sm 抗体
　　抗 SS-A 抗体
　　抗 SS-B 抗体
　　抗 Scl-70 抗体
　　抗セントロメア抗体

DNA ←抗 DNA 抗体

＊通常は自己抗体は細胞の中に入っていけないので核内成分と直接反応はしない.そのため細胞が崩壊した後の DNA と反応する抗 DNA 抗体以外は病気の直接の原因とは考えられていない.

図1　膠原病の自己抗体

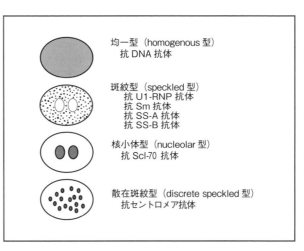

図2　抗核抗体の細胞核染色パターンと推定される膠原病の抗体

- リウマトイド因子については，類縁検査があります．抗体には IgG，IgA，IgM，IgD，IgE の5種類（クラス）があるのですが，リウマトイド因子として測定される多くは IgM 型です．一方でIgG 型のほうが疾患活動性をより的確に表すという考えがあり，これを IgG 型リウマトイド因子（IgG-RF）と呼んでいます．また，細かい話ですが，対応抗原として用いる IgG について，IgG にはもともと糖鎖が結合しているのですが，この糖鎖のうちガラクトースという糖が欠けている IgGを使い，全クラスの RF を捉えると，より感度が良いという考えがあり，これを抗ガラクトース欠損 IgG 抗体（CARF）と呼んでおり，RF の仲間です．
- 近年では，フィラグリンという皮膚にある蛋白質に対する抗体が関節リウマチの患者さんで高いことが注目され，その中でも蛋白を構成するアミノ酸のうちアルギニンがシトルリンというアミノ酸に変化した蛋白質に対する抗体です．環状シトルリン化ペプチド（cyclic citrullinated peptide）抗体（抗 CCP 抗体）が測定されており，関節リウマチ以外の患者さんでの陽性率が低いため，とても評価が高い現状です．
- 疾患標識抗体の中でも，特に抗 DNA 抗体は SLE（全身性ループスエリテマトーデス）との関係で有名です．現在では，どこかの細胞が壊れて血液中に出てきた DNA と抗 DNA 抗体が結合した免疫複合体が腎臓をはじめとした各臓器に沈着することが，SLE の病気の成り立ちと考えられています（免疫複合体病）．SLE の腎障害はループス腎炎と呼ばれます．
- 抗 U1-RNP 抗体は，混合性結合組織病（MCTD）と関連があります．MCTD は，寒冷刺激により指先が白くなるレイノー（Raynaud）現象，ソーセージ指（指が全体に腫れる），抗 U1-RNP 抗体陽性を特徴として各膠原病の症状が重複する疾患です．
- 抗 Sm 抗体は，SLE において出現する疾患標識抗体です．
- 抗 SS-A 抗体，抗 SS-B 抗体は，各膠原病でもみられるドライアイ，唾液産生低下など乾燥症状，あるいはシェーグレン症候群に関連があり，「症状特異的抗体」とも呼ばれます．
- 抗 Scl-70 抗体は，別名抗トポイソメラーゼ I 抗体とも呼ばれ，強皮症（scleroderma：SSc）という皮膚（特に手指）が硬くなる病気でみられる疾患標識抗体です．
- 強皮症のタイプの一つである CREST 症候群においては，別の抗核抗体である抗セントロメア抗体が検出されます．CREST 症候群は，Calcinosis（石灰化），Raynaud 現象，Esophageal dismotility（食道蠕動運動低下），Sclerodactylia（手指硬化症），Teleangiectasia（皮膚の毛細血管拡張症）を症状とする，皮膚の硬化が手に限局している強皮症の一型です．抗セントロメア抗体は，抗核抗体において特徴的な染色パターン（散在斑紋型：discrete speckled）を呈することで知られていますが，その対応抗原が CENP-B という染色体が交差するセントロメアという部分に特徴的な蛋白質

であることがわかり，抗 CENP-B 抗体という，より対応抗原を限定した検査も行われています．
●抗 Jo-1 抗体は出現頻度は低いですが，多発性筋炎の疾患標識抗体です．対応抗原はアミノアシル tRNA 合成酵素（ARS）と呼ばれ，抗 Jo-1 抗体以外の抗体も含んで抗 ARS 抗体とも呼ばれます．

異常値を示す場合

●異常値を示す場合の代表的な膠原病を**表2**に挙げます．
●これにはもちろん例外もありますので，代表的な疾患ということです．
●膠原病で対応する自己抗体が検出されなかったり，自己抗体のみ検出されたりと，実際はいろいろです．

表2

リウマトイド因子	→関節リウマチ
抗 DNA 抗体	→ SLE
抗 U1-RNP 抗体	→ MCTD
抗 Sm 抗体	→ SLE
抗 SS-A 抗体	→シェーグレン症候群
抗 SS-B 抗体	→シェーグレン症候群
抗 Scl-70 抗体	→強皮症
抗 Jo-1 抗体	→多発性筋炎

他の検査との関わり

●膠原病の中でも関節リウマチは抗核抗体が出現しにくいので，症状があって疑わしい場合は，従来であればリウマトイド因子，現在ならリウマトイド因子あるいは抗 CCP 抗体が検査されます．
●膠原病の症状があって抗核抗体検査がなされ，それが陽性の場合に，これらの疾患標識抗体検査が行われます．もちろんですが膠原病は全身に及びますので，各臓器障害の指標として種々の検査がなされます．

高値を示す場合

●対応する膠原病にて高値を示します．ただし他の膠原病や膠原病以外の疾患などでも陽性になることがあります．

低値を示す場合

●低値は問題ありません．

異常値になるしくみ

●上述のように，免疫系のシステムの異常と考えられておりますが，詳細はわかっておりません．

●リウマトイド因子は，病院によっては昔の言い方である「リウマチ因子」とか言われている場合があります．関節が痛いという患者さんに，検査オーダーされる検査です．あくまでも関節リウマチになりやすい体質があることを示す検査であり，治療がうまくいっているなど疾患の活動性に呼応して増減する検査ではありません．今日では同様の目的で，より優れているとされる抗 CCP 抗体がよく検査されるようになりました．いずれも，関節リウマチの病勢を示すものではありません．患者さんにもその値で一喜一憂しなくてもいいことを，言ってあげられると思います．

●一方で，タイムラグこそありますが，関節リウマチの炎症状態を反映する検査としては，炎症マーカー（CRP，古くは赤血球沈降速度など）が検査しやすい項目としてあり，もう一つは関節破壊の状態を反映するとされる MMP- 3（matrix metalloproteinase- 3）が現在の状態を示すマーカーとして測定されます．もっとも，関節リウマチの患者さんの痛みの変化は，現存の血液検査と解離することがしばしばであり，痛みの感じ方は個人差も大きいこともあるでしょうが，とにかく患者さんの症状こそが最も重きをおくべきことであるともいえます．

佐久市立国保浅間総合病院 健康管理科 部長　今福裕司

6
免疫血清学検査

臓器特異的自己免疫疾患の自己抗体

基準値	陰性

臓器特異的自己免疫疾患とは？

- ●膠原病と関連がある自己抗体は細胞の核であったり，全身の細胞に共通する要素に対する抗体が検出されます．そして膠原病の影響は全身に及ぶということが知られています．
- ●一方で，各臓器に特有の蛋白質などに対する自己抗体は，その臓器に限った疾患をひき起こし，臓器特異的な自己免疫疾患と考えられます．そのような疾患では，疾患の原因となる自己抗体の対応抗原はその臓器にしかないものであり，自己抗体が各臓器を攻撃して臓器障害が起こるというように発症機序も比較的単純に考えることができます．
- ●臓器特異的自己抗体には**表1**のようなものがあります（**図1，2**）．

表1

甲状腺（抗サイログロブリン抗体，抗甲状腺ペルオキシダーゼ抗体，抗 TSH レセプター抗体）

胃（抗壁細胞抗体，抗内因子抗体）

皮膚（抗デスモグレイン抗体）

神経筋接合部（抗アセチルコリンレセプター抗体）

腎（抗糸球体基底膜抗体）

細胞として

  好中球（抗好中球細胞質抗体）

  赤血球（抗赤血球抗体）

  血小板（抗血小板抗体）

  細胞膜（抗リン脂質抗体）

  ミトコンドリア（抗ミトコンドリア抗体）

血液中の因子

  凝固因子（凝固因子インヒビター）

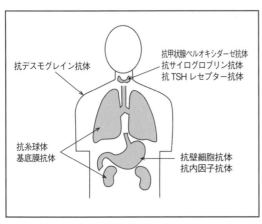

図1　臓器に対する自己抗体

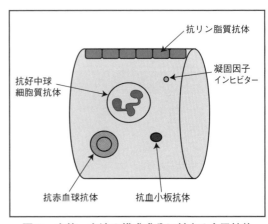

図2　血管・血液の構成成分に対する自己抗体

■**抗サイログロブリン抗体：橋本病**

抗甲状腺ペルオキシダーゼ抗体：橋本病

●橋本病は，特に女性において頻度の高い疾患ですが，甲状腺に対する自己免疫が働いて甲状腺障害が起こり，甲状腺が産生するホルモン（甲状腺ホルモン）が低下して甲状腺機能低下症という病態になる有名な疾患です．甲状腺ホルモンの補充療法などが必要となります．甲状腺に対して自己免疫が働く証拠として，甲状腺に特有の構成成分であるサイログロブリン（甲状腺ホルモンと結合する）や，甲状腺ペルオキシダーゼ（甲状腺の濾胞細胞内に特有の酵素）に対する自己抗体が検出されます．これらは昔の言い方で言うと「サイログロブリンテスト」「ミクロゾームテスト」と言われてきたものです．

■**抗 TSH レセプター抗体：バセドウ病**

●バセドウ病は，甲状腺がホルモンを産生するような異常な信号を受け続けるために，血中の甲状腺ホルモンが異常に高くなり，種々の問題を呈してくる疾患です．甲状腺ホルモンは，ヒトの生存に必須のホルモンであり，下垂体前葉という場所から分泌される甲状腺刺激ホルモン（thyroid stimulating hormone：TSH）というホルモンが，甲状腺のホルモン産生を亢進させる役割があります．この TSH は視床下部というところの血液中の甲状腺ホルモンの量を感知するシステムの結果，甲状腺ホルモンが少なければ TSH がいつもより多く放出され，逆に多ければ TSH がいつもより少なく放出されるという調整機序があります．この TSH は甲状腺濾胞細胞（甲状腺ホルモンを作る細胞）の外側にある TSH レセプターに結合して，ホルモンを産生するように，という信号を細胞内に伝えます．

●この TSH レセプターに対する自己抗体が生じ，TSH レセプターに結合し，しかも，あたかも TSH が結合したかのように甲状腺細胞が受け取ってしまうと，甲状腺ホルモンが大量に産生されることになります．甲状腺もどんどん大きくなります．これが，いわゆるバセドウ病といわれる甲状腺機能亢進症の成り立ちとなります．

■**抗壁細胞抗体：萎縮性胃炎，巨赤芽球性貧血**

抗内因子抗体：悪性貧血

●巨赤芽球性貧血という難しい名前の病気は，ビタミン B_{12} 欠乏や葉酸欠乏で出現する貧血です．ビタミン B_{12} と葉酸はともに細胞が増える（細胞分裂）ときに必要となる DNA の構成要素チミンをつくるのに不可欠な因子です．そのために，ビタミン B_{12} や葉酸欠乏では細胞分裂が難しくなり，細胞分裂がさかんな場所，例えば骨髄での血球の産生に悪影響を及ぼして赤血球が少なくなり，貧血となります．このとき，骨に針を刺して骨髄を検査すると，もともとは赤血球のもとである赤芽球がたくさんあるのですが，その赤芽球では成熟が遅々として進まない血球，すなわち巨赤芽球（megaloblast）が見られるという特徴があります．

●食べ物の中に入っているビタミン B_{12} を腸から吸収するのに，胃で産生される内因子という成分が必要です．ですから，病気で胃を全部とってしまった場合はビタミン B_{12} 欠乏になってきます．ビタミン B_{12} は少しずつ体外に出ていきますので，ビタミン欠乏になるのには時間がかかります．

●胃摘出の既往がなくても，胃壁細胞抗体が陽性で，自己免疫機序により内因子を産生する壁細胞が障害を受ける結果，内因子不足状態となり，ひいてはビタミン B_{12} 欠乏となって巨赤芽球性貧血となる場合があります．また直接的に内因子に対する自己抗体（抗内因子抗体）があると，やはり内因子が働けなくなり，ビタミン B_{12} 不足，すなわち巨赤芽球性貧血を呈してきますが，この抗内因子抗体が原因となっている場合を，特別に悪性貧血（pernicious anemia）と呼んでいます．現在では，ビタミン B_{12} を注射で投与することで治療可能ですので「悪性」という名前はそぐわないと思

6
免疫血清学検査

いますが，昔つけられた名前が残っている例です．

■抗デスモグレイン抗体：天疱瘡（pemphigus）

●皮膚に水疱が多発する病気がありますが，自己免疫機序で起こる病気に天疱瘡があります．皮膚細胞同士を結合している構造要素に対する自己抗体が原因となって，細胞の間がはがれて水疱が多発してしまうのです．

■抗アセチルコリンレセプター抗体：重症筋無力症（myasthenia gravis）

●重症筋無力症は，筋肉に力が入らなくなる病気で，病型は軽いものから重いものまでいろいろですが，自己免疫機序で発生するものです．運動神経が筋肉に接続している場所を，神経筋接合部と呼びますが，ここで神経の末端からアセチルコリンという物質が放出され，筋肉はアセチルコリンレセプターという受容体をもっているのでアセチルコリンがたくさん神経から出された＝収縮するようにという信号だな，と解釈して収縮することになります．この筋肉のアセチルコリンレセプターに対する自己抗体が，抗アセチルコリンレセプター抗体であり，筋肉の収縮を妨げます．

■抗糸球体基底膜抗体：グッドパスチャー（Goodpasture）症候群

●血液を濾過する装置である腎臓の糸球体の構造に，基底膜といわれる部分があります．この構成成分であるコラーゲンの一部分に対する自己抗体が，抗糸球体基底膜抗体（抗 glomerular basement membrane 抗体：抗 GBM 抗体）として知られる自己抗体です．この成分は，肺の中の肺胞基底膜というガス交換に関わる場所にもあり，この自己抗体を有する患者さんは典型的には急速進行型の腎炎とともに肺出血を呈することになり，「Goodpasture 症候群」と呼ばれてきました．

■細胞として

抗好中球細胞質抗体

　　MPO-ANCA：ANCA 関連血管炎

　　PR3-ANCA：ウェジェナー肉芽腫症

●好中球の細胞質内にある成分であるミエロペルオキシダーゼ（myeloperoxidase：MPO）やプロテイナーゼ -3（proteinase-3：PR3）に対する自己抗体は，併せて抗好中球細胞質抗体（anti-neutrophil cytoplasmic antibody：ANCA）と呼ばれています．ANCA を対応抗原によって分けて，MPO-ANCA，PR3-ANCA とも呼ばれます．MPO-ANCA は ANCA 関連血管炎，PR3-ANCA はウェジェナー肉芽腫症（Wegener's granulomatosis）という疾患と関連があります．MPO や PR3 は好中球の中にあるので，自己抗体が産生されても細胞の中には入っていくことができないため直接反応はしませんが，それらが外に出る過程で自己抗体と反応し，好中球が異常に活性化される結果，血管の障害をひき起こしてくると考えられています．

■抗赤血球抗体：自己免疫性溶血性貧血

●赤血球に対する自己抗体はクームス試験とも呼ばれているものです．赤血球と自己抗体が結合すると脾臓で破壊されやすくなり，赤血球の寿命が短くなる結果，溶血性貧血を呈してくるようになります．

■抗血小板抗体：特発性血小板減少性紫斑病

●血小板に対する自己抗体が産生されると，自己抗体と結合した血小板は破壊されやすくなり，血小板減少症を呈します．これが特発性血小板減少性紫斑病（idiopathic thrombocytopenic purpura：ITP）と呼ばれている疾患です．

■抗リン脂質抗体：抗リン脂質抗体症候群

●リン脂質は，すべての細胞に共通する細胞膜の構成成分ですが，これに対する自己抗体が産生される場合があります．これを抗リン脂質抗体と呼んでおり，患者さんは抗リン脂質抗体症候群（anti-phospholipid antibody syndrome：APS）と呼ばれます．血液中にあるリン脂質に対する自己抗体は血管内皮細胞に結合して障害を起こし，すなわちその部分に血の塊である血栓をつくりやすくな

ります．動脈にも静脈にも血栓ができやすくなるという，血栓症の代表的なものです．産婦人科領域では，流産を繰り返す習慣性流産の原因の一つとしてよく知られています．

■抗ミトコンドリア抗体：原発性胆汁性肝硬変

●ミトコンドリアは細胞に共通の構成要素ですが，これに対する自己抗体が，原発性胆汁性肝硬変（primary billiary cirrhosis：PBC）という肝硬変の一種で特徴的にみられます．この抗体は抗核抗体検査で，細胞核ではなく細胞質が斑点上に染色されるという抗細胞質抗体（anti-cytoplasmic antibody）陽性という特徴的な所見として検出されます．また，PBC の場合は，抗核抗体でも特徴的なセントロメア抗体が検出されます．これは強皮症の一つ，CREST 症候群でみられる抗体ですが，PBC でもみられ，これらが合併することもあります．

■凝固因子インヒビター：後天性凝固障害

●凝固因子に対する自己抗体が生じて，後天的な出血傾向が出現することがあります．

他の検査との関わり

●これらの臓器特異的自己抗体は，それぞれの疾患の原因となりますが，臓器障害の程度はあくまでも別の検査にてそれぞれの臓器の機能を評価する必要があります．

高値を示す場合

●対応する臓器特異的自己免疫疾患で高値を示します．

低値を示す場合

●問題となりません．

異常値になるしくみ

●通常であれば産生されない自己の成分に対する抗体が，何らかの免疫システムの異常によって産生されるようになった結果，疾患が発生します．

看護に役立つ知識

●これらの自己抗体はそれぞれの疾患の発症に直接的に関与しているので，これら自己抗体が消失すれば新たな病変は生じなくなるため，これらの量は疾患の病勢を示すマーカーとなります．自己抗体の異常な産生を低下・是正させるために，ステロイドをはじめとする免疫抑制療法が用いられます．

佐久市立国保浅間総合病院 健康管理科 部長　今福裕司

総IgE / アレルゲン特異的IgE

total IgE/allergen-specific IgE

基準値 総 IgE ＜ 170 IU/mL（7歳以上，参考：福島県立医科大学）
アレルゲン特異的 IgE 陰性

総IgE・アレルゲン特異的IgEとは？

● IgE はヒトの免疫グロブリン5種類の中でも，最も血中の量が少ないことが知られています（IgG ＞ IgA ＞ IgM ＞ IgD ＞ IgE）．そして，アレルギーに関わることが知られています．実はアレルギーと言いましても，異常な免疫反応ということでⅠ型からⅣ型まで分類されており，花粉症などいわゆる一般的に言うアレルギーのイメージはⅠ型アレルギーに分類されています．IgE が関与するのも，このⅠ型アレルギーです．

● Ⅰ型アレルギーでは，何らかのアレルギー（ざっと言えば免疫過剰反応）の対象となる物質（個体に結合するという意味では抗原と呼ばれ，アレルギーのもとになっているという意味ではアレルゲンと呼ばれます）と IgE が結合して，これまたアレルギーに関与する主たる存在である肥満細胞の脱顆粒を起こして，アレルギー症状が現れるというふうになります（**図1**）．このとき，アレルギーのもとになる物質，アレルゲンと特異的に結合するのがアレルゲン特異的 IgE です．

● アレルギーをもっている患者さんは，IgE の全体量が多くなっていることがわかっています．これを総 IgE と呼んでいます．とは言いましても，IgE は非常に少ないので，特殊な方法が必要となります．総 IgE は，昔からリスト（radio immunosorbent test；RIST）とも呼ばれておりました．これは昔，IgE の量があまりにも少ないため，感度を増す目的で放射性同位元素（radioisotope：RI）を用いて測定された名残です．

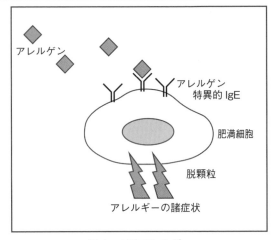

図1 Ⅰ型アレルギー

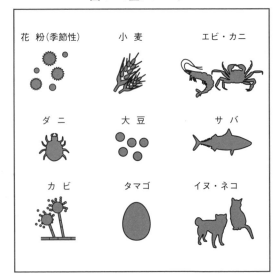

図2 アレルゲンの種類

● また，アレルゲンに特異的に結合する IgE はさらに少なくなりますが，これもラスト（radio allergosorbent test：RAST）として知られている検査項目です．実際には，アレルゲンは花粉，ペット成分，食物など無数にありますので（**図2**），特に患者さんが多いものが RAST の項目として利

用されています.

異常値を示す場合

●何かに対してアレルギーがある場合に，総IgEが高く，特にそのアレルゲンに対するアレルゲン特異的IgE（RAST）が高くなります.

他の検査との関わり

●Ⅰ型アレルギーでは，血液細胞の好酸球が増える所見があります. 皮膚のパッチテストやプリックテストなど，直接アレルゲンを投与して反応をみる検査もあります.

高値を示す場合

●Ⅰ型アレルギー（アレルギー性鼻炎，アレルギー性結膜炎，アトピー性皮膚炎，気管支喘息など）で高値を示します.

低値を示す場合

●問題になりません.

異常値になるしくみ

●何らかの機序で過剰な免疫反応がひき起こされ，Ⅰ型アレルギーとなります.

看護に役立つ知識

●アレルギー性疾患は非常に患者さんの数も多く，また一般人にも医療従事者にも広がっています. 自分のアレルゲンが何であるか，アレルゲン特異的IgEの検査でわかれば，それと接触しないように（例えば春先の花粉ならその時期，あるいはすこし前から警戒してマスクやメガネ・ゴーグルをするというように）注意する対処ができます. 最終的には症状の緩和のために,抗アレルギー薬を服用することも多いかと思います. 花粉のような上気道,呼吸器系，卵，小麦粉などのような食事由来のアレルゲンであれば食事の注意，ペットならばその注意など，アレルゲンの特定は重要です. 症状からすでに自分なりにわかっていることもありますが，アレルギー性鼻炎でも症状が出るずっと前からアレルゲン特異的IgEが高いということもあり，その場合，症状が出る前に対処することで，本格的な症状の出現を遅らせることもできるかもしれません.
●アレルギーに悩む方がとにかく多いので，いろいろ相談されるかもしれませんが，検査の知識をもっていればより良く答えられると思います.

佐久市立国保浅間総合病院 健康管理科 部長　今福裕司

血液型

基準値 表1参照

検査の意義

●血液型は赤血球表面に存在する膜抗原であり，それを調べる検査です．

●抗血清を用いて主に凝集法にて検査を行います．

●医療の現場で実施するのは主に輸血前検査〔ABO 血液型，Rho（D）血液型〕，妊娠に伴う母子間の血液型不一致に伴う種々合併症に対して備える目的で主に実施されます．

基準値・測定法

表1に ABO 式血液型のオモテ，ウラ試験による判別を示します．

表1　ABO 式血液型の判定

血液型	オモテ試験		ウラ試験	
	抗 A 血清	抗 B 血清	A 型血球	B 型血球
A 型	+	−	−	+
B 型	−	+	+	−
AB 型	+	+	−	−
O 型	−	−	+	+

異常を示す病態

（1）ABO 式血液型

・血球の異常（主にオモテ試験の異常）では，①抗原性が弱い場合，②悪性腫瘍による抗原性の低下，③自己免疫疾患による血球の抗体感作，④汎凝集反応，⑤胃癌，卵巣癌などによる抗 A，抗 B 血清の中和などがあります．

・血清側の原因としては，①不規則抗体の存在，②低 γ-グロブリン血症による抗体欠如，③多発性骨髄腫やデキストラン投与後の連銭形成，④新生児の胎盤通過性母親由来抗体の存在，⑤新生児（抗 A，抗 B 抗体の未産生）などが考えられます．

・その他にもまた人為的な問題として，①検体，試薬の細菌汚染，②検体の取り違え，③血球濃度の誤り，④血球と試薬の比率が不適当，⑤反応温度，時間が不適当，⑥遠心力の強弱，⑦溶血反応の見逃し，⑧フィブリンの析出，⑨判定，記録の誤り，などがあります．多くの場合オモテ，ウラ試験の不一致を起こします．

・また稀ですが ABO 式血液型の変異型が存在し，A，B 抗原の前駆物質である H 抗原に対する抗体に凝集するものとしないもので大別され，凝集しないものに Bombay 型と parabombay 型が

あります.

（2）Rh 式血液型

・①亜型である partial D 型，weak D 型による異常，②抗 E，e，C，c 抗体の存在により血管外溶血を起こし，重篤な溶血性副作用を起こすことがあります.

（3）その他の特殊な血液型

・Lewis 式，MN 式，P 式，I 式，Duffy 式，Diego 式，Kidd 式などの血液型による異常があります.

他の検査との関係

●血液型と特定の関係を示す検査項目はありませんが，免疫グロブリン反応が主体になるため，低γ－グロブリン血症，また抗体の中和，新生児における抗体の未産生は非常に注意が必要です.

看護に役立つ知識

● ABO 式血液型は，判定を誤まり異型輸血を行えば重篤な溶血性副作用をきたすためオモテウラ試験の一致が必須であり，一致していないときは技術的な誤りがあったかどうかをまず確認する必要があります．また Rh 式血液型では，妊婦の抗 D 抗体による新生児溶血性疾患が重要です．新生児の溶血性疾患は児に重大な後遺症を残す可能性があるため，妊婦に対しては，妊娠初期に ABO 式，Rh 式血液型の検査を行うことが望ましいと思われます.

文　献
1) Jones A et al：Processing, testing and selecting blood components. Nursing Times 110：20-22，2014
2) Watkins WM：Bloog gloop substances. Science 152：172-181，1966
3) 村上純子：血液型試験. medicina 7：483-487，2010
4) 永尾暢夫：概論：血液型の種類と日本人の基本的表現型. "広範囲 血液・尿化学検査 免疫学検査，第6版 - 3" 日本臨牀社，pp656-661，2005
5) 永井　博：ABO 型血液型. "スタンダート輸血検査テキスト" 医歯薬出版，pp53-64，2007

昭和大学横浜市北部病院 臨床病理診断科 講師　江原佳史

交差適合試験

基準値 陰性

検査の意義

- ●交差適合試験は，特定の供血者あるいは受血者の赤血球抗原に対する不規則抗体が含まれているかいないかを判定する目的で行います．
- ●輸血後溶血性副作用などを予防するうえで重要な輸血関連検査です．
- ●通常は間接抗グロブリン法（クームス法）で行いますが，緊急時には生理食塩水法で実施することもあります．また，不規則抗体陽性患者においては不規則抗体を検出した方法（酵素法，アルブミン法など）を追加して行います．

基準値・測定法

- ●主試験・副試験とも陰性が基準値です．
- ●主試験は，供血者血球と受血者血清との反応であり，副試験は供血者血清と受血者血球との反応です．
- ●主試験が凝集する場合は，絶対に輸血してはいけません．また副試験が陽性の場合もできるだけ輸血はしないように努めます．

表1　交差適合試験の判定

主試験	副試験	自己対照	判　定	備　考
−	−	−	適合	輸血可
−	+	−	不適合*1	原則輸血不可
−	+	+	判定保留*2	原則輸血不可
+	−	−	不適合	輸血不可
+	+	−	不適合	輸血不可
+	−	+	判定保留*3	輸血不可

＊1：緊急時，やむを得ず輸血する場合は，監視しながら実施．
＊2：受血者のクームス試験が陽性，または受血者に汎凝集反応がある．
＊3：寒冷凝集反応，連銭形成，汎凝集反応，ブロメリン非特異的反応等精査必要．

異常を示す疾患と病態

①**主試験が陽性の場合**：ABO血液型不適合，受血者が不規則抗体を有している場合，その他，供血者の血球が直接グロブリン検査陽性の場合などが考えられます．
②**副試験が陽性の場合**：ABO血液型不適合，敗血症を起こしている受血者（汎血球凝集反応が認められる場合がある），自己免疫性疾患で血球が自己抗体に感作している場合が考えられます．

他の検査との関係

●血液型検査と不規則抗体検査スクリーニングを合わせて，T&S（type & screen）といいます．これにより受血者のABO式血液型，RhD式血液型を決定し，不規則抗体がないことが確認できれば交差適合試験を行わないという方法です．例えば緊急に輸血が必要になったとき，T&Sが行われていれば，ABO血液型が同型であれば，無交差で輸血の払い出しが可能です．また患者に不規則抗体があることがわかれば，事前に適合輸血が可能です．

● T&Sを交差適合試験前に実施することにより，適切な対策を事前に立てられ，交差適合試験に費やす時間の削減，輸血用血液の過剰なストック・費用・労力の無駄を省くことにつながります．

看護に役立つ知識

●交差適合試験には，通常十分に凝固した受血者の全血を用いるため，抗凝固薬の入っていない採血管に血液を採取します．血漿では，補体の活性化により検出される抗体を見逃す可能性が高いことがその理由です．しかし緊急時はやむを得ず血漿を用いることがあります．

●緊急輸血の際に実施される輸血前検査は，通常抗体スクリーニングが含まれていません．よって交差適合試験の主試験が不適合と判定され，受血者血清中に不規則抗体の存在が疑われる場合は抗体スクリーニングから同定へと検査を進めます．

●使用赤血球製剤の単位数が増えると，試験管数が増えて取り違いや検体の入れ間違いが起こるので試験管にセグメントの番号を事前に油性ペンで記入しておくとよいでしょう．また複数の試験管で凝集が認められた場合は，血液バッグを誤って選んだか血液型を誤っている可能性があるので必ず再確認をします．

文　献

1）Oberman HA et al：The risk of abbreviating the major crossmatch in urgent or massive transfusion. Transfusion 18：137-141, 1978
2）奥田　誠：交差適合試験（白血球適合試験，血小板適合試験を含む）．"広範囲 血液・尿化学検査 免疫学検査，第7版-3"日本臨牀社, pp782-784, 2010
3）村上純子：交差適合試験. medicina 47：488-491, 2010
4）大久保三夫，前田平生：交差適合試験. "よくわかる輸血学，改訂版"羊土社, pp52-55, 2010

昭和大学横浜市北部病院 臨床病理診断科 講師　江原佳史

6
免疫血清学検査

抗グロブリン試験（クームス試験）

検査の意義

- ●抗グロブリン試験（クームス試験）は，赤血球がIgGあるいは補体に感作されているか否かを検出する方法であり2種類に大別されます．
- ●一つは生体内での感作を検出する直接抗グロブリン試験（DAT）であり，もう一つは試験管内での感作を検出する間接抗グロブリン試験（IAT）です．
- ●DATは溶血性副作用の解析や新生児溶血性貧血，薬剤惹起性溶血性貧血の診断などに適用されます．
- ●IATは不規則抗体スクリーニング・同定や交差適合試験に用いられます．

異常を示す疾患とその病態

■ 直接抗グロブリン試験が陽性の場合

- ●自己免疫性溶血性貧血，新生児溶血性疾患，血液型不適合，薬剤の影響などが考えられます．
- ●自己免疫性溶血性貧血はIgG，C3の両者と反応するもの，またはIgGかC3の単独に反応するものに大きく分かれます．
- ●薬剤惹起性溶血性貧血のメカニズムを**表1**に示すとおり多岐にわたり複雑です．

表1　薬剤惹起性溶血性貧血

機 構	薬剤例	直接抗グロブリン法	血清と解離液
薬剤吸着	ペニシリン セファロスポリン	IgG（時にC3が関与）	薬剤で感作した血球には反応するが未感作血球には反応しない
免疫複合体形成	フェナセチン キニジン	C3（時にIgGが関与）	血清は薬剤が存在するときは赤血球に反応するが赤血球には反応しない
非免疫的蛋白吸着	セファロスポリン	IgG＋C3＋アルブミンなど	血清中に低力価の薬剤抗体が含まれていることがあるが解離液とは反応しない
自己免疫誘導	α-メチルドパ	IgG（稀にC3が関与）	薬剤のない正常な赤血球で反応する

- ●他に留意する薬剤としては，血漿分画製剤（免疫グロブリン製剤，アルブミン，凝固因子製剤）があり，製剤中の抗体による陽性，また免疫抑制剤（ATG，ALG）などは，異種凝集素が含まれているので陽性となることがあります．
- ●健常人の0.02〜0.1％でも陽性になることがあります．

■ 間接グロブリン抗体陽性の場合

- ●不規則抗体の存在を意味します．

他の検査との関係

●直接抗グロブリン試験が陽性の場合は，まず自己抗体の存在を考えます．

●また直接抗グロブリン試験の強さと溶血の程度が並行するため，直接抗グロブリン試験が陽性の際は溶血に注意し，血清ハプトグロビン，網状赤血球数の定量を行います．

●間接抗グロブリン試験陽性の場合は，同種抗体の存在を考え厳密な交差適合試験を行います．

●自己抗体は補体を吸着しやすく，補体を吸着した赤血球は血管内で溶血しやすいので，その有無を知ることには大きな意義があります．

●クームス血清には多特異的血清のみならず抗 IgG，抗 C3，抗 C3d など単特異的血清が開発されており，直接グロブリン試験陽性の原因となっている抗体の各クラス分けを行い，結合抗体を分析する必要があります．

看護に役立つ知識

●検体採取時は EDTA の入っている採血管に採取することが望まれます．抗凝固薬の使薬により補体活性化の抑制，赤血球表面への補体感作を防止できるからです．また抗体解離試験が必要になったとき検体を扱いやすいことも理由の一つです．

●抗凝固薬を用いず採血した検体を低温放置してはいけません．低温放置により寒冷凝集素とともに補体が赤血球に感作されてしまい補体感作が生体内での反応か生体外での反応か区別がつかなくなることにつながります．

●直接抗グロブリン試験陽性の強さと溶血の程度は並行します．したがって直接抗グロブリン試験が陽性の症例では溶血性貧血の際出現する，貧血，黄疸，また頻度は多くないですが，脾腫，ヘモグロビン尿などの臨床症状が出現しているかどうかの把握も重要です．

文　献

1）Zantek ND et al：The direct antiglobulin test：A critical step in the evaluation of hemolysis. Am J Hematol 87：707-709，2012

2）Matthews J et al：The Coombs test. Clin J Oncol Nurs 14：143-145，2010

3）小松文夫：直接および間接抗グロブリン試験．"広範囲 血液・尿化学検査 免疫学検査，第 7 版 - 3"日本臨牀社，pp716-718，2015

4）内川　誠：抗グロブリン試験（Coombs 試験）．"輸血学，改訂第 3 版"中外医学社，pp404-407，2004

5）寺内純一：直接抗グロブリン試験．"スタンダード輸血テキスト，第 2 版"医歯薬出版，pp96-100，2007

昭和大学横浜市北部病院 臨床病理診断科 講師　江原佳史

6
免疫血清学検査

HLA

histocompatibility leukocyte antigen / human leucocyte antigen

HLAとは?

● HLA (human leucocyte antigen) は, 組織適合性抗原/ヒト白血球抗原ともいわれ, 第6染色体短腕の (6p21.31) に存在する遺伝子領域 (クラスⅠ, Ⅱ, Ⅲ) の主要組織適合性遺伝子複合体 (major histocompatibility complex : MHC) のコード (遺伝子暗号) 情報により合成される細胞膜貫通型の糖蛋白質分子です.

● 極めて遺伝的多型性に富み個人差があり, 自己と非自己の鑑別に最重要な標識です. HLA の一致・不一致度を組織適合性といい, 免疫応答, 移植・輸血・妊娠時などでの拒絶反応や移植片対宿主病 (GVHD), 疾患感受性や病態との相関, などにかかわっています.

● HLA クラスⅠ (HLA-A, B, C など) の分子は, ほとんどの有核細胞と血小板の細胞表面に発現します. ウイルス蛋白, 腫瘍蛋白などの抗原物質が細胞内に発現すると, 「クラスⅠ分子＋抗原ペプチド」の形で細胞膜上に表出され, CD8$^+$細胞 (主に細胞傷害性〈キラー〉T 細胞ないし制御性〈レギュラトリー〉T 細胞) に抗原提示される結果, キラー T 細胞などの標的細胞となり破壊され, 抗原物質も消滅して生体は防御されます.

● HLA クラスⅡ (HLA-DR, DQ, DP 抗原など) 分子は, マクロファージ, 樹状細胞, B 細胞, 精子, 胸腺上皮細胞など, 一部のみに発現します. マクロファージ・樹状細胞などの抗原提示細胞は, 非自己の外来性抗原 (細菌, 花粉など) を貪食し, 「クラスⅡ分子＋抗原ペプチド」の形で CD4$^+$細胞のヘルパー T 細胞などに提示し, 免疫反応 (時にアレルギー反応) を生じます.

● HLA クラスⅢは, 補体 (C2, C4, B 因子) 成分, TNF などをコードしています.

● 現在のタイピングは, 主に DNA タイピング法 (PCR 法) で, HLA 分子超可変領域の塩基配列の差異を正確に区別し, WHO 命名委員会の HLA 抗原の遺伝子型と血清型リストに当てはめて分類されます

● HLA アレル (allele : 対立遺伝子) の最新リストは, 英国 EMBL-EBI の IMGT/HLA Database で閲覧できます (2021 年 2 月現在, HLA アレル数は 28,938).

● HLA アレル表記法の詳細 (**表 1**) は, 日本組織適合性学会 (JSHI)「HLA タイピング結果のアレル表記と結果報告の原則 (2017 年版 Ver1.1) で閲覧できます (http://jshi.umin.ac.jp/standarization/JSHI-hyokiallele-2020list.pdf).

表 1　HLA アレル表記の基本

HLA のアレル表記については，日本組織適合性学会 HLA 標準化委員会により命名規則が規定されている．

A	*	01	:	01	:	01	:	02	N
遺伝子座名		（第1区域）		（第2区域）		（第3区域）		（第4区域）	Null アレル

- 遺伝子座名のあとのアステリスク（*）は抗原特異性と混同しないようにアレル名であることを示す
- 第1区域：関連する血清学的 HLA 型あるいはアレルグループを判別する領域（例：A* 02，A*03，A*11，C*03　等）
- 第2区域：同一の血清学的 HLA 型あるいはアレルグループ内で，アミノ酸変異を伴うアレルを判別する領域（例：A*02：01，A*02：03，A*02：06　等）
- 第3区域：アミノ酸変異を伴わない塩基置換（同義置換：synonymous substitution）が認められるアレルを判別する領域（例：A*02：03，A*02：06　等）
- 第4区域：HLA 分子をコードするエキソン以外での塩基置換を伴うアレルを判別する領域
  （例：A*02：01：01：01，A*02：01：01：02L，A*02：01：01：03　等）

＊「Null アレル」：細胞表面に発現しない遺伝子変異を有する HLA アレルで，アレル名の最後に N の字をつけて表記する（例：HLA-A*02：15N は多型領域に対応するエクソン2とエクソン3の遺伝子配列は HLA-A*02：08 と同一だが，エクソン4にストップコドンとなる変異があるため，細胞表面に発現する HLA 蛋白を造れない）．

＊レシピエントとドナー候補者の HLA アレルの適合性については，HLA 分子のアミノ酸配列は第2区域までのタイピング結果で決定され，確定アレルの第2区域までの一致・不一致により判定される（第2区域までの一致に対し，第3区域・第4区域の不一致が移植成績に与える影響は現時点では不明）

（「HLA タイピング結果のアレル表記と結果報告の原則〈2017 年版 Ver1.1〉」より一部抜粋・改変）

表2　日本人における HLA と相関する主な疾患

疾　患	HLA	相対危険度*	オッズ比
強直性脊椎炎	B*27：04	208	>1,000
ナルコレプシー	DRB1*15：01 DQB1*06：02	358	>1,000 >1,000
インスリン自己免疫症候群	DRB1*04：06	56.6	>1,000
ベーチェット病	B51	5.4〜8	9.3
高安動脈炎（大動脈炎症候群）	B52 B*39：02 DR2	5.5 10	3.2 8.5
亜急性甲状腺炎	B*35：01 B*67：01	12.6	18.0 11.2
バージャー病	B54 DRB1*15：01 DRB1*16：02		2.5 2.7 10.7
尋常性乾癬	Cw6 Cw7	9 11	1.7 1.5
関節リウマチ	DRB1*04：05 DQB1*04：01	3	4.4 4.4
糖尿病Ⅰ型	B54 DRB1*04：05 DRB1*09：01 DQB1*04：01	3〜3.8	4.8 4.0 1.3 4.3
多発性硬化症（大脳・小脳型）	DRB1*15：01		3.1
多発性硬化症（眼神経，脊髄型）	DRB1*05：01		9.0
グレーブス病	A2 DPB1*05：01		2.0 4.2
橋本病	A2 DRw53		2.1 4.5
原発性胆汁性胆管炎	DR8（DRB1*08：03） DR2（DRB1*16：02）		2.2 5.9
全身性エリテマトーデス	B39 DR2（DRB1*15：01）		6.3 3.0
クローン病	DRB1*04：05 DQB1*04：01		2.0 2.0
潰瘍性大腸炎	B52 DR2 DPB1*09：01	3	4.1 4.5 4.8
混合結合組織病（MCTD）	DRB1*04：01		5.0
川崎病	DRB1*02：02		3.7

*相対危険度が3以上で，患者でのその抗原の保有率が20％以上である場合，意義がある.
　相対危険度＝患者での抗原保有率×健常人での非抗原保有率／患者での抗原非保有率×健常人での抗原保有率

異常値を示す場合

●ある HLA の人は，ある特定の疾患になりやすい（遺伝的素因）とされています（**表2**）.

他の検査との関わり

●移植ではDNAタイピング検査は必須で，さらに抗HLA抗体の検査も必要です．それは，同種（アロ：同じ種属で，異なる遺伝子をもつ）の臓器移植時に，レシピエントの血中にドナーのHLA（同種抗原：アロ抗原）に対する抗体（HLAアロ抗体＝同種抗体）が存在すると，拒絶反応の危険性が高く移植臓器の生着率が低くなるためです

異常値になるしくみ

●何らかの原因で遺伝子の点突然変異や，染色体の欠失・転座・交叉などで遺伝子変異を生じ，ハプロタイプとして子孫に引き継がれていきます．

●特定のHLAと疾患とに相関性・感受性がみられるしくみとして，以下のものが推測されています．①分子模倣説：特定のHLAと外来性（微生物など）抗原の抗原決定基に類似性があると，この外来性抗原に対する免疫応答が自己の特定のHLAにも起こり，ある種の疾患を生じさせやすいという説です．②免疫応答説：非自己の抗原ペプチドとHLA分子との結合親和性や，抗原ペプチドを結合したHLA分子とT細胞性レセプター（TCR）との結合親和性，などの免疫応答性が，疾患により一定の傾向があるとするもので，自己免疫疾患において有力な説です．③連鎖不平衡説：相関するHLAのアレルの近傍に真の疾患感受性遺伝子があり，継代後もその特定のアレルと疾患遺伝子が突然変異でセットとして受け継がれているとの説です．

看護に役立つ知識

●同種造血幹細胞移植などでは，被移植者（レシピエント）と移植提供者とのHLAを合致（マッチング）させることで，生着率が高まります．近年，白血病・悪性腫瘍例でHLAが半分だけ合致する（一対の片方のハプロタイプが一致し，他方は不一致）ドナーからのHLA半合致移植が，移植片対白血病（GVL）効果・移植片対腫瘍（GVT）効果の強さやドナー不足解消などの面の利点もあり実施されてきています．

●自己血輸血以外の大量輸血時には，輸血後GVHD（移植片対宿主病）の予防に，輸血用血液に15〜50 Gyの放射線照射（非自己リンパ球の活性低下）や白血球除去が行われます．

●頻回の血小板輸血では，しばしば抗HLA抗体産生で血小板輸血不応状態となるため，さらに血小板輸血が必要時はHLAクラスI（HLA-A，B）適合血小板輸血が選択されます．

文　献
1）矢田純一：医系免疫学 改訂15版. 中外医学社, pp852-897, 2018
2）大西宏明 編：臨床検査ガイド 2020年改訂版. 文光堂, pp592-595, 2020
3）櫻林郁之介 監：今日の臨床検査 2019-2020. 南江堂, pp118-123, 2019
4）金井正光 監：臨床検査法提要 改訂第35版. 金原出版, pp1050-1077, 2020
5）高久史麿 監：臨床検査データブック 2019-2020. 医学書院, pp476-480, 2020
6）HLA推定アレル一覧表（JSHI）2020年度版　http://jshi.umin.ac.jp/standarization/index.html.

川崎市立看護短期大学 名誉教授　美田誠二

6
免疫血清学検査

サイトカイン

cytokine

基準値 表1参照

表1 基準値（測定法）（基準値は測定法・測定施設・報告者で異なり参考値として示す）

IL-1α：8 pg/mL 未満（EIA）	IFN-α：8.0 IU/mL 未満（EIA）
IL-1β：1 pg/mL 未満（EIA）	IFN-β：2.5 IU/mL 未満（EIA）
IL-2：12 pg/mL 未満（EIA）	IFN-γ：0.1 IU/mL 未満（EIA
IL-4：5 pg/mL 未満（EIA）	ヒト TARC 定量：（EIA）
IL-6：5 pg/mL 未満（EIA）	450 pg/mL 未満（成人）
IL-10：8 pg/mL 未満（EIA）	743 pg/mL 未満（2 歳以降）
IL-12：8 pg/mL 未満（EIA）	998 pg/mL 未満（1～2 歳）
IL-13：30 pg/mL 未満（EIA）	1.367 pg/mL 未満（6～12 ヵ月）
IL-17：30 pg/mL 未満（EIA）	エリスロポエチン（EPO）：
TNF-α：1.5～12.0 pg/mL 未満（EIA）	4.2～23.7 mIU/mL（CEEIA）

サイトカインとは？

●サイトカイン cytokine は，多様な細胞から極微量産生される分子量数万の（糖）蛋白質で，細胞間コミュニケーションに関わる生理活性物質の総称です．生理的な造血，細胞の増殖・機能発現・分化などのため恒常的に産生されるほか，感染・炎症などの刺激で産生亢進し（時に複数のサイトカインが過剰産生→"サイトカインストーム"），病態の形成・遷延・修復などに関与します．生体内での半減期が短く診断への応用は限定的ですが，病態の理解には有用です．

●炎症・免疫担当細胞はじめ，血管内皮細胞，線維芽細胞，表皮／上皮細胞，神経細胞，肝細胞，脂肪細胞その他から産生され，そのレセプター（シグナル伝達上，JAK-STAT 経路系，受容体型チロシンキナーゼ，NF-κB 活性化型などに分類）と結合して作用します．

●特徴として，①複数のサイトカインが同一の生理活性（作用の重複性），②1つのサイトカインが多様な生理活性（作用の重複性），③各サイトカイン間にサイトカイン・ネットワークの形成やフィードバック機構（作用の相互性），④多くが，オートクライン（自己分泌），パラクライン（傍分泌）に分泌・応答（作用の局所性），などがあります．

●サイトカインには，リンパ球（→リンフォカイン）や単球・マクロファージ（→モノカイン）などに由来するインターロイキン IL（IL-1～IL-39），ケモカイン CC（白血球の遊走・活性化；CCL17，RANTES[*2]/CCL5 ほか），腫瘍壊死因子 TNF-α，インターフェロン IFN（α，β，γ，λ），造血因子（EPO[*3]，TPO[*4]，G/GM-CSF[*5] ほか），細胞増殖因子（TGF-β[*6]，EGF[*7]，HGF[*8]，TSLP[*9] ほか），アディポカイン（アディポネクチンほか），カルディオカイン（心臓由来の BNP ほか），神経栄養因子（ニューロトロフィンほか），など多数存在します．サイトカインの最新動向は http:www.copewithcytokines.de/cope.cgi（有料）で得られます．

●表2に，主なサイトカインの産生細胞，作用・性状を示します．

異常値を示す場合

●炎症時などには，IL-1β（内因性発熱物質），IL-6，IL-8（ケモカインのCXCL8），IL-12，TNF-αなどいわゆる "炎症性サイトカイン" の増加が認められます．
●免疫疾患などでは，液性免疫関連でIL-4（B細胞増殖・分化因子），IL-5，IL-6などが．また細胞性免疫関連でIL-2（強力なT細胞増殖作用），IFN-γ，TNF-αなどがしばしば増加します．

他の検査との関わり

●一般に，サイトカインは作用の局所性・重複性・半減期の短さなどの特徴から，それらの臓器特異性は低く，また炎症性サイトカインを含めその由来・作用部位の特定は難しく，サイトカイン値（末梢血・髄液など）のみで病態や診断を確定することは困難です．適宜，他の急性期反応蛋白（CRPなど），血清補体価，病原体の抗原・抗体価，疾患標識抗体・特異抗体，腫瘍マーカー，組織学的検査などを選択していきます．

高値を示す場合

●表3に高値を示す疾患・病態を示します．
●血清TARC値はアトピー性皮膚炎の病勢を反映して変動し，重症度の客観的評価指標に用いられます．また診断上，眼内液（硝子体液）のIL-10濃度が，IL-10濃度≧50 pg/mL以上，あるいはIL-10値/IL-6値≧1の場合は，「眼内悪性リンパ腫」の可能性が高いとされます．

低値を示す場合

●表3に低値を示す疾患・病態を示します．

異常値になるしくみ

●IFN-α/IFN-βはウイルス・合成核酸・リポ多糖体などが，IFN-γは抗原・マイトジェン（細胞分裂誘起物質）などが誘導刺激となり，白血球や線維芽細胞などからの産生が亢進します．TNF-αは内毒素（リポ多糖体）ほか起炎物質などにより誘導され，主に活性化マクロファージなどから産生亢進します．各ILは生理的反応のほかに，生体内外の種々の刺激物に対する生体防御反応と

しての炎症・免疫反応に関わり，異常値を示します．

表2　主なサイトカインの産生細胞・作用・性状

サイトカイン	主な産生細胞	主な性状・活性
インターロイキン		
IL-1 （IL-1α/1β の受容体/作 用は同一）	IL-1α：B細胞，NK細胞，好中球，血管平滑筋・内皮・表皮・滑膜・線維芽・グリア細胞 IL-1β：マクロファージ，樹状細胞．T細胞（Th1），NK細胞	免疫現象・広く組織の炎症・修復時（IL-1αは平常時も発現）に，"炎症性サイトカイン"（特にIL-1β）などとして関わる．マクロファージ・NK細胞・B細胞・好中球の活性化，Th1細胞（IFN-γ産生）・キラーT細胞の誘導，制御性T細胞（Treg）の分化阻害，内因性発熱物質（IL-1β↑→グリア細胞からのプロスタグランジンE2↑→体温中枢→発熱），破骨細胞のコラゲナーゼ（→骨吸収）・肝での急性期反応蛋白（CRPなど）産生誘導，血管内皮（接着分子ICAM-1など）/平滑筋・腎メサンギウム・滑膜・線維芽細胞の増殖，徐波睡眠誘導・食欲低下，下垂体ACTHの分泌増加．
IL-2	T細胞（活性化CD4陽性/CD8陽性），樹状細胞，NKT細胞，NK細胞，B細胞，ILC2・3	最も強力にT細胞の分化誘導・増殖・生存．マクロファージ・キラーT細胞・NK細胞の細胞傷害で活性化（IFN-γ産生誘導），LAK細胞誘導，Th17細胞の分化抑制，B細胞の抗体産生増強．
IL-4	T細胞（Th2），NKT細胞，肥満細胞，好塩基球，好酸球	B細胞の増殖・分化因子，IgG1・IgE（IL-5共存で増強）産生誘導，Th2細胞・キラーT細胞の分化増殖，Th1細胞への分化抑制，マスト細胞・マクロファージの増殖，造血細胞の分化誘導．〈IFN-γはIL-4産生抑制〉
IL-5	活性化T細胞（Th2細胞），マスト細胞，ILC2	好酸球の分化・増殖・活性化に必須（G-CSFと共同），活性化B細胞の増殖・IgG・IgM・IgA産生亢進，キラーT細胞の分化・活性化
IL-6	マクロファージ，樹状細胞，T・B細胞，線維芽細胞，血管内皮細胞，上皮/表皮細胞，メサンギウム細胞，グリア細胞	B細胞の活性化・分化，T細胞の活性化（IL-2産生，IL-2R表出），造血幹細胞の分化誘導・増殖，血小板産生増加，神経細胞の分化誘導，破骨細胞の活性化（→骨吸収），表皮・腎メサンギウム細胞の増殖，肝細胞の急性期反応蛋白（CRPなど）やヘプシジン産生誘導，下垂体ACTH・GH・LHなどの分泌刺激．
IL-7	骨髄/胸腺ストローマ細胞，間質細胞，腸粘膜上皮細胞，肝臓	T細胞の初期分化・増殖・生存，ILC3の増殖・維持（消化管に多い）JAK1・JAK3による主に転写因子STAT5（STAT1，STAT3も）の誘導やPI3キナーゼの活性化を介してシグナル伝達系を促進．
IL-10	活性化T細胞（Th2・Tregほか），NK細胞，NKT細胞，B細胞，マクロファージ，樹状細胞，好中球，好酸球，マスト細胞，気道上皮細胞	免疫学的恒常性維持の中心的役割を担う．Th1細胞やマクロファージ・樹状細胞の（IFN-γ・IL-2・TNF-α・GM-CSFなど）産生抑制，マクロファージ・樹状細胞のMHCクラスII分子・共刺激分子の表出（→抗原提示能）減少，腫瘍・移植細胞などのMHCクラスI分子の表出低下（→移植拒絶反応低下），B細胞のIgA，IgG4産生誘導．
IL-12	抗原提示細胞（樹状細胞，マクロファージ），単球，B細胞，マスト細胞，表皮細胞，好中球	活性化T細胞の増殖維持，NK細胞・キラーT細胞の活性化・誘導（→細胞性免疫の増強），Th0細胞→Th1細胞の分化誘導，Th17細胞→Th1/Th17細胞への転換（→自己免疫疾患の増悪），樹状細胞・マクロファージ・T・NK・NKT・ILC1細胞のIFN-γ産生誘導．
IL-13	T細胞（Th2），NK細胞，NKT細胞，マスト細胞，好塩基球	B細胞の増殖・分化，Igの産生/（特にIgEへの）クラススイッチ誘導，マクロファージのMHCクラスII表出亢進・炎症性サイトカイン・NOの産生抑制，NK細胞のIFN-γ産生増加，粘膜上皮細胞から杯細胞への分化誘導，好酸球走化因子（eotaxin/CCL26）の産生（粘膜上皮/血管内皮細胞）・VCAM-1表出（血管内皮細胞）の亢進．
IL-23	活性化マクロファージ，樹状細胞	活性化T細胞・メモリーT細胞の増殖，Th17細胞をエフェクターTh17細胞に分化（IL-17分泌増強に必須，IL-10産生抑制），T・NK・ILC3・樹状細胞からのIFN-γ産生誘導，マクロファージからの炎症性サイトカイン産生誘導．

成長（増殖）因子		
TGF-β （β1, 2, 3）	血小板，胸腺上皮細胞，樹状細胞，マクロファージ，リンパ球，腫瘍細胞．骨細胞ほか	免疫系では主に β1 が炎症反応・免疫反応の終息因子として働く．①強力な細胞（血球・上皮／血管内皮細胞）の増殖抑制，②上皮／血管内皮細胞が間葉系細胞に分化，細胞外基質蛋白（コラーゲンなど）の産生増加（→組織修復，腫瘍浸潤・抗がん剤耐性促進），③線維芽細胞・骨芽細胞などの増殖（→線維化），④マクロファージ・樹状細胞・T細胞・抗原提示細胞の機能抑制，Treg 細胞への分化誘導（→免疫抑制）．
TSLP	リンパ球以外の細胞（胸腺上皮細胞，表皮・粘膜上皮細胞，線維芽細胞，平滑筋，マスト細胞，好塩基球，樹状細胞）	胸腺や表皮・粘膜上皮などで樹状細胞を活性化（→ Th2 の分化・IL-4 産生，B 細胞の活性化・IgE クラススイッチ・CD4⁺CD25⁺Foxp3⁺Treg への分化誘導），ICL 2 の分化誘導，NKT 細胞（→ IL-13 産生）・マスト細胞（→炎症性サイトカイン）・好酸球・好塩基球の活性化．
インターフェロン		
IFN-α	マクロファージ，樹状細胞（特に pDC），B 細胞，NK 細胞，好中球	TLR（Toll 様レセプター）への刺激で強い産生亢進，抗ウイルス・抗腫瘍作用（MHC クラス I 表出亢進，ウイルス増殖抑制，B 細胞の抗体産生細胞への分化誘導，マクロファージ・NK 細胞・キラー T 細胞の活性化）〈IFN-β とはアミノ酸配列は約 40 ％の相同性〉
IFN-β	線維芽細胞，上皮細胞	抗ウイルス作用などは IFN-α と同様．恒常的に多様な細胞から少量産生され，造血幹細胞の維持・リンパ球増殖・サイトカインシグナル補強などを担うが，刺激で大量生産されると異る作用を示す．
IFN-γ	Th1 細胞，CD8⁺T 細胞，NK 細胞，NKT 細胞，樹状細胞	細胞性免疫を担う．免疫応答調節作用（抗ウイルス活性は弱い）．MHC クラス I・II 表出亢進，マクロファージ・NK 細胞などの活性化（→殺菌・腫瘍細胞傷害，オートファジー機能亢進），IgE へのクラススイッチ抑制．
腫瘍壊死因子		
TNF-α	活性化マクロファージ，T 細胞・B 細胞，NK 細胞，顆粒球，線維芽細胞，表皮細胞	腫瘍細胞などの傷害・アポトーシス誘導，マクロファージ・好中球・リンパ球の活性化，血管内皮細胞での血栓形成・接着分子の表出亢進，炎症局所での線維芽細胞の増殖，他の炎症性サイトカイン・急性期反応蛋白の産生誘導，骨髄造血抑制，発熱．
ケモカイン		
ヒト TARC （CCL17）	気道上皮細胞，表皮角化細胞，樹状・免疫担当細胞，皮膚血管内皮細胞，線維芽細胞，胸腺	白血球遊走作用を有する CC ケモカインの 1 つ．受容体は CCR4 と CCR8 で，主に Th2 細胞に発現し，Th2 細胞を病変局所に引き寄せ，IgE 抗体産生，好酸球の活性化，アレルギー炎症反応を惹起する．
造血因子		
G-CSF	マクロファージ，樹状細胞，血管内皮細胞，線維芽細胞，骨髄ストローマ細胞	感染症などで（GM-CSF も）産生亢進：骨髄系前駆細胞で顆粒球系に分化したものを増殖・活性化・分化誘導，好中球の CXCR4 表出を抑制し（CXCL12 作用から解放），骨髄からの遊出支援（→末梢血の好中球増加），食作用・ROS（活性酸素種）生成を増強
GM-CSF	骨髄ストローマ細胞，T 細胞，NK 細胞，マクロファージ，線維芽細胞，上皮・表皮細胞，血管内皮細胞，マスト細胞，好酸球	IL-3（主に活性化 CD4⁺T 細胞が産生）・IL-6 などと共に CFU-GM（顆粒球系・単球系に分化しうる幹細胞集落）から前駆細胞を末梢血へ動員し，マクロファージ・単球，好中球，好酸球，好塩基球などの分化・増殖・維持・活性化．樹状細胞・マクロファージ（M1 細胞：IL-6・12・23，TNF-α，活性酸素を産生→炎症）の誘導など，"炎症惹起サイトカイン" としても働く（T 細胞，上皮・滑膜・線維芽細胞が産生する場合に多い）．
EPO	主に尿細管間質細胞，肝臓	骨髄赤血球系幹細胞の分化・誘導を刺激，赤血球産生亢進，炎症性サイトカインにより産生抑制．

LAK：lymphokine activated killer，ILC：innate lymphoid cell（自然リンパ球；ILC1,ILC2,ILC3，抗原非特異的，可塑性），pDC：plasmacytoid dendric cell（形質細胞様樹状細胞），TARC：thymus and activation-regulated chemokine，CCL：chemokine ligand

表3　高値・低値を示す主な病態・疾患

サイトカイン	高値（増加）/ 低値を示す病態・疾患
インターロイキン	
IL-1	高値：発熱，関節リウマチ（RA），全身性エリテマトーデス（SLE），自己炎症性疾患（クリオピリン関連周期性発熱症候群など），炎症性腸疾患（クローン病，潰瘍性大腸炎），アテローム性動脈硬化症，急性骨髄性白血病，敗血症，髄膜炎，DIC，AIDS，糸球体腎炎，川崎病，移植拒絶反応，子宮内膜症
IL-2	高値：成人T細胞白血病（ATL），SLE，AIDS・HTLV-1感染症 低値（作用の低下）：＊IL-2Rα（CD25）欠損症（自己免疫疾患様の炎症性疾患．Treg分化障害に伴う全身性の炎症，自己免疫疾患様の病態）
IL-4	高値：気管支喘息，アトピー性皮膚炎，寄生虫疾患，免疫不全症，強皮症，RA
IL-5	慢性副鼻腔炎（ポリープを伴う），好酸球性食道炎
IL-6	高値：Castleman病，心房内粘液腫，RA，SLE，高安動脈炎・巨細胞性動脈炎，川崎病，成人Still病，炎症性腸疾患，尋常性乾癬，アトピー性皮膚炎，メサンギウム増殖性糸球体腎炎，多発性骨髄腫，白血病，悪性リンパ腫，腎細胞癌，肺癌，乳癌，Kaposi肉腫，AIDS，敗血症，肝炎，重症急性膵炎． ＊脊髄液で高値：神経ベーチェット，中枢神経系ループス，ウイルス性／細菌性脳脊髄膜炎（急性期）． ＊眼内液（前房水・硝子体液）で高値：眼内悪性リンパ腫，ぶどう膜炎
IL-7	高値：皮膚リンパ腫 低値（作用低下）：＊ヒトIL-7Rα欠損症（T細胞欠損，免疫不全）
IL-10	高値：SLE増悪（自己抗体産生誘導など）　＊眼内液で高値：眼内悪性リンパ腫
IL-12	高値：炎症性腸疾患，尋常性乾癬，関節症性乾癬
IL-13	高値：炎症性腸疾患，アトピー性皮膚炎，気管支喘息
IL-17	高値：RA，炎症性腸疾患，多発性硬化症，尋常性乾癬，アトピー性皮膚炎，H.pylori感染
IL-23	高値：炎症性腸疾患，尋常性乾癬，関節症性乾癬
IL-33	高値：アトピー性皮膚炎（掻痒）．
増殖（成長）因子	
TGF-β	高値：肺線維症・肝線維化
TSLP	高値：気管支喘息，アトピー性皮膚炎
インターフェロン	
IFN-α	高値：急性ウイルス感染症，AIDS，敗血症，SLE（中枢神経系ループス：髄液中濃度↑）
IFN-β-	高値：AIDS，HIVキャリア，川崎病．
IFN-γ	高値：敗血症，RA，SLE，炎症性腸疾患，川崎病，AIDS，HIVキャリア，結核，サルコイドーシス
腫瘍壊死因子	
TNF-α	高値：敗血症，炎症性腸疾患，細菌性髄膜炎，SLE，RA，ベーチェット病，川崎病，悪性腫瘍，HIV感染症，心不全・心筋症
ケモカイン	
ヒトTARC	高値：アトピー性皮膚炎，菌状息肉症，水疱性類天疱瘡，皮膚T細胞性リンパ腫，蕁麻疹，炎症性角化症
造血因子	
G-CSF	高値：細菌感染症（急性期），再生不良性貧血，G-CSF産生腫瘍（胸腺癌，胃癌，肺癌ほか）
GM-CSF	高値：GM-CSF産生腫瘍（膵癌，胸膜中皮腫，甲状腺未分化癌ほか，RA（関節液で高値））
EPO	高値：EPO産生腫瘍，再生不良性貧血，赤芽球癆，急性白血病，骨髄異形成症候群，酸素分圧低下状態・病態（高地生活，肺疾患，動静脈シャントのある心疾患），水腎症． 低値：真性多血症，腎性貧血，慢性腎不全

●近年，サイトカインの病勢への関与から，IFN 製剤（→悪性腫瘍，B/C 型肝炎，多発性硬化症ほか）や EPO・G-CSF・TPO 製剤（→血球減少症ほか）などのサイトカイン療法が臨床応用されています.

●さらに，抗サイトカイン薬の TNF-α 阻害薬，IL-1，IL-2，IL-6，IL-12/23，IL-17，IL-23 の各阻害薬や，抗サイトカイン受容体薬の IL-2 受容体，IL-4/13 受容体，IL-6 受容体，IL-17 受容体 A の各抗体薬（→シグナル伝達阻害）などが登場し，関節リウマチ，炎症性腸疾患（クローン病，潰瘍性大腸炎），自己炎症性疾患（クリオピリン関連周期性症候群など），尋常性乾癬，掌蹠膿疱症，強直性脊椎炎，ベーチェット病，視神経脊髄炎，アトピー性皮膚炎，気管支喘息，急性拒絶反応抑制，などの臨床で用いられています.

文　献
1) 村上正晃 編：サイトカインのすべて．"医学のあゆみ　別冊" 医歯薬出版，2019
2) 高久史麿 監：免疫血清検査．"臨床検査データブック 2019-2020" 医学書院，pp484-488，2019
3) 金井正光 監：サイトカインおよびその受容体．"臨床検査法提要 改訂第 35 版" 金原出版，pp881-898，2020
4) 矢田純一：医系免疫学 改訂 15 版．中外医学社，2018
5) 櫻林郁之介 監：今日の臨床検査 2019-2020．南江堂，2019
6) 大西宏明 編：臨床検査ガイド 2020 年改訂版．文光堂，2020

川崎市立看護短期大学 名誉教授　**美田誠二**

可溶性 IL-2 レセプター（sIL-2R）

[基準参考値〈測定法〉]　127〜582 U/mL 未満〈CLEIA〉

●IL-2 はリンパ球・マクロファージの細胞膜レセプター（IL-2 レセプター：IL-2R）と結合し，細胞内にシグナル伝達されます. 活性化されたリンパ球・マクロファージから可溶性 IL-2 レセプター（sIL-2R）とよばれる可溶性分子が遊離して，末梢血中にも出現します.

●IL-2R は 3 つのサブユニット（α，β，γ 鎖）で構成されています. α 鎖分子は休止期の細胞膜にはみられず，リンパ球・マクロファージの活性化によって細胞膜上に表出し遊離するため，生体の免疫機構活性化の指標となります.

●疾患特異性は高くなく，リンパ性腫瘍（T 細胞性白血病など）で上昇しない例もあり，診断より治療効果判定・予後推定に有用です. 病勢の指標として絶対値より経時的変化が重視され再発・再燃の判定目的にも測定されます. 腎クリアランス低下（腎不全）時には通常より高値となります.

●**高　値**：非ホジキンリンパ腫，成人 T 細胞性白血病（ATL）／リンパ腫（ATLL）では著明高値を示します（保険適応）. 慢性骨髄性白血病の急性転化，血球貪食症候群，固形腫瘍，自己免疫疾患（RA，成人 Still 病など），川崎病，肝炎，間質性肺炎，肺結核，サルコイドーシス，臓器移植後，などでみられます.

●**低　値**：重症免疫不全，などでみられます（臨床的意義は少ない）.

川崎市立看護短期大学 名誉教授　**美田誠二**

6
免疫血清学検査

補体（C3，C4，CH50）

[基準値]　C3：73〜138 mg/dL，C4：11〜31 mg/dL，CH50：30〜45 U/mL

- ●補体は約30種類ほどの血清蛋白質（漿膜蛋白質・細胞膜レセプターを含む）で，9つの補体成分C1〜C9に分類されます．免疫グロブリンの作用を補助し，好中球・マクロファージの食作用のオプソニン化，殺菌・溶血をはじめ炎症・免疫反応にかかわります．補体反応が進行すると消費され低値となります（数値はあくまでも蛋白量で必ずしも活性と一致しない）．

- ●血清補体価CH50は，補体系全成分の活性やインヒビターなどによる異常を反映する基本的検査です．CH50，C3，C4を同時に測定することで，病態をより正確に把握でき，数値の推移は疾患活動性や治療効果の指標になります．

- ●高　値：炎症時などで時に上昇しますが，診断的意義はなく用いられません．

- ●低　値：ループス腎炎（急性期・活動期）や肝細胞での合成障害・播種性血管内凝固症候群（→CH50，C3，C4 いずれも低値），溶連菌感染後の急性糸球体腎炎・膜性増殖性糸球体腎炎 MPGN/C3 腎症など（→C3 低値），先天的な補体欠損症（→各欠損成分の低下；SLE様症状，化膿菌・髄膜炎菌感染症などが好発）などでみられます．

川崎市立看護短期大学 名誉教授　美田誠二

リンパ球（T細胞/B細胞）サブセット

測定法：フローサイトメトリー法

[基準値]　T細胞：60〜90 %　　　T細胞サブセット：CD4$^+$　20〜60 %
　　　　　B細胞：5〜20 %　　　　　　　　　　　：CD8$^+$　20〜45 %
　　　　　NK細胞：5〜15 %　　　　　　　　　　：CD4$^+$/CD8$^+$　0.4〜2.3

- ●リンパ球は免疫反応の主役を担い，免疫不全・免疫異常（自己免疫疾患），リンパ球の反応性・腫瘍性病変などで，T細胞（TCR，CD3$^+$を表出）・B細胞（膜型免疫グロブリンを表出）の増減やCD4$^+$T細胞とCD8$^+$T細胞のサブセット比率（CD4$^+$/CD8$^+$）が変動し，病態把握に有用です．

- ●CD4$^+$/CD8$^+$比の基準値は幅広いものの，一個人での変動幅は小さく，経時的変化から病勢・疾患活動性，免疫抑制薬・糖質コルチコイド薬などの影響・治療効果が推測可能です．

- ●HIV感染症での免疫状態の指標にCD4$^+$T細胞数（健常者：500〜1,000/μL）が臨床で用いられ，200個/μL未満で細胞性免疫不全，日和見感染・腫瘍を生じやすい病態（AIDS）となります．近年，血中HIV RNA量を200コピー/mL未満の持続的抑制により，HIVの二次感染予防・悪性腫瘍発生抑制が得られ，CD4$^+$T細胞数によらず早期の治療開始が推奨されています．

- ●高　値：T細胞比率の高値は，T細胞性の白血病・悪性リンパ腫や伝染性単核球症などでみられ，B細胞比率の高値は，B細胞性の白血病・悪性リンパ腫や多発性骨髄腫，T細胞欠損症などでみられます．CD4$^+$/CD8$^+$比は，成人T細胞性白血病（ATL）や気管支肺胞洗浄液（BALF）においてサルコイドーシス，農夫肺などで高値となる例があります．

- ●低　値：T細胞比率の低値は，T細胞性免疫不全症候群，HIV感染症・AIDSやB細胞性白血病・リンパ腫などでみられ，B細胞比率の低値は，B細胞性免疫不全症候群，T細胞性の白血病・悪性リンパ腫，抗CD20抗体薬などでみられます．CD4$^+$/CD8$^+$比の低値は，HIV感染症・AIDS（CD4$^+$細胞数減少），EBウイルス感染症（伝染性単核球症：CD8$^+$細胞数の増加）などで認められます．

川崎市立看護短期大学 名誉教授　美田誠二

免疫グロブリン

[基準値]: 　共用基準範囲:
(測定法)　IgG：861〜1,747 mg/dL　　　　　IgM：(男) 33〜183 mg/dL
　　　　　IgA：93〜393 mg/dL　　　　　　　　(女) 50〜269 mg/dL

　　　　　IgD：< 15 mg/dL（現在，定量測定キットなし）
　　　　　IgG2：208〜754 mg/dL（免疫比ろう法），IgG4：4.8〜105 mg/dL（免疫比ろう法）

● 免疫グロブリン (Ig) は，B リンパ球（B 細胞）・形質細胞から産生され，γ-グロブリン分画に含まれる蛋白分子です．抗体活性をもつ免疫グロブリンは上記細胞表面や血液など体液中に存在し，液性免疫に関与します．

● IgG は，胎盤通過性を有し，免疫グロブリン中で最高血中濃度を示し，IgG1〜IgG4 の 4 クラスがあります．半減期は 21 日（IgG3 のみ 7 日）と最も長く，中和抗体・オプソニン化にかかわる抗体の大部分が IgG に属し，抗原と強い親和性があります．IgA は血液中と分泌型（二量体）となって分泌液（初乳，涙液，唾液，鼻汁，気管支・腸管粘液ほか）中に存在し，粘膜局所の免疫を担っています．IgM は五量体を形成し Ig で分子量が最大で，個体発生的にも初感染時や免疫応答の際も最も初期に産生され，強力な補体活性化，細菌凝集能などを有しています．IgD の意義・免疫応答の関与は未確立です．

● **高　値**：単クローン性では，① 産生亢進の MGUS (monoclonal gammopathy of undetermined significance) や続発性 M 蛋白血症，② 腫瘍性の多発性骨髄腫，悪性リンパ腫，H 鎖病，などがあります．多クローン性では，① 代償性上昇の慢性肝炎活動型や肝硬変，② 免疫系が機能亢進・異常となる慢性感染症（AIDS など）や自己免疫疾患（膠原病，IgG4 関連疾患など）・IgA 腎症，③ 腫瘍性，などでみられます．

● **低　値**：原発性の液性免疫不全・細胞性免疫不全，続発性の① 体外喪失（ネフローゼ症候群，火傷・熱傷，蛋白漏出性胃腸症）や② 産生障害（低栄養，AIDS，多発性骨髄腫・白血病・放射線曝露による正常免疫グロブリンの抑制，免疫抑制薬・糖質コルチコイド薬）などでみられます．

　　　　　　　　　　　　　　　　　　　　　　川崎市立看護短期大学 名誉教授　**美田誠二**

7

微生物検査

サンプルの取り扱い方

サンプルの取り扱いの重要性

●サンプルの取り扱いについては日常業務の中であまり重要視されていませんが，検査室で行うのは検査そのものの実施と結果の報告のみです．検体が検査室に届くまでの過程が検査の結果に影響を与えうるため，検体の採取，保存，輸送については正しい知識と実践が必要です．

検体の採取

●検体の採取を行うタイミングとしては，
  ・発熱時のほか，急な低体温時にも
  ・抗菌薬による治療開始前に
  ・抗菌薬治療にもかかわらず，感染巣の状態が悪化するときに
  ・抗菌薬の変更／追加前に
  ・抗菌薬をすでに使用されている場合は可能なら24時間以上中止してから
  ・抗菌薬の中止が無理なら次回投与直前に
●これらのタイミングを守ることは，感染症の起因菌を正確に検出するために重要です．
●その他の基本的な注意事項としては，
  ・正しい採取容器を準備する
  ・検体はできるだけ多く採取する
  ・安全性の高い採取法で採取する
  ・常在菌の混入を避ける
  ・消毒薬の混入を避ける
  が挙げられます．

検体の保存・輸送

●基本的な考え方としては，
  ・検体の乾燥を防ぐ
  ・できるだけ早く検査室へ届ける
  ・室温放置しない
  ・保存は冷蔵で（ただし例外あり）
  ということです．

＊　　　　　＊　　　　　＊

＊以下，主な検体ごとに注意点を記します．

血液培養

●**採取容器**：血液培養専用ボトル

- ◆好気ボトル1本・嫌気ボトル1本で1セットと数え，これを2セット用意する．
- ◆感染性心内膜炎を疑うときは3セット用意する．
    - ＊起因菌の検出率を上げ，コンタミネーションを識別するためです．
- ●**無菌的手技**：必要
    - ◆培養ボトルのキャップを外し，ゴム栓表面を消毒用エタノール綿またはポビドンヨードで消毒します．
        - ＊環境菌の混入を防ぐためです．
    - ◆採血者も手洗いかアルコール手指消毒を行い，マスクと滅菌手袋を使用します．
- ●**穿刺部位の消毒**
    - ◆穿刺部位を消毒用エタノール綿で清拭します．
    - ◆ポビドンヨード綿球で穿刺箇所の中心から渦巻き状に，塗り残しなく広範囲に消毒します．
        - ・1～2分間作用させ，乾燥させます．
        - ・再度新しいポビドンヨード綿球で消毒を繰り返します．
- ●**採取部位**
    - ◆動脈血と静脈血とでは，微生物の検出率に差はありません．
    - ◆鼠径部からの採血は汚染菌混入率が高いためできるだけ避けます．
- ●**採取量と採取方法**
    - ◆近年，血液培養は最低2セット採取を基本とする施設が増えてきました．
        - ＊ただし40kg未満の小児を除きます．
    - ◆1ヵ所からボトル2本分の血液を採取し，好気性菌用ボトルと嫌気性菌用ボトルに半分ずつ注入します．これで1セットです．
        - ・ボトルに注入可能な最大量を採取します．
        - ・採取量が少ないと微生物の検出率は低下します．
        - ・嫌気用ボトルにはできるだけ余計な空気を入れないようにします。
    - ◆血液注入後はただちにボトルを優しく転倒混和します．
- ●**検体の輸送/保存**
    - ◆直ちに検査室に提出するか，37℃の孵卵器に入れます．
    - ◆ボトルは決して冷蔵/冷凍してはいけません．

咽　頭

- ●**採取容器**：滅菌綿棒
- ●**無菌的手技**：不要
- ●**採取部位**
    - ◆扁桃腺の膿栓あるいは発赤の強い部位の粘液を採取します．
        - ＊咽頭培養は，β-溶連菌検出が主な目的ですが，他の微生物を疑うときは検査室に相談します．
- ●**採取方法**
    - ◆採取前に水でうがいをしてもらい，常在菌や粘膜表面の付着菌を除去してから採取します．
- ●**検体の輸送/保存**
    - ◆乾燥に弱いのでただちに密封します．
    - ◆すぐに培養が開始できない場合は4℃で保存します．
        - ・淋菌を疑っている場合は冷蔵せず，ただちに検査室に運びます．

喀　痰

- ●採取容器：滅菌喀痰カップ
- ●無菌的手技：不要
- ●採取方法
  - ◆採取の際には医療従事者が患者さんの側につき，気道から喀出された良質な検体を採取することが望まれます.
    - ・患者さんは唾液や後鼻漏を喀痰として提出してしまう場合があるためです.
  - ◆採取前に水でうがいをしてもらい，常在菌や粘膜表面の付着菌を除去してから採取します.
  - ◆喀痰の量が少ない，あるいは出にくいという場合には，喀痰誘発法を行うこともあります.
    - ・3〜5％の滅菌食塩水を超音波ネブライザーで吸入させ，浸透圧を利用して気道から喀痰を誘発する方法です.
- ●検体の輸送 / 保存
  - ◆4℃で冷蔵し，できるだけ早く検査を開始します.

尿

- ●採取容器：滅菌尿カップあるいは滅菌試験管
- ●無菌的手技：不要
  - ◆尿道カテーテルからの採取や，恥骨上穿刺による採取では必要
- ●採取量と採取方法
  - ◆自然排尿の場合
    - ・できるだけ尿が粘膜面に触れないように中間尿を採取します.
    - ・採取量は5〜10 mL（尿沈渣をみるときは最低10 mL必要）です.
  - ◆尿道カテーテルから採取する場合
    - ・長期留置されていたカテーテルは，新しいものに入れ替えてから採尿することが望まれます.
    - ・バッグに貯留した尿は用いてはいけません.
      - ＊当然，蓄尿した尿は不可です.
    - ・サンプルポートの下流を一時的にクランプします.
    - ・新鮮な尿が貯留したら，サンプルポートをアルコール綿で消毒し，シリンジと注射針で無菌的に採取します.
- ●検体の輸送 / 保存
  - ◆4℃で冷蔵します.

便

- ●採取容器
  - ◆採便カップあるいは採便管
  - ◆自宅採取や診療所など，検査室まで長時間の輸送が必要な場合はCary-Blair培地を用います.
- ●無菌的手技：不要
  - ◆乾燥した便器であれば，排便後に便器から採取してよいとされます.
- ●採取量と採取方法
  - ◆最低でも母指頭大の量を提出するようにします.

- ◆排出された便に膿粘血部位があればそこを採取します.
- ◆水様便はスポイトやシリンジで採取します.
  - ・おむつに付着した便からの採取も許されています.
- ◆綿棒での採取は検体量が不足するため, できる限り避けます.

● **検体の輸送 / 保存**

- ◆乾燥を防ぐため, すぐに密閉します.
- ◆4℃で冷蔵します.
  - ＊ただし赤痢アメーバ検索の際は, 37℃を保ち, すぐに検査室へ運びます.

血管内留置カテーテル

● **採取容器**：滅菌試験管

● **無菌的手技**：要

- ◆カテーテル抜去前に刺入部をアルコール綿で拭きます.
- ◆生理食塩水による刺入部の洗浄もよいでしょう.
  - ＊刺入部周囲の汚染菌をできるだけ取り除くためです.
- ◆カテーテル先端を切断する際にも滅菌した器具を用います.

● **採取量と採取方法**

- ◆カテーテルの長さは5 cm 必要 (最低でも3 cm) です.
- ◆滅菌試験管にカテーテル先端を入れたら, 乾燥を防ぐためにすぐ密閉します.

● **検体の輸送 / 保存**

- ◆4℃冷蔵です.

穿刺液 (胸水, 腹水, 髄液, 関節液, ドレナージされた膿や胆汁など)

● **採取容器**：滅菌試験管

- ◆嫌気性菌の検出を要する場合は酸素の入っていない専用の容器も用います.

● **無菌的手技**：要

- ◆元来無菌の場所から微生物が検出された場合, すべて有意とみなされます. 検体の汚染を避けなくてはなりません.
  - ＊穿刺部位の消毒は十分に行います.
  - ＊検体採取時に容器の口が不潔にならないようにします.

● **採取量と採取方法**

- ◆可能な限り多量に採取します.

● **検体の輸送 / 保存**

- ◆多くは4℃冷蔵です.
  - ＊髄膜炎菌, 淋菌が疑われる場合は室温以上 (30〜37℃) を保持します.
  - ＊赤痢アメーバ疑いでは37℃を保持します.

組　織

● **採取容器**：滅菌カップ

- ◆嫌気性菌の検出を要する場合は, 酸素の入っていない専用容器も用います.

●**無菌的手技**：要

  ◆すでに組織が汚染されている場合，先に生理食塩水などで採取部位を洗浄します（消毒はしない）.

  ◆採取は滅菌した物品を用いて無菌的に行います.

●**採取部位**

  ◆できるだけ深部の組織を採取します.

   ＊表層は汚染菌の混入が多く，有用な検査結果が得られないことがあります.

●**採取量と採取方法**

  ◆できるだけ多く採取します.

●**検体の輸送 / 保存**

  ◆多くは4℃冷蔵です.

培養検査に提出しても有用な情報が得られないとされる検体

※これらの検体は，検査室によっては受付をしてもらえません.

●創部，熱傷，瘻孔などの表面を拭った綿棒スワブ

  ・起因菌を検出するには，深部の組織か吸引検体を用います.

●褥瘡，肛門周囲膿瘍，歯周病変，壊疽，潰瘍の綿棒スワブ

  ・嫌気培養が必要で，綿棒では空気により起因菌が死滅します.

  ・起因菌を検出するには，深部の組織か吸引検体を用います.

●改善も悪化もしない肺炎患者の喀痰

  ・本当に肺炎なのかを再検討する必要があります.

●入院3日目以降の患者の便

  ・細菌性下痢よりも，*Clostridioides difficile* 関連腸炎を疑って CD Toxin を提出するようにします.

●吐物・悪露

●尿道留置カテーテルの先端

●ドレーン排液

  ・汚染菌が多く，起因菌は特定できません.

聖路加国際病院 臨床検査科 部長 / 感染症科　上原由紀

塗抹染色検査

塗抹染色検査とは？

- ●微生物検査において，最も基本的な，最初に行われる検査です．
- ●方法としては，検体の一部を直接スライドガラス等に塗り付け，乾燥・固定した後，必要な染色を施して観察します．
- ●なかでもグラム染色や抗酸菌染色（チール・ニールセン染色）は頻繁に用いられる染色法であり，細菌や真菌を分類するのに有用です．
- ●直接検鏡と呼ばれる，固定や染色を行わずに観察する方法もあります．微生物の運動能をみる場合などに用いられ，これも微生物の種類を推定するのに役立つ方法です．

塗抹染色検査が必要とされる状況

■感染症の起因微生物を迅速に推定したい場合
- ●塗抹標本の顕微鏡による観察は最も迅速に起因微生物を推定・確認しうる検査です．
- ●細菌あるいは真菌感染症の治療方針を決定するうえで必須の検査といえます．
- ●例えばグラム染色の場合，検体を塗抹・乾燥・固定・染色・検鏡と行っても，合計10分程度で結果を得ることができます．
- ●また，起因微生物が観察されない場合には，染色されにくい微生物（ウイルスや細胞内寄生菌など）がいるのではないか，と疑うことも可能です．

■局所の炎症の有無を知りたい場合
- ●多数の白血球が観察される場合には，検体が採取された臓器で活動性の炎症が起きていると判断することができます．

■治療効果を判断したい場合
- ●治療が奏効していれば，グラム染色を経過中に繰り返して行うことにより，まず起因菌が消失し，次いで残存する白血球数も減少していく，という様子が観察できます．

■検査材料が培養検査に適しているかを判定したい場合
- ●常在菌の混入が避けられない部位の検体では，常在菌ばかりが観察される検体は培養検査に適さないことが多いと判断されます．
- ●喀痰は常在菌が混在しやすい代表的な検体ですが，グラム染色を行って炎症の存在を示す白血球の数と唾液混入を示す口腔内の扁平上皮細胞の数の割合を確認し，患者の状態を適切に反映している喀痰かどうかを判断しています．
- ●検査室によっては常在菌混入の可能性が高い検体は培養検査を行わないところもあります．

他の検査との関連は？

■培養検査との関連
- ●培養検査は，起因微生物の菌名同定や薬剤感受性試験が行えることが利点です．
- ●一方，結果が判明するまでに時間がかかること，培養されにくい菌があること，常在菌も培養され

て起因微生物の判断が困難な場合があることが欠点です.

●塗抹検査は以上のような培養検査の欠点を補うことができます. 互いに表裏一体の関係にあるといえるでしょう.

●塗抹検査の結果から特殊な培養方法を要する起因菌が推定される場合もあり, 適切な培養方法の選択にも役立ちます.

■迅速抗原検査との関連

●塗抹検査はその迅速性が有用ですが, 正確な判定には一定以上の経験を要する検査でもあります.

●救急外来などでも施行可能な迅速抗原検査は, 検査を行う人の技量による結果のバラツキが少ないのが利点です.

●しかし, 発症からの時間, 検査キットの種類などによって感度や特異度が異なるため, 塗抹検査や培養検査と組合せて用いることが望まれ, 結果利用にはあくまでも臨床状況を鑑みた総合判断が大切と言えるでしょう.

看護に役立つ知識

微生物検査における看護の役割としては,
●良質な検体を採取する
●できるだけ検体が新鮮なうちに検査が開始できるようにする
の2点が挙げられます.

・喀痰や尿など, 常在菌や細胞の混入が起きやすい検体においては, 医療従事者が患者さんの側について適切な検体を採取することが望まれます.

・検体採取から塗抹標本作成までの時間が短いほど, 実際の感染臓器での状況を正確に反映した状態を観察することができます.

・同じ検体をその後の培養検査などに供することが多いため, 検体が汚染されないよう, 清潔操作で扱う必要があります.

＊詳細は培養・同定検査の項を参照してください.

聖路加国際病院 臨床検査科 部長 / 感染症科　上原由紀

細菌培養・同定検査

培養・同定検査とは?

- ●培養・同定検査とは，感染症患者の感染巣から採取された検体を，適切な培地と培養条件で培養し，感染症の起因菌を明確にすること（感染症の微生物学的確定診断をつけること）です.
- ●結果から，適切な治療法や抗菌薬の選択が可能となります.
- ●塗抹検査と組合せて用いられることが多いです.

培養・同定検査が必要とされる状況

■感染症の起因微生物を特定したい場合

- ●まず感染臓器から採取された検体を培養し，何種類か混在する微生物を一つひとつ別々に取り出し（「分離培養」という）それから各微生物を純粋に増殖させて（「純培養」という），培地の上での発育形態や生化学的性状等の違いによって微生物を同定します.
- ●純培養された微生物を用いて，薬剤感受性試験を進めることもできます.

■塗抹で観察されにくい微生物を検出したい場合

- ●塗抹標本よりも培養検査のほうが微生物を検出する能力（感度）は高いため，わずかな量しか含まれない微生物を検出することができます.
- ●生体細胞中に感染する性質をもち，塗抹標本で観察されにくい微生物についても，各微生物に適した培地や培養方法を用いることで検出することができます.

他の検査との関連は?

■塗抹検査との関連

- ●塗抹検査と培養検査は，互いに欠点を補い合う関係にあります.
- ●培養検査は起因微生物の菌名確定や薬剤感受性試験が行えること，微量の微生物も検出できることが利点です.
- ●培養検査の欠点としては，
  - ・結果が判明するまでに時間がかかること
  - ・誤嚥性肺炎における嫌気性菌のように，培養されにくい微生物があること
  - ・常在菌も培養されて起因微生物の判断が困難な場合があること
  などが挙げられます.
- ●塗抹検査は菌名確定や薬剤感受性試験は行えませんが，
  - ・迅速性にすぐれる
  - ・培養されにくい微生物が塗抹検査では観察される
  - ・検体が検査に適しているかどうかを判断できる
  - ・炎症の有無についても判断できる
  などが利点です.

●一般に感染症の治療は,
・まず塗抹検査で最初に使用する抗菌薬を決定
・培養同定検査や薬剤感受性試験の結果が判明した時点で抗菌薬の種類を再検討する
という段階を踏んで行われます.

看護に役立つ知識

●抗菌薬の投与前に検体を採取しましょう
・微生物学的検査の検体は初回の抗菌薬投与前に採取するのが基本です.
・抗菌薬投与後に採取すると起因微生物が死滅してしまい, 実際の起因菌が検出できない結果となります.
・ただし, 敗血症性ショック, 細菌性髄膜炎や好中球減少時の発熱など, 重篤な状態では検体採取前の抗菌薬投与がやむを得ない場合もあるため, 患者の状態に応じて医師に確認をとりましょう.
・すでに抗菌薬が投与されている症例では, 最も血中濃度が低い次回投与の直前に採取するとよいでしょう.
●他の微生物が混入しないよう清潔に採取しましょう
・常在菌や環境中の微生物が検体に混入すると, 真の起因微生物の検出を妨げ, 結果の解釈が困難となります.
　＊検体採取時は患者さんの側について, 適切な方法で検体が採取されるように努めることが望ましいです.
・特に血液や髄液, 胸水など, 元来微生物がいないはずの部位 (無菌的部位という) の検体から培養された微生物は, ほとんどが感染症の原因微生物として判定されますので, これらの検体では採取時の汚染に特に注意する必要があります.
●十分な量を採取する
・十分な検体量がないと, 微生物の検出率は低下します.
●適切な容器を選択する
●適切な温度で輸送・保存する
・検体の種類ごとに採取容器や輸送の温度, 保存の温度は決まっています.
・検査開始までの条件が微生物の検出率に影響を及ぼすため, おざなりにしてはなりません.
●乾燥を防ぐ
・乾燥は検体の品質を落とし, 起因菌検出を難しくする原因の一つです.
・密閉できる容器に検体を採取し, 培養開始までは湿潤状態を保つことが重要です.

聖路加国際病院 臨床検査科 部長 / 感染症科　上原由紀

感受性試験

●抗菌薬と菌名の組合せにより，それぞれ感受性試験の基準が定められています．一般に感受性（susceptible：S），中等度感受性（intermediate：I），耐性（resistant：R）と，3段階の判定基準（臨床的ブレイクポイント）があります．

感受性試験とは？

●感染症の起因菌に対し，有効な抗菌薬を選択するための検査です．
●塗抹検査，培養・同定検査に引き続いて行われ，さまざまな抗菌薬について，その起因菌が耐性か感受性かを判定します．

薬剤（抗菌薬）感受性検査が必要な状況とは？

■感染症の起因菌に有効な抗菌薬を知りたい場合
●感染症に対する抗菌薬治療には，その感受性試験が欠かせません．
　＊万が一耐性の抗菌薬を用いていた場合，治療が失敗に終わる可能性が高くなります．
●培養同定検査によって検出された起因菌の感受性試験を行い，結果に従って選択し直した抗菌薬治療は definitive therapy や targeted therapy などと呼ばれます．
●数多くの検体の感受性試験から各微生物の薬剤感受性率（antibiogram）を算出しておくと，培養同定および感受性検査の結果が判明する前に開始される抗菌薬治療（empiric therapy：経験的治療）にあたり，有効な抗菌薬を推定して選択できます．
　＊近年は施設ごとの antibiogram を作成し，定期的に更新して施設内に公表しているところが増えてきました．
●抗菌薬治療への反応が悪い場合や，いったん改善した後に再度悪化したような場合には，薬剤耐性菌が新たに感染を起こした可能性も考え，検体採取から感受性試験までを再度施行する場合があります．
■薬剤耐性菌のみを選別し，感染対策等に用いたい場合
●薬剤耐性菌の多くは，医療ケア関連感染症を起こすと治療に難渋するため，患者間の伝播を防ぐために厳重な感染対策が必要です．
●薬剤耐性菌の保菌のみを調べるために，尿や便，鼻腔スワブ等で検体を採取し，特別な培地や感受性試験法を用いてスクリーニングが行われることがあります．
　＊MRSA（メチシリン耐性黄色ブドウ球菌）やカルバペネム耐性菌などはその代表です．

他の検査との関連

■塗抹検査，培養同定検査との関連
●感受性試験は，塗抹検査と培養同定検査に引き続いて行われます．

●塗抹検査結果が初日に判明しますが，その後培養同定検査には少なくとも数日かかります．

●感受性検査は培養同定検査で純培養された，他の微生物が混入していない状態の菌を用いて行うため，さらに数日以上の日数が必要です．

●複数の微生物が培養された場合には，塗抹試験で優位に多く観察された微生物や，その臓器に感染症を起こしやすいとわかっている微生物については感受性試験が行われます．

●一般には，まず塗抹検査で最初に使用する抗菌薬を決定して開始し（empiric therapy），培養同定検査や薬剤感受性試験の結果が判明した時点で抗菌薬の種類を再検討します（definitive therapy）．

看護に役立つ知識

●塗抹検査，培養同定検査と同様の注意が必要です．
　◆感受性試験結果は上記の検査と一連のものであるため，
　　・抗菌薬の投与前に採取する
　　・他の微生物が混入しないように採取する
　　・十分な量を採取する
　　・適切な容器を選択する
　　・適切な温度で輸送・保存する
　　・乾燥を防ぐ
●薬剤耐性菌が検出された場合，院内の規約に従って十分な感染対策をとる必要がありますが，実際に治療が必要な症例と単なる保菌症例とを見極めなくてはなりません．あわてずに対応します．

聖路加国際病院 臨床検査科 部長／感染症科　上原由紀

感染症の迅速診断法

感染症の迅速診断法

●感染症の原因となっている病原微生物を迅速に同定する方法はさまざまなものが開発され，実用化されています．
- ・顕微鏡的観察
  - ＊グラム染色，抗酸菌染色，真菌の KOH 染色など
- ・免疫学的方法
  - ＊イムノクロマトグラフィー法，ラテックス凝集法など
- ・分子生物学的検出法
  - ＊ DNA プローブ法，PCR（遺伝子増幅）法など

●理想的な「迅速診断法」には，以下の要素があります．
- ・判定までに要する時間が短い
- ・操作が簡便
- ・特別な機器が不要
- ・採取が容易な検体を用いる
- ・感度・特異度が良い

●これらの条件を満たすものとして広く使われているのはイムノクロマト法やラテックス凝集法を用いた迅速検査です．特に，イムノクロマト法が頻繁に利用されています．

●迅速診断検査はキット化されているものが多く，外来や病棟で誰でも検査を行うことができます．それだけに，検査技師以外の職種の人もその利点・欠点や正しい検査法，結果の解釈法を知っておく必要があります．

●特に，規定された器具や試薬を用いることと判定時間を厳守することが，正しい検査結果を得るためにとても重要です．

ベッドサイドや外来で利用されている主な迅速診断法

●**呼吸器感染症**
- ・A 群溶連菌抗原
- ・インフルエンザウイルス抗原
- ・RS ウイルス抗原
- ・新型コロナウイルス抗原
- ・マイコプラズマ抗原
- ・尿中肺炎球菌抗原
- ・尿中レジオネラ抗原

●**消化管感染症**
- ・便中ロタウイルス抗原
- ・便中ノロウイルス抗原
- ・血清ヘリコバクターピロリ抗体，便中抗原，尿素呼気試験

●**眼感染症**　・アデノウイルス抗原

●**血液媒介ウイルス感染症**
- ・HBs 抗体
- ・HIV 抗体
- ・HCV 抗体

表1 各種迅速検査法の概要

	目的菌種および抗原	検体（主なもの）	感 度	特異度	検出時間	備 考
呼吸器感染症	A群溶連菌抗原	咽頭粘液, 扁桃膿栓	65〜90%	65〜90%	10〜15分	先行抗菌薬投与で陽性率が低下.
	インフルエンザウイルス抗原	上咽頭ぬぐい液, 鼻腔吸引液, 咽頭粘液	40〜70%	95%以上	10〜15分	発症後24〜48時間の感度が高いがそれ以外は低い.
	RSウイルス抗原	鼻咽腔分泌物, 鼻汁	70〜80%	ほぼ100%	15分	乳児と入院患者にのみ保険適応あり.
	マイコプラズマ抗原	咽頭ぬぐい液	50〜60%	90〜95%	15分	マイコプラズマのリボゾーム蛋白を検出する方法. 今後有用性が検証される.
	肺炎球菌抗原	尿	75〜80%	90〜97%	15分	発症3日目以後に陽性となる. 治癒後12週間, またワクチン接種後も5日間陽性が続く. 保菌でも陽性になることがある. また他のレンサ球菌でも陽性になることがある.
	レジオネラ抗原	尿	50〜90%（血清型により差あり）	95%以上	15分	Serogroup1のレジオネラしか検出できないため, 日本では感度は50%程度といわれる. また2〜4週間は陽性が続く.
	新型コロナウイルス抗原	鼻咽頭ぬぐい液	40〜80%	95〜100%	〜30分	発症から9日目までに使用できる.
消化器感染症	ロタウイルス抗原	便	95%前後	95%前後	15〜20分	便1gあたりウイルス粒子100万個以上で陽性となる. 陽性は3週間から1ヵ月程度続く.
	ノロウイルス抗原	便	80%前後	95%以上	15〜20分	便1gあたりウイルス粒子100万個以上で陽性となる. 保険適用には, 3歳未満, 65歳以上, 悪性腫瘍, 臓器移植後, 免疫抑制剤使用等の条件がある.
	ヘリコバクター抗原, 抗体	血清, 血漿, 全血, 尿（抗体）	95〜100%	70〜99%	5〜20分	治療効果判定には使用できない.
		便（抗原）	95%前後	95〜100%	5分	尿素呼気試験より数%感度が低い.
眼感染症	アデノウイルス抗原	角結膜ぬぐい液	50〜80%（血清型により差あり）	95%以上	10分	ウイルス粒子500個以上で陽性となる. 呼吸器感染症では咽頭ぬぐい液, 鼻腔ぬぐい液, 鼻腔吸引液にも用いられる.
血液媒介感染症	B型肝炎ウイルス：HBs抗原	血清	80〜100%	80〜100%	15分	より感度と特異度に優れる他法で確認する必要がある.
	C型肝炎ウイルス：HCV抗体	血清	70〜80%	95%以上	15分	より感度と特異度に優れる他法で確認する必要がある.
	HIV抗体	血清, 血漿	95〜100%	95〜98%	15分	感染から陽転まで4〜8週間かかる. 偽陽性が1%前後見られるため陽性時には必ず他法で確認する.

この表は代表的な検査キットの成績の概要をまとめたものである. 臨床現場で利用する場合を想定しているため, なかには説明書と異なる記載もある. 各施設で採用されている検査キットの詳細についてはそれぞれの説明書を直接参照のこと.

7 微生物検査

●表1によく使われる迅速診断キットの特徴を示します.
●特に，発症からの経過時間や検体採取が適切に行われたかどうかが検査結果を大きく左右します.

感度と特異度，治療効果判定の話

●キットの説明書に記載してある感度および特異度は，培養やウイルス分離などの他の検査法が陽性の人と陰性の人を集め，各迅速診断法の感度と特異度を計算したものです.
●迅速診断法は全体として，特異度は高いものの感度が低いという傾向があります. しかし実際の臨床現場で使用する場合，感度も特異度も説明書の数字よりさらに劣ると考えたほうがよいでしょう.
●ある疾患の可能性が低い人に感度の低い検査を行っても，陰性の結果が出るばかりです. 患者さんへの侵襲が増し，医療コストだけがかさむ結果となります.
●ゆえに，迅速診断検査は，いかに「その感染症を疑って検査を行うか」ということが大切です.
●また，病歴や症状，身体所見から，ある感染症の確率が高いと判断されれば，たとえ迅速診断法の結果が陰性であってもその感染症を否定してはいけません.
●多くの迅速検査法は感染症の治癒判定には用いることができません. この点にも注意が必要です.
●例として，インフルエンザの診断を挙げてみます.
　・悪寒，戦慄，発熱，筋肉痛が出現して12時間目の20歳男性. インフルエンザ迅速診断を施行したが陰性.
　　＊このような場合，インフルエンザは全く否定できません. 検査が陰性でもインフルエンザ感染症として対応すべきです.
　　＊時間をおいての再検査も臨床的には意味がありません. ひとたびインフルエンザ感染症と「診断」したなら，改めて検査を行っても全く臨床判断を左右しないため，その検査は無駄となります.
　　＊治癒判定に再検査を行うのも意味がありません. インフルエンザ抗原検査は診断時にのみ行います.

他の検査との関わり

●迅速診断検査はあくまでも病原体そのものを検出することの代替法に過ぎないと心得るべきです.
●原因微生物をつきとめる標準的な検査，すなわち培養検査やPCR法などによるウイルスそのものの検出，抗体値をより信頼度の高い測定法で確認する，などの方法を軽視してはいけません.

看護に役立つ知識

●患者さんの目の前で検体を採取し，検査を行い，結果も見える，ということが迅速検査法のメリットではあります.
●しかし患者さんは結果をみて，その場で一喜一憂されます.
　・特にHIV抗体検査については，偽陽性かもしれないのに結果を見てパニックに陥る方もいます.
　・患者さんの目の前で迅速検査を行うのを避けるなどの配慮も必要です.
●迅速検査法の結果で疾患の有無が100％決まる訳ではない，ということを医療従事者が十分に把握し，説明をわかりやすく行わなくてはなりません.

聖路加国際病院 臨床検査科 部長／感染症科　上原由紀

ヘリコバクター・ピロリ関連検査

diagnostic methods for Helicobacter pylori infection

ヘリコバクター・ピロリに関する基礎知識

- *Helicobacter pylori*（以下ピロリ菌，*H.pylori*）が胃粘膜に感染すると，すべての人に慢性活動性胃炎が起こります．この胃炎が胃潰瘍・十二指腸潰瘍・胃癌などの疾患の元凶であるということがわかってきたため，日本ヘリコバクター学会の「*H.pylori* 感染の診断と治療のガイドライン 2009 改訂版」では，すべてのピロリ菌感染者を除菌すべきであると推奨されました[1]．

- ピロリ菌は胃粘液層に存在し，一部は粘膜上皮に強固に固着しています．グラム陰性のラセン菌で，単極あるいは双極に複数の鞭毛をもち，コイル状の運動をします．生化学的には，特徴的なウレアーゼ活性を示します．胃粘液内の尿素を大変効率良くアンモニアと二酸化炭素に分解し，菌体の外側に弱アルカリのアンモニアのバリアをつくり胃酸から自身を保護しています[2]．

- ピロリ菌の感染経路は口-口あるいは糞-口感染と考えられ，衛生環境の悪さと感染率が相関しています．日本では戦後上下水道が整備され衛生環境が良くなったためその感染率は低下しています[2]．しかし，人口の 35 ％と依然として多いです[3]．現在わが国での主な感染時期は幼小児期であり，保護者による離乳食をかんで与える行為が大きな要因と考えられています[4]．

- 医療保険では，除菌治療の対象疾患は 2000 年から認められている「胃十二指腸潰瘍」と，2010 年から新たに加わった「胃 MALT リンパ腫，早期胃癌の内視鏡的治療後，特発性血小板減少性紫斑病」でしたが，2013 年 3 月から「内視鏡検査において確定診断がなされた胃炎」が追加されました．保険適応の拡大により，今後ピロリ菌感染が原因となる胃疾患，特に胃癌の発生が抑制されることが期待されています．

- 直接の診断法ではありませんが，内視鏡検査による胃炎の所見などから *H.pylori* 感染を疑うことができます．

検査の種類と特徴

- 一般診療を対象としたピロリ菌診断法は 6 種類あります．それぞれの検査法には長所と短所があり，除菌前の感染診断なのか，除菌療法後に行う治療成否の判定診断なのかによって使い分けます．内視鏡による生検組織を必要とするかどうかで大きく 2 つに分類されます．

■内視鏡による生検組織を必要とする方法

①培養法：ピロリ菌が分離培養されれば，感染が証明されます．菌株の保存・菌株のタイピングや抗菌薬の感受性試験が可能です．培養に 4 ～ 7 日間を要します[3]．

②迅速ウレアーゼ試験：試薬内に尿素と pH 指示薬が混入されており，胃生検材料をこの試薬内に漬け込みます．ピロリ菌が存在すれば，そのウレアーゼ活性により尿素が分解されてアンモニアが生じ，試薬の pH が上昇します．pH 指示薬の色調が変化し，間接的にピロリ菌の感染診断ができます．迅速性に優れ簡便ですが，除菌後菌数が減った状況での診断精度には限界があり，注意を要します．

③鏡検法：検査結果の保存性が高く，ピロリ菌の存在診断と組織診断を合わせて行える長所があります．菌量が少ない場合や除菌治療後は，判定が困難です．

■内視鏡による生検組織を必要としない方法

①尿素呼気試験（図1，図2）：炭素 ^{12}C の安定同位体である ^{13}C で標識した特殊な尿素を内服してい

ただきます．ピロリ菌が存在する場合は，ウレアーゼ活性により ^{13}C-尿素が ^{13}C-二酸化炭素とアンモニアに分解されます．^{13}C-二酸化炭素は消化管から血液を介して速やかに呼気中に排出されます．呼気中の二酸化炭素に含まれる ^{13}C の増加率を測定することにより，感染の有無を診断します．感度・特異度ともに高く，陰性の場合は除菌成功の信頼性は高いです．ただし，カットオフ値近傍の陽性例では偽陽性があります．

②**抗体測定**：検体として血液や尿を用います．特別な設備や技術を必要としない検査です．除菌成功後も血清抗体の陰性化には1年以上を要することがあるため，早期の除菌判定には適しません[3]．血清抗体を除菌後の判定に利用する場合，除菌前の結果と定量的な比較をする必要があります．

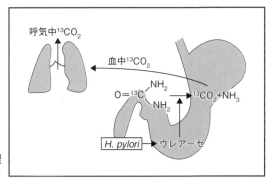

図1　尿素呼気試験の原理
（文献2より引用）

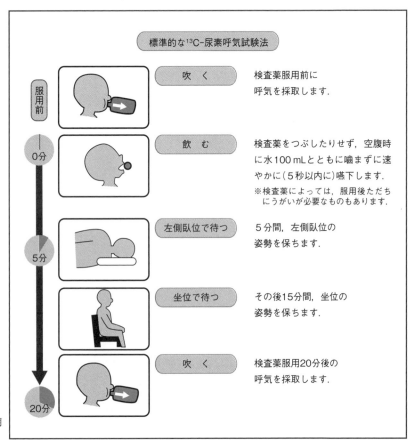

図2　尿素呼気試験の実施手順
（ユービット錠の使用説明書より）[5]

③**便中抗原測定**：内視鏡を要さない検査法の中では，唯一の直接的診断法です．簡便で患者への侵襲性は全くなく，他の検査が困難な小児に対しても検査が可能です．除菌前および除菌判定時ともに感度・特異度が高く信頼性が高いです．

検査における注意点

①プロトンポンプ阻害薬など，ピロリ菌に対し静菌作用を示す薬剤を使用している場合は，偽陰性が発生する可能性があります．薬剤中止後少なくとも2週間以上経った時点で検査すべきであり，特に除菌治療後の判定においては治療薬終了後2ヵ月以上あけてから検査することが望ましいでしょう[2]．

②内視鏡を用いる検査法においては，ピロリ菌陽性者でも菌のいない部分から組織を採取すると偽陰性になることがあり注意が必要です．

ピロリ菌除菌判定の実際

●判定に影響する薬剤を中止して十分な期間が経過してから便中抗原測定あるいは尿素呼気試験の実施が推奨されます[2]．いずれの検査法においても，「偽陰性」の可能性を念頭において診療にあたります．

●除菌成功後でも，未感染者より胃癌リスクが高いと考えられるため，内視鏡検査などによる経過観察が必要です．

看護に役立つ知識

●除菌治療では，胃酸分泌抑制薬＋抗菌薬2剤（一次除菌ではアモキシシリン＋クラリスロマイシン，二次除菌ではアモキシシリン＋メトロニダゾール）の内服が保険適用になっています．主な副作用は軟便・下痢，味覚異常ですが，軽度であれば治療継続できます．過敏反応や血性下痢を認めた場合は治療を中止して，迅速に副作用への対処をします．メトロニダゾール内服中は飲酒により腹痛・嘔吐・ほてりなどが現れることがあるので（ジスルフィラム-アルコール反応），飲酒を避けるよう指導します[3]．

文　献
1）日本ヘリコバクター学会：*H.pylori* 感染の診断と治療のガイドライン 2009 改訂版
2）高橋信一：これでわかるピロリ除菌療法と保険適用 改訂第3版．南江堂，2009
3）日本ヘリコバクター学会：*H.pylori* 感染の診断と治療のガイドライン 2016 年改訂版
4）日本消化器病学会：「ヘリコバクター・ピロリ感染胃炎」に対する除菌治療に関する Q&A
　　https://www.jsge.or.jp/member/shikkan_qa/helicobacter_pylori_qa
5）大塚製薬：ユービット錠　患者用説明書

埼玉協同病院 内科部長／副院長　忍　哲也

7
微生物検査

医療関連感染

医療関連感染とは?

●医療関連感染症(healthcare-associated infections:HAI)は医療を受ける過程で生じたすべての感染症をさし,原因としてはよくある細菌,めずらしい細菌,真菌,ウイルスなど多岐にわたります.

●医療の進歩は患者さんの生命予後を改善しましたが,その分医療関連感染症の頻度は高まっています.

●医療関連感染症となる患者さんは何らかの医療ケアが必要な合併症をかかえているため,重症となりやすく,死に至ることすらあります.

●ゆえに医療施設では,十分な感染対策を講じて医療関連感染症を減らさなくてはなりません.

●微生物検査と医療関連感染との間には,以下のように強い関連があります.
  ◆感染症診療
    ・正しく起因菌を特定し,感受性試験を行い,治療を成功に導く
    ・施設内の各病原体の薬剤感受性率を算出し,経験的治療に役立てる
  ◆感染対策
    ・薬剤耐性菌の正確な検出と,感染対策部署との迅速な情報共有で他の患者への伝播を防ぐ
    ・薬剤耐性菌の無症候保有者の検出を行い,感染対策部署と協力して他の患者への伝播を防ぐ

薬剤耐性菌の問題

●医療関連感染症は薬剤耐性菌が原因とは限りませんが,耐性菌が感染症をきたした場合には有効な抗菌薬が限られ,治療が困難となります.

●近年は施設内アウトブレイクが大きく報道され,一般社会や患者さんの関心も高まっています.

●単なる保菌者に対する抗菌薬投与は必ずしも行う必要はありませんが,十分な感染対策は必要です.

●薬剤耐性菌が検出された患者がいる場合には,感染対策部署と連携し,必要な感染対策を迅速にとるようにします.

標準予防策と感染経路別予防策

●感染対策は,「標準予防策」と「感染経路別予防策」に分かれます.

●感染対策の目的は,以下の2点に集約されます.
  ・来院している他の患者に感染させない
  ・医療従事者に感染させない

●そのために,基本となる感染対策すなわち「標準予防策」を,すべての患者に適用します.

●さらに原因微生物の特徴をふまえ,各患者に対し適切な「感染経路別予防策」を加える必要があります.

「標準予防策」とは?

● 「感染症の有無によらずすべての患者に適応される感染予防策」が標準予防策です.

● 「標準予防策」の徹底は感染対策の基本として欠かせません.

● 具体的には,以下の3つの要素があります.

・患者ごとの手洗い(アルコール手指消毒)を行う

・血液,体液(汗以外),排泄物,傷,粘膜面に触れる場合は防護具を使用する

・これらの付着した物品や検体も防護具を使用して取り扱い,適切に処理する

＊検体に触れるときも手袋などを使用し,素手で触らない習慣をつけましょう.

「感染経路別予防策」とは?

● 「標準予防策」に加えて行われる,病原体ごとに必要な感染予防策です.

● 「空気感染」「飛沫感染」「接触感染」の3経路があります(**図1**).

● 病原体の感染経路はそれぞれ決まっているため,対策も感染経路に応じて行われます.

・標準予防策で十分という病原体も多いです.

・**表1**に代表的な病原体の感染経路と対策を示します.

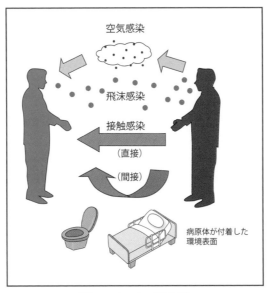

空気感染

飛沫感染

接触感染

(直接)

(間接)

病原体が付着した
環境表面

図1　3つの感染経路

7
微生物検査

表 1 病原体別感染予防策

病原体	空気感染予防策	飛沫感染予防策	接触感染予防策
結 核	○		
麻 疹	○		
水 痘（免疫不全者と播種性の帯状疱疹を含む）	○		○
新型コロナウイルス	○*	○*	○*
インフルエンザウイルス（季節性）		○	
マイコプラズマ		○	
風 疹		○	
流行性耳下腺炎		○	
手足口病（コクサッキー・エンテロウイルス等）		○	
伝染性紅斑（パルボウイルス B19）		○	
溶連菌性咽頭炎・扁桃腺炎		○	
百日咳		○	
ジフテリア		○	
髄膜炎菌		○	○
ノロウイルス			○
ロタウイルス			○
流行性角結膜炎（アデノウイルス）		○（呼吸器感染症のある時）	○
腸管出血性大腸菌 O157			○
メチシリン耐性黄色ブドウ球菌（MRSA）			○
基質拡張型ベータラクタマーゼ（ESBL）産生菌			○
メタロベータラクタマーゼ産生菌（カルバペネム耐性菌）			○
多剤耐性緑膿菌（MDRP）			○
バンコマイシン耐性腸球菌（VRE）			○
疥 癬			○

＊状況により使い分ける

咳を介しての感染 - 飛沫感染と空気感染

■飛沫感染
● 「飛沫感染」は，患者の上気道から咳，痰，唾液として放出される直径5 μm 以上の「飛沫」が，他者の上気道に吸入されることでひき起こされます．
● 「飛沫」は飛距離が1〜2m 程度であるため，患者にサージカルマスクをさせる，カーテンで患者間にしきりをする，ベッドの間隔を十分に離すなどの対策が有効です．
● 表1に示すように，多くの病原体が「飛沫感染予防策」で予防できます．

■空気感染
● 「空気感染」は，直径5 μm 以上の「飛沫」が空中で直径5 μm 以下の「飛沫核」となり，空中を長時間漂うためにひき起こされます．
● 「飛沫核」が拡散しないように陰圧診察室を，また診療には N 95 マスクを用いるなど，「空気感染予防策」が必要です．

●外来では診察して初めて空気感染をきたしうる病原体の可能性に気づくことも多いです.
●しかし,「飛沫」がなければ「飛沫核」も生じないので,咳をしている患者さんをみたら,感染対策の第一ステップは,とにかくサージカルマスクを着用させることだといえます.

接触感染

●接触感染は,すなわち「手が触れることによる感染」です.
●「接触感染予防策」が必要となる病原体は,高度の薬剤耐性菌,消毒が困難で感染力の強いウイルス,ダニ媒介感染症などが多いです.
●これらの病原体をもつ患者を診療・ケアする際には,「患者に触れる箇所は全て防護具で覆う」という考えが原則です.
●聴診器や血圧計などの物品もその患者専用とします.
●また,別の患者の診療に移る際には全て防護具を脱いで手を洗わなくてはなりません.

職業感染(針刺し・粘膜曝露)の対応

●すべての医療従事者は患者の血液や体液による感染症のリスクを負っています.
●針刺しや粘膜曝露によって感染する疾患としては,B型肝炎ウイルス(HBV),C型肝炎ウイルス(HCV),ヒト免疫不全ウイルス(HIV)が挙げられます.
●各ウイルスの曝露後感染率は,
　・HBV　　　 6〜40 %
　・HCV　　　 1.7(0〜7)%
　・HIV　　　 0.3 %
　と報告されています.
●感染防止のためには,鋭利物品を,
　・素手で処理しない
　・リキャップは行わない
　・貫通しない容器に廃棄する
　ことを徹底する必要があります.
●粘膜曝露を防ぐためには,血液や体液などの飛散が懸念される場合には,
　・マスクやゴーグルなどの防護具を使用する
　　＊これは標準予防策の一環といえます.
　ことが必要です.
●HBVについてはワクチンで予防可能であるため,医療従事者は接種できない理由がない限り,全員接種することが望まれます.
●万が一針刺しや粘膜曝露が起きた場合には,
　・ただちに傷口を流水で十分洗浄する
　・あわてずに,どの患者さんに使用した針かなどを確認します
　・落ち着いて,かつ速やかに各施設ごとに定めてある曝露後マニュアルに従って対応します

聖路加国際病院 臨床検査科 部長／感染症科　上原由紀

索　引

看護に活かす
検査値の読み方・考え方
専門医からのアドバイス　　［第3版］

2012 年 3 月 8 日　　発行	第 1 版第 1 刷
2015 年 6 月16日　　発行	第 2 版第 1 刷
2021 年 7 月25日　　発行	第 3 版第 1 刷ⓒ

編集者　村田　　満
　　　　上原　由紀

発行者　渡辺　嘉之

発行所　株式会社 総合医学社

　　〒101-0061　東京都千代田区神田三崎町 1-1-4
　　電話　03-3219-2920 ／ FAX　03-3219-0410
　　URL　https://www.sogo-igaku.co.jp

Printed in Japan　　　　　　　　　　　　　倉敷印刷株式会社
ISBN978-4-88378-732-6